W0254022

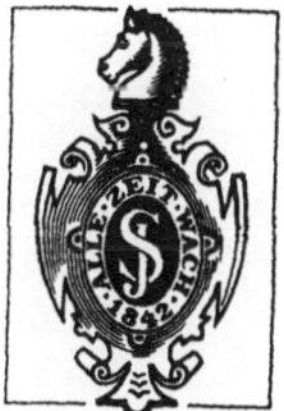
ALLE ZEIT WACH
1842

Gießener Gynäkologische Fortbildung 1983

XIII. Fortbildungskurs für Fachärzte der Frauenheilkunde und Geburtshilfe

Herausgegeben von
Wolfgang Künzel

Mit 67 Abbildungen

Springer-Verlag
Berlin Heidelberg New York Tokyo 1983

Professor Dr. Wolfgang Künzel
Universitäts-Frauenklinik, Klinikstraße 28
6300 Gießen

CIP-Kurztitelaufnahme der Deutschen Bibliothek

Gießener Gynäkologische Fortbildung:
Gießener Gynäkologische Fortbildung ... –
Berlin; Heidelberg; New York; Tokyo: Springer
Auf d. Haupttitels. auch: ... Fortbildungskurs für
Fachärzte der Frauenheilkunde und Geburtshilfe
13. 1983. 19. 01.–22. 01. 1983. – 1983.

ISBN-13: 978-3-540-12999-8 e-ISBN-13: 978-3-642-69449-3
DOI: 10.1007/978-3-642-69449-3

2123/3130-543210

Vorwort

Das Programm der Gießener Gynäkologischen Fortbildung 1983 umfaßt drei Hauptthemen. Sie sind so ausgewählt, daß sie für den in der Klinik und für den in der Praxis tätigen Gynäkologen und Geburtshelfer gleichermaßen von Interesse sein dürften.

Das 1. Thema berührt die „Risikoabwägung in Geburtshilfe und Gynäkologie".

Um Risikoabwägung überhaupt vornehmen zu können, muß zunächst die Frage beantwortet werden, wie die Patientin, die sich in unsere Behandlung begibt, aussieht, d. h. wie alt sie ist und an welchen Krankheiten sie leidet. Diese Kenntnis ist eine wichtige Voraussetzung für gezielte frühzeitige Erkennung und Abwendung eines Risikos. Die Entscheidung für eine definitive Therapie wird von der Beschreibung des Risikos abhängen. Dies gilt in hohem Maße auch für die Abwägung und Einschätzung des Risikos für geburtshilfliche Eingriffe. Zum Wohle unserer Patienten ist deshalb die enge Zusammenarbeit mit dem Internisten und dem Anästhesisten eine unabdingbare Voraussetzung. Aufklärung über Risiken ist notwendig, wie weit jedoch die Aufklärung erfolgen muß und wann die Sorgfaltspflicht verletzt wird, sind Fragen, die in diesem Zusammenhang diskutiert werden müssen.

Es ist wohl selbstverständlich, daß die Kosten, die bei einer präoperativen Risikoabgrenzung entstehen, erst in 2. Linie Gegenstand einer Überlegung und Diskussion bei der Behandlung eines Patienten sein sollten. Es gilt aber dennoch zu überlegen, wie man mit einem Minimum an Laborleistungen ein Optimum an Risikoabgrenzung erreicht. Kosten-Nutzen-Analysen sowie Untersuchungen über präventive Maßnahmen sind unter diesem Aspekt aufschlußreich.

Das 2. Thema befaßt sich mit dem „Diagnostischen und therapeutischen Vorgehen beim EPH-Syndrom". Dieses schwangerschaftsspezifische Krankheitsbild, das in seiner schwersten Ausbildung mit der Symptomentrias Ödeme, Proteinurie und Hypertonie einhergeht, aber auch monosymptomatisch auftreten kann, verdient eine besondere Beachtung. Es ist das häufigste Krankheitsbild während der Schwangerschaft. Die Daten der „Hessischen Perinatalstudie von 1981", denen etwa 10000 Geburten zugrunde liegen, weisen es mit einer Häufigkeit von etwa 7,9% aus. Unbehandelt ist bei dieser Erkrankung sowohl das Kind als auch die Mutter in höchster Gefahr. Schwere Erkrankungen sind in den letzten Jahren seltener geworden; dies ist sicher ein Erfolg der Schwangerenvorsorge. Die Ursache der Erkrankung liegt noch weitgehend im Dunkel. Erste experimentelle Ansätze zur Aufklärung des Geschehens sind in Vorbereitung. Die Pathophysiologie der Erkrankung ist weitgehend bekannt. Uns beschäftigt jedoch die Frage, nach welchen Kriterien das Risiko für Mutter und Fetus zu selektieren ist und welche diagnostischen Mittel uns heute zur Überwachung des Feten zur Verfügung stehen.

Das sich anschließende Podiumsgespräch der Referenten vertieft jene Aspekte der Therapie, die heute im Fluß sind.

„Die physiologischen und pathologischen Veränderungen an der Portio vaginalis uteri“ sind das 3. und letzte Thema dieser Fortbildungsveranstaltung. Bei der Suche nach pathologischen Veränderungen an der Portio begegnen wir auch Befunden, die von den physiologischen Erscheinungen der Portio uteri mitunter schwer abgrenzbar sind. Die Physiologie der Portio in Zuordnung zu den verschiedenen Entwicklungsperioden und Lebensabschnitten der Frau wird deshalb zunächst zu besprechen sein, bevor über den Krankheitwert, der den einzelnen Veränderungen in den verschiedenen Lebensperioden der Frau zukommt, gesprochen wird. Die Vor- und Nachteile der Konisation, der Kryosation und der Lasertherapie werden in diesem Zusammenhang ebenso zu besprechen sein, wie das heute sehr differenzierte Vorgehen bei der Behandlung des Mikrokarzinoms.

Diese Fortbildungsveranstaltung sollte auch 1983 jenen Zweck erfüllen, den die Begründer und Initiatoren der Veranstaltung erhofften: die Fortschritte der Forschung auf unserem Gebiet einem breiten Forum zugänglich zu machen und in die Praxis umzusetzen.

Gießen, im November 1983 WOLFGANG KÜNZEL

Inhaltsverzeichnis

Verzeichnis der Referenten

Berg, D., Prof. Dr. med., Chefarzt d. geb.-gyn. Abt. d. Städtischen Marienkrankenhauses, 8450 Amberg

Böhme, U., Dr. med., Frauenklinik d. Medizinischen Hochschule Hannover im Krankenhaus Oststadt, Podbielskistr. 380, 3000 Hannover 51

Fack, W. G., Dipl.-Kfm., Verwaltungsdirektor d. Klinikums der Justus-Liebig-Universität Gießen, Rudolf-Buchheim-Str. 6, 6300 Gießen

Friedberg, V., Prof. Dr. med., Direktor d. Universitäts-Frauenklinik, Langenbeckstr. 1, 6500 Mainz

Hempelmann, G., Prof. Dr. med., Leiter d. Abt. Anästhesiologie und Operative Intensivmedizin am Klinikum d. Justus-Liebig-Universität Gießen, Klinikstr. 29, 6300 Gießen

Henke, K.-D., Prof. Dr., Lehrstuhl D für Volkswirtschaftslehre – Finanzwissenschaft –, Wunstorfer Str. 14, 3000 Hannover 91

Hilgarth, M., Prof. Dr. med., Oberarzt d. Universitäts-Frauenklinik, Hugstetter Str. 55, 7800 Freiburg i. Br.

Keller, P. J., Prof. Dr. med., Direktor d. Frauenklinik d. Universitätsspitals, Frauenklinikstr. 10, CH-8091 Zürich

Kleinewefers, H., Dr. jur., Präsident d. Oberlandesgerichtes a. D., Reichenspergerplatz 1, 5400 Koblenz

Künzel W., Prof. Dr. med., gf. Direktor d. Zentrums für Frauenheilkunde und Geburtshilfe – Frauenklinik – am Klinikum d. Justus-Liebig Universität Gießen, Klinikstr. 32, 6300 Gießen

Lasch, H.-G., Prof. Dr. med., Dr. med. vet. h.c., Direktor d. Zentrums für Innere Medizin am Klinikum d. Justus-Liebig-Universität Gießen, Klinikstr. 36, 6300 Gießen

Mahlert, M., Dr. med., Frauenklinik d. Medizinischen Hochschule Hannover im Krankenhaus Oststadt, Podbielskistr. 380, 3000 Hannover 51

Mestwerdt, W., Prof. Dr. med., Oberarzt d. Universitäts-Frauenklinik und Hebammenschule, Josef-Schneider-Str. 4, 8700 Würzburg

Mussmann, J., Dr. med., Oberarzt am Zentrum für Frauenheilkunde und Geburtshilfe – Frauenklinik – am Klinikum d. Justus-Liebig-Universität Gießen, Klinikstr. 32, 6300 Gießen

Naujoks, H., Prof. Dr. med., Leiter d. Abt. f. Klinische Zytologie am Zentrum für Frauenheilkunde und Geburtshilfe, Theodor-Stern-Kai 7, 6000 Frankfurt am Main 70

Pfleiderer, A., Prof. Dr. med., Direktor d. Universitäts-Frauenklinik, Hugstetter Str. 55, 7800 Freiburg i. Br.

Seidl, St., Dr. med., Facharzt für Frauenkrankheiten und Geburtshilfe, Osterstr. 147, 2000 Hamburg 19

Schneider, J., Prof. Dr. med., Direktor der Frauenklinik d. Medizinischen Hochschule Hannover im Krankenhaus Oststadt, Podbielskistr. 380, 3000 Hannover 51

Weitzel, H.-K., Prof. Dr. med., Oberarzt d. Frauenklinik d. Medizinischen Hochschule Hannover im Krankenhaus Oststadt, Podbielskistr. 380, 3000 Hannover 51

Zumkley, H., Prof. Dr. med., Medizinische Poliklinik d. Westfälischen Wilhelms-Universität, Domagkstr. 3, 4400 Münster

Risikoabwägung in Geburtshilfe und Gynäkologie

Die geburtshilflich-gynäkologische Patientin

J. Schneider, U. Böhme und M. Mahlert

Die geburtshilflich-gynäkologische Patientin mit hohem Risiko

Geburtshilfliches Risiko

Schwangerschaft und Geburt sind physiologische Vorgänge, bei natürlichem Verlauf sind sie aber mit hohen Verlustquoten für Mutter und Kind belastet. Dies betrifft Mortalität und Morbidität. Beide sind in der Bundesrepublik Deutschland in den letzten Jahren bedeutend gesunken, aber doch immer noch verbesserungswürdig. Als Basis für alle Überlegungen der Schwangerenvorsorge möchte ich folgende Kalkulation von Zuspan wiedergeben.

1 000 Ehepaare wünschen eine Empfängnis, 10–12% sind infertil; es verbleiben 900 mögliche Konzeptionen. Von diesen 900 kommt es vermutlich bei 12–15% zu einem Spontanabort. Von den 792 verbleibenden Schwangerschaften kommt es in 39 Fällen zu einer ungewollten Frühfehlgeburt vor der 26.–27. Schwangerschaftswoche; es verbleiben 753 Schwangerschaften. 6% von diesen, d. h. 45 haben vorzeitige Wehen mit Entbindung bis zur 36. Schwangerschaftswoche. Die restlichen 708 Schwangerschaften erreichen den Endtermin. Von diesen entbinden 632 um den Endtermin, 76 Schwangerschaften gehen bis in die 42. Woche, werden also durch eine Übertragung gefährdet. Grob geschätzt kann man also davon ausgehen, daß von 1 000 Ehepaaren 733 ein lebendgeborenes Kind erwarten können, wobei auch einige dieser Kinder noch zusätzliche Risiken aufweisen. Ungefähr 167 Schwangerschaften gehen aber verloren. Das meistempfindliche Organ bei den überlebenden Kindern ist das Gehirn.

Wenn man sich die möglichen Risiko- und Todesursachen zusammenstellt (s. Tabelle 1) und den Embryo bzw. Fetus als vollwertiges menschliches Leben akzeptiert – was in den gegenwärtigen Gesellschaftssystemen leider meist nicht der Fall ist – so müßten selbstverständlich unsere klinischen Forschungsmittel sehr stark zugunsten des Feten verlagert werden. Auch das biologische Naturgesetz spricht ja dafür, daß das werdende Leben grundsätzlich den höheren Schutzanspruch hat als das ausgleitende Leben. Dies ist aber nicht das Thema des Tages.

Wir wissen aufgrund vieler Perinatalstudien schon heute Grundsätzliches über Faktoren mit hohem Risiko während der Schwangerschaft. Die Schwangerschaft ist eingeteilt in 3 Trimena, in die Zeit unter der Geburt, in die Zeit post partum und in die Neonatalperiode. Tabelle 2 zeigt Risikofaktoren während dieser Phasen.

Tabelle 1. Todesursachen in der Reihenfolge ihrer Häufigkeit (bezogen auf 100 000 Lebendgeburten)

Übliches Verfahren	Bezogen auf 100 000 Lebendgeburten bzw. Personen
1. Herzkrankheiten	1. Perinatale Verluste
2. Malignome	2. Neonatale Verluste
3. Kreislauferkrankungen	3. Fetale Verluste
4. Unfälle	4. Herzerkrankungen
5. Influenza + Pneumonien	5. Malignome
6. Diabetes	6. Kreislauferkrankungen
7. Neonatale Verluste	7. Unfälle
8. Arthritis	8. Influenza + Pneumonien
9. Fetale Verluste	9. Diabetes

Danach ist die Erstgebärende für die ganze Schwangerschaft und auch das Kind der Erstgebärenden als mit etwas erhöhtem Risiko belastet anzusehen. Kommen bei der Mutter in der Anamnese Fehlgeburten vor (spontan oder artefiziell) oder auch Fehlgeburten im 2. Trimenon, bedeutet dies für die ersten 6 Monate der nachfolgenden Schwangerschaft ein Risiko. War in der vorausgegangenen Schwangerschaft im 2. oder 3. Trimenon eine Frühgeburt oder ein Tod in der Neonatalperiode eingetreten, so bedeutet dies auch für diese Schwangerschaft einen Risikofaktor.

Dasselbe gilt für Kinder über 4 000 g in der Anamnese. Diese bedeuten unter der Geburt, nach der Geburt und bei der neonatalen Überwachung ein Risiko, ebenso wie der vorausgegangene Kindstod auch schon im 3. Trimenon und neonatal.

Wenn die Mütter fragen, ob eine vorausgegangene kongenitale Anomalie ein Wiederholungsrisiko bedeutet, so muß dies leider sowohl für eine neue Schwangerschaft im 1. Trimenon als Risikofaktor für eine Fehlgeburt wie auch als Wiederholungsrisiko für das jetzt getragene Kind angesehen werden, und leider haben auch Frauen mit ektopischer Gravidität gehäuft Probleme mit einer nachfolgenden Schwangerschaft im 1. und 2. Trimenon.

Über die Bedeutung der schnellen Schwangerschaftsfolge kann man natürlich etwas geteilter Meinung sein. Ich würde bei einer Patientin in höherem Alter, die eben erst ein Kind geboren hat und sich dringend ein 2. Kind wünscht, im Zweifel eine schnellere Schwangerschaftsfolge als geringeres Risiko ansehen. Aber abgesehen von den sozialen und sozialpädagogischen Problemen einer jungen Familie, für welche ein gewisser Abstand der Geburten wohl günstiger sein dürfte, sind zumindest die Extremfälle, wo die Mutter ständig aus dem Wochenbett heraus wieder schwanger wird, sicher mit erhöhtem Risiko für die nachfolgenden Kinder belastet. Sogenannte asoziale Verhältnisse und ausgeprägte Armut, wie sie in vielen Teilen der Welt und z. T. auch in der Bundesrepublik Deutschland herrschen mögen, sind grundsätzlich belastende Faktoren. Die Diskussionen über das optimale Gebäralter werden nie zu Ende gehen, immerhin sollte man ein Alter unter 17 Jahren als Warnzeichen und ein Alter über 35 Jahren zumindest als Anlaß für erhöhte Aufmerksamkeit ansehen. Wenn die sehr kleine Mutter und die völlig untergewichtige Mutter den meisten

Tabelle 2. Risikofaktoren während der Schwangerschaft

Mütterliches Risiko	1. Trimenon	2. Trimenon	3. Trimenon	Intra partum	Post partum	Neonatal
Erstgebärende	+ !	+ !	+ !	+ !	+ !	
Fehlgeburten (> 2)	+ !	+ !	0	0	0	0
Artefiziell	+ !	+ !	0	0	0	0
2. Trimenon	+ !	+ !	0	0	0	0
Vorzeitige Entbindung (> 2 500 g)	0	+ !	+ !	0	0	+ !
Großes Kind (> 4 000 g)	0	0	0	+ !	+ !	+ !
Perinatal †	0	0	+ !	+ !	0	+ !
Kongenitale Anomalie	+ !	0	0	0	0	+ !
Ektopische Gravidität	+ !	+ !	0	0	0	0
Schnelle Schwangerschaftsfolge (< 18 Monate)	+ !	+ !	+ !	0	0	+ !
Armut	+	+	+	+	+	+
0 Ehe	+	+	+	+	+	+
0 Schule	+	+	+	+	+	+
< 17 Jahre	+	0	+	+	+	+
> 35 Jahre	+	0	+	+	0	+
Sehr klein	0	0	0	+	0	+
Sehr groß	0	0	0	+	0	+
Untergewichtig	+	0	+	0	0	+
Nikotin > 10 Zigaretten/Tag	+	0	+	0	0	+
Drogen	+	0	+	0	+	+
Alkohol > 300 ml/Tag	+	0	+	0	0	+
ABO-Inkompatibilität	0	0	0	0	0	+ !
Rh-Sensibilisierung	0	0	+ !	+ !	0	+ !
Vaginale späte Blutung (3. Trimenon)	0	0	+ !	+ !	0	+ !
Vaginale frühe Blutung	+ !	+ !	0	0	0	0
Beckenendlage	0	0	0	+ !	0	+ !
Querlage	0	0	0	+ !	0	+ !
Abnorme Lage	0	0	0	+ !	0	+ !
Vorzeitiger Blasensprung	0	0	+ !	+ !	0	+ !
Polyhydramnion	0	0	+ !	+ !	0	+ !
Oligohydramnion	0	0	0	0	0	+ !
Retardierung	0	0	+ !	+ !	0	+ !
Placenta praevia	0	0	+ !	+ !	0	+ !
Abruptio placentae	0	0	+ !	+ !	+ !	+ !
Herpes Typ 2	0	0	0	+ !	0	+ !
β-Streptokokken	0	0	0	0	+ !	+ !
Tuberkulose	0	0	0	0	0	+ !
Geschlechtskrankheiten	0	0	+ !	+ !	+ !	+ !
Pyelonephritis	0	0	+ !	0 !	+ !	+ !
Pneumonie + Asthma	0	0	+ !	+ !	0	+ !
Angeborener Herzfehler	0	0	+ !	+ !	+ !	+ !
Herzklappenersatz Ɏ (Schwein)	0	0	0	0	0	0
Kunststoffprothese	0	0	+ !	+ !	+ !	+ !
Hypertonie (chronisch)	0	0	+ !	+ !	+ !	+ !
Thromboembolie	0	0	+ !	+ !	+ !	+ !
Anämie	0	0	+ !	+ !	+ !	+ !
Idiopathische thrombozytopenische Purpura	0	0	0	+ !	+ !	+ !
Hämoglobinopathien	0	0	+ !	+ !	+ !	+ !
Malignome	0	0	0	0	0	0
Diabetes	+ !	+ !	+ !	+ !	+ !	+ !
Endokrine Erkrankungen	+ !	0	0	0	0	0

als mit Risikofaktoren belastet eingeprägt sind, ist die sehr große, und ich möchte dazu sagen, sehr dicke Mutter, uns im allgemeinen nicht so sehr als Risiko bewußt. Wer aber im Rahmen eines größeren Kreissaals pro Jahr doch mehrmals Frauen mit einem Ausgangsgewicht von ca. 115 kg während einer Schwangerschaft zu betreuen hat, wird sich an mehr oder weniger schreckliche Ereignisse unter der Geburt erinnern und immer glücklich sein, wenn eine solche Frau ohne große Komplikationen mit einem lebenden Kind nach Hause gegangen ist.

Über die letzte Gruppe – Nikotin, Drogen und Alkohol – ist man sich klar, auch wenn man sich über die tolerable Dose streiten mag. Ich gehöre allerdings nicht zu den Geburtshelfern, die der Ansicht sind, daß der Schwangeren jedes Glas Wein verboten werden muß.

Über die Blutgruppeninkompatibilität möchte ich hier nicht ausführlich sprechen. Ich habe im letzten Jahr deutlich darauf hingewiesen, daß die Nachlässigkeit auf dem Rhesussektor etwas zugenommen hat und daß die Abteilungsleiter zumindest ihre jüngeren Mitarbeiter sehr sorgfältig anleiten und überwachen müssen. Die AB0-Inkompatibilität kann nach wie vor zumindest während der Schwangerschaft vernachlässigt werden.

Über Blutungen während der Schwangerschaft gibt es keine Diskussion. Die vaginale frühe Blutung wird mit Bettruhe behandelt, der Placenta-praevia-Verdacht muß zumindest so betreut werden, daß innerhalb von 30 min eine Operationsbereitschaft besteht. Auch über die abnormen Lagen brauche ich nichts weiter auszuführen. Mehr in den Vordergrund gerückt, und zwar vor allem durch die Ultraschalluntersuchungen und die Hormonbestimmungen, sind Probleme im Zusammenhang mit Polyhydramnion, Oligohydramnion und Retardierungen. Ich darf nur nochmals wiederholen, daß zwar manches Hydramnion nicht ursächlich geklärt werden kann, vor allem nicht das akute, aber doch in 50–60% der Störungen der Fruchtwasserbildung mit Mißbildungen am Kind zu rechnen ist.

Lassen Sie mich zum Schluß noch auf Fragen hinweisen, die in der Öffentlichkeit und von den Müttern mit gutem Recht in den letzten Jahren öfter angeschnitten werden.

Der Herpesvirus Typ 2 hat unter der Geburt und neonatal eine gewisse Bedeutung, ebenso die β-Streptokokken; das Kind kann gefährdet sein. Im Augenblick ist wohl die Routinesuchdiagnostik noch zu teuer. Dennoch muß man zur Kenntnis nehmen, daß bei positivem Befund der Mutter eine Prophylaxe notwendig ist, und die Suchmethoden in den nächsten Jahren wohl vermehrt Bedeutung erlangen werden.

Die Tuberkulose spielt statistisch-klinisch bei der Schwangeren wohl kaum mehr eine Rolle, nach wie vor sollten wir uns aber klar sein, daß die Kinder neonatal gefährdet sind und daß wir auch das Impfproblem immer neu zu diskutieren haben.

Die Geschlechtskrankheiten und die Pyelonephritis kann ich übergehen und als bekannt voraussetzen, bei der Pneumonie und beim Asthma bestehen oft Unklarheiten. Wir haben in Hannover einen excellenten Pulmonologen in der Klinik, so daß wir auch etwas gehäuft Patientinnen in Betreuung haben, die mit schweren Lungenproblemen schwanger sind. Diese Frauen haben wir zum großen Teil über viele Wochen und Monate stationär – und mit gutem Grund – da die Zustände und Folgen von schweren Asthma- und Bronchialleiden während der Schwangerschaft doch zu einer erheblichen Gefährdung für Mutter und Kind führen können. Heute gibt es Patientinnen mit operierten Herzfehlern bzw. mit verschiedenen Formen des Herzklappenersatzes, woraus sich neue Gesichtspunkte ergeben. Ganz offensichtlich sind die Prothesen aus lebendem Material für besondere Belastungen weniger anfällig, zumindest vorläufig, als Kunststoffmaterialien. Patientinnen mit chronischer Hypertonie und vorausgegangenen thromboembolischen Erkrankungen, vor allem im Beckenvenen- und Beinbereich, sind wie immer gefährdet und sollten zumindest für die Einstellung der Dauerliqueminisierung in der Klinik, in der sie entbunden werden sollen, wenigstens vorgestellt werden.

Es soll nochmals darauf hingewiesen werden, daß der Hämoglobinwert, zumindest wenn er unter 10 g% absinkt, ein therapeutisch zu überlegendes Problem darstellt; daß die idiopathische thrombopenische Purpura ein sehr gefährliches Problem darstellen kann und unbedingt im Zusammenhang mit einer sehr gut ausgestatteten hämatologischen Abteilung zu betreuen ist. Hämoglobinopathien, wie wir sie aus dem Mittelmeerraum sehen, müssen gut kontrolliert werden, für den Diabetes muß an jedem Ort, wo Schwangere betreut werden, ein Programm bestehen, welches eine wenigstens 2malige klinische Kontrolle während der Schwangerschaft gewährleistet, und Patientinnen mit endokrinen Erkrankungen müssen zumindest in der Frühschwangerschaft abgeklärt und ggf. substituiert werden.

Identifizierung der gynäkologischen Patientin mit hohem Risiko

Entsprechend der Erfassung der Risiken einer Schwangerschaft bemühen wir uns heute in vielen Kliniken, gynäkologische Risiken statistisch zu ermitteln, und wir beginnen dabei mit der postoperativen Komplikationsstatistik. Ich will dieses Bemühen nur kurz erwähnen, auf jüngste Veröffentlichungen von Stark, Beck, Krone, Semm u. a. will ich nicht eingehen. Dieser Fortschritt in unserer Qualitätskontrolle ist zweifelsohne für die Anleitung unserer Assistenzärzte und die Betreuung der Patientinnen von großem Vorteil. Allerdings kann man damit erst nach einer Operation für künftige Patientinnen Risiken und Gefahren erfassen.

In unserer eigenen Klinik hat es sich bewährt, in sog. Quartalen die Komplikationen zu erfassen. Die Schwierigkeiten mit der gynäkologischen Dokumentation sind bekannt und trotz vielfacher Bemühungen ist es uns bisher nicht gelungen, eine gut praktikable Lösung zu finden. Auch die Deutsche Gesellschaft für Gynäkologie und Geburtshilfe hat eine Arbeitsgruppe zur Lösung dieses Problems eingesetzt. Ein wichtiger Parameter der Dokumentationsqualität ist die Sorgfalt bei der Erhebung der Daten auf der Station. Unter diesem einschränkenden Vorbehalt sind auch die Tabellen 3–5 zu sehen. Die Erfassung ist nur möglich, wenn jeweils bei der Entlassung der Patientin ein für die EDV-Auswertung geeignetes Blatt vom Stationsarzt ausgefüllt und abgezeichnet wird. Mit diesen Auswertungsblättern ist es dann möglich,

Tabelle 3. Frauenklinik der Medizinischen Hochschule Hannover, Statistik geburtshilflich-gynäkologischer Operationen (Auszug) 1980/81. Komplikationen bei Laparotomien

Komplikationen	Gesamtzahl der Laparotomien			
	1980		1981	
	$n = 465$	%	$n = 452$	%
Blutungen während der Operation > 500 ml	5	1,07	7	1,54
Verletzung der Blase	2	0,43	4	0,88
Verletzung des Ureters	1	0,21	0	
Verletzung des Darms	4	0,86	2	0,44
Darmfistel	2	0,43	0	
Nachoperation vonnöten	5	1,07	3	0,66
Embolien	4	0,86	3	0,66
Wundheilungsstörungen	27	5,8	34	7,52
Subileus + Ileus	6 + 2	1,7	0 + 2	0,44
Gesamtzahl der Komplikationen	58	12,47	55	12,16

wenigstens postoperativ die Komplikationsrate in der Klinik fortlaufend zu ermitteln.

Tabelle 3 zeigt einen Auszug aus der Statistik geburtshilflich-gynäkologischer Operationen aus unserer Klinik in den Jahren 1980 und 1981, und zwar zunächst die Komplikationsrate bei den Laparotomien, wobei von der Wertheim-Operation bis zum unklaren Unterbauchtumor, aber auch bis zur Eileiterschwangerschaft alles zusammengefaßt ist. Die Verletzungen der Blase liegen zwar unter 1%, sind aber doch so häufig – zumal, wenn die Operationsmannschaft aus Ausbildungsgründen immer wieder gewechselt werden muß – daß unbedingt bei der Aufklärung der Patientin ein Hinweis in dieser Richtung erfolgen muß. Auch wenn wir nur einmal den Ureter verletzt haben, weisen wir doch auch auf diese Komplikationsmöglichkeit hin. Die Verletzungen des Darms stehen im allgemeinen im Zusammenhang mit komplizierten Operationen, auch die 2 Darmfisteln haben wir hier nur angeführt, weil im Falle, daß eine komplizierte Operation vorauszusehen ist, man dies doch expressis verbis der Patientin sagen sollte; denn obwohl jegliche Verletzung am Darm oder jegliche Darmresektion bei uns von den sofort zur Verfügung stehenden Abdominalchirurgen behandelt wird, lassen sich Folgeprobleme nicht immer vermeiden.

Bei den Embolien sind alle Lungenembolien, die szintigraphisch bestätigt wurden, angegeben. Wir hatten keinen Todesfall, obwohl wir keine generelle Prophylaxe durchführen. Da Wundheilungsstörungen sowieso zu den häufigsten Komplikationen gehören, meinen wir, diese bei der relativ geringen Emboliefrequenz in Hannover nicht durch ein generelles Thromboseprophylaxeprogramm noch erhöhen zu müssen.

Tabelle 4 zeigt Auszüge aus der Sammelstatistik der vaginalen Operationen. Auch hier läßt sich die Verletzung der Harnblase und des Ureters nicht völlig ausschließen, die beiden Blasen-Scheiden-Fisteln gehören natürlich zu den 3 Verletzungen der Harnblase in der Nachfolge und wurden später erfolgreich

Tabelle 4. Frauenklinik der Medizinischen Hochschule Hannover, Statistik geburtshilflich-gynäkologischer Operationen (Auszug) 1980/81. Vaginale Uterusexstirpationen und Zusatzoperationen

Komplikationen	Gesamtzahl der vaginalen Uterusexstirpationen u. Zusatzoperationen			
	1980		1981	
	$n = 565$	%	$n = 353$	%
Blutung während der Operation > 500 ml	3	0,53	3	0,84
Verletzung der Harnblase	2	0,35	3	0,84
Ureterverletzung	0		1	0,28
Darmverletzungen	1	0,17	0	
Blasenscheidenfistel	0		2	0,56
Nachoperationen vonnöten	2	0,35	2	0,56
Embolien	0		2	0,56
Wundheilungsstörungen	7	1,2	5	1,4
Subileus	4	0,7	0	
Gesamtzahl der Komplikationen	19	3,3	18	5,0

Tabelle 5. Frauenklinik der Medizinischen Hochschule Hannover, Statistik geburtshilflich-gynäkologischer Komplikationen (Auszug) 1980/81. Kaiserschnitt

Komplikationen	Gesamtzahl der Kaiserschnitte			
	1980		1981	
	$n = 233$	%	$n = 206$	%
Blutung während der Operation > 500 ml	0		3	1,28
Verletzung der Blase	1	0,48	1	0,42
Verletzung des Ureters	0		2	0,85
Reoperation	0		3	1,28
Embolien	0		2	0,85
Wundheilungsstörungen	29	14,07	25	10,7
Subileus + Ileus	0		0	
Sepsis	0		2	0,85
Mütterlicher Tod	0		0	
Gesamtzahl der Komplikationen	30	14,56	38	16,3

korrigiert. Insgesamt gesehen sind bei den vaginalen Operationen in unserem Hause deutlich weniger Komplikationen dieser Art zu finden, aber natürlich ist auch die Ausgangssituation, selbst wenn wir relativ häufig Amreich-Operationen durchführen, insgesamt im allgemeinen günstiger, als bei einem großen Teil der Patientinnen, bei welchen wir nur noch eine abdominale Operation wagen.

Aus der Geburtshilfe haben wir den Kaiserschnitt herausgegriffen (Tabelle 5). Nimmt man die Gesamtzahl der Komplikationen mit Wundheilungsstörungen zusammen, so ergibt sich doch eine Komplikationsrate von 14–16%. Wir haben glücklicherweise keine Patientin verloren, und wir haben auch keine besonders schweren Zwischenfälle gehabt. Für denjenigen, der für die

Abteilung verantwortlich ist, ergibt sich aber doch bei den Quartalkonferenzen, daß im Jahr 1980 in dieser Klinik weit weniger Probleme aufgetreten sind als im Jahr 1981. Wenn man diese Tendenz rechtzeitig bemerkt, so kann man das verantwortliche Team schnell auf diese Problematik hinweisen und im Interesse der Patientinnen versuchen, Abhilfe zu schaffen.

Kostenanalyse in Geburtshilfe und Gynäkologie

Kosten geburtshilflicher Betreuung

Im Land Niedersachsen waren 1981 7 Mio. Einwohner gemeldet, von diesen waren 3,1 Mio. Frauen über 15 Jahre alt. Diese Frauen wurden außer von Allgemeinärzten von 790 Frauenärzten betreut. Von diesen 790 Frauenärzten sind insgesamt 125 durch sog. Teilermächtigungen in irgendeiner Form an der ambulanten Behandlung beteiligt, 98 sind voll angestellte Frauenärzte ohne Teilermächtigung, 467 sind voll zugelassene Kassenärzte.

Die folgenden Tabellen sind nur an den EDV-Abrechnungsauszügen der voll zugelassenen Kassenärzte erarbeitet. Dies sind 59,1% der in Niedersachsen tätigen Frauenärzte.

Privatversicherte Personen und Sozialhilfeempfänger sind nicht berücksichtigt. Grob geschätzt dürften sie 10–12% der Gesamtzahl der Frauen über 15 Jahre ausmachen. Niedersachsen selbst entspricht mit seiner Bevölkerungszahl etwa 11% der Bundesrepublik Deuschland und dürfte damit einigermaßen repräsentativ sein.

Die RVO- und Ersatzkassen haben 1981 63 856 Mutterschaftsvorsorgefälle abgerechnet und dafür 15,5 Mio. DM ausgegeben. Das bedeutet pro Fall DM 242,73. Geht man davon aus, daß ein Teil der Untersuchungen Schwangerschaften des Jahres 1980 betrifft, und kalkuliert man, von der Gebührenordnungsziffer 70 ausgehend, nur die Erstuntersuchungen des Jahres 1981, so kommt man auf 52 462 Erstuntersuchungen bzw. auf Kosten des Einzelfalls von DM 295,45. Da die Geburtenzahl in Niedersachsen 1981 mit 72 022 angegeben wird und dies gegenüber 63 856 abgerechneten Vorsorgefällen ein Plus von 12,7% bedeutet, was auch kalkulatorisch, Privatversicherte und Sozialfälle eingerechnet, zu erwarten ist, nehmen wir an, daß wir mit unseren Schätzungen richtig liegen und die Schwangerschaftsvorsorge z. Z. pro Fall zwischen DM 250,– und DM 300,– die Kassen belastet.

Die Gesamtkosten für Mutterschaftsvorsorge in Niedersachsen im Jahre 1981 werden in der folgenden Übersicht nach Anteilen von Einzelleistungen aufgegliedert (s. Tabelle 6).

Geht man die einzelnen Gebührenordnungsnummern (GO-Nummern) durch, so fallen bestimmte Positionen durch besonders große Anteile an der Gesamtsumme auf, so die Nummer 65 mit 31,10%.

Einen sehr hohen Anteil mit 21,33% haben inzwischen die Ultraschalluntersuchungen und das Tokogramm sowie das Cardio-Tokogramm (CTG). Amnioskopie, physikalisch-chemische Untersuchungen außer Urinprobe, Hämoglobin und Gesamtöstrogene sind nur mit kleinen Anteilen vertreten.

Tabelle 6. Mutterschaftsvorsorge (Niedersachsen 1981). Von RVO- und Ersatzkrankenkassen als Arzthonorar ausgeschüttete Beträge (63 856 Mutterschaftsvorsorgefälle). Gesamtsumme: DM 15 526 143,05 (= 100%), aufgegliedert in Anteile einiger hervorstechender Einzelpositionen

GO-Nr.	Leistung	Kosten (DM)	%
1	Beratung	349 085,00	2,24
65	Eingehende Untersuchung	4 829 236,00	31,10
70	Erstuntersuchung	1 332 396,00	8,58
250	Blutentnahme	349 710,25	2,25
405	Ultraschall	3 311 866,45	21,33
1001 + 1002	Tokographie + CTG	1 473 917,50	9,49
1010	Amnioskopie	346 009,30	2,23
3500	Physikalisch-chemische Untersuchung	184 289,75	1,19
3625	Hämoglobin	57 709,75	0,37
3841	Gesamtöstrogene	39 506,25	0,25
3843	Östriol	172 012,50	1,11
4055	Harnsediment	2 110 430,10	13,6
4142	Erythrozytenzählung	712 496,40	4,59
4356	Indirekter Coombstest	54 182,25	0,35

Tabelle 7. KV Niedersachsen (1. Quartal 1982), Geburtshilfe durch Belegärzte

Leistungen	Kosten (DM)
GO-Nr. 1021 + 1022 = 2 064 Geburten	560 099,78
Ärztliches Honorar/Geburt	271,37
Belegarztentbindung (1981!): 9,3 Pflegetage × DM 130	1 480,37
Zum Vergleich: Fachabteilung mit festangestellten Ärzten	2 082,50
Zum Vergleich: Universitätsklinik Oststadt-Krankenhaus Hannover	2 295,00

Das Harnsediment und die Erythrozytenzählung sind aber mit 13,6% und 4,59% an den Ausgaben der Kassen – und damit natürlich auch an den Einnahmen der Ärzte – erheblich beteiligt.

Wir müssen uns klar sein, daß wir selbst Belege und Nachweise dafür bringen müssen, welche Routineuntersuchungen im Rahmen der Schwangerschaftsvorsorge unbedingt notwendig sind und wie sie gewertet werden müssen. Bei den Verhandlungen mit den Kostenträgern zeigt es sich, daß es sich jeweils um Millionenbeträge handelt und wir selbst dabei mitwirken müssen, den Kosten-Nutzen-Effekt möglichst optimal zu gestalten.

Der Schwangerschaftsvorsorge folgt normalerweise die Entbindung. Hierzu haben wir Zahlen vom 1. Quartal 1982 für RVO und Ersatzkassen. Da ein großer Teil der Geburten in Fachabteilungen mit angestellten Ärzten stattfindet, können wir hier nur über ein relativ kleines Kollektiv berichten.

Die GO-Nr. 1021 wurde bei RVO und EKK 224mal abgerechnet, Nr. 1022 1 840mal. Für 2 064 Geburten wurden von den Kassen an ärztlichem Honorar insgesamt DM 560 099,78 ausgeschüttet (Tabelle 7).

Für eine Geburt wurde also im Durchschnitt DM 271,37 ärztliches Honorar bezahlt. Das bedeutet bei zusätzlich durchschnittlich 9,3 Pflegetagen pro Geburt

GO-Nr.	Häufigkeit
1022	1840
1021	224
Gesamt	2064 Geburten

In GO-Nr. 1021 enthalten Nr. 1032 = 111 Sectiones = 5,3%

Tabelle 8. KV Niedersachsen (1. Quartal 1982), geburtshilfliche Abrechnung der Belegärzte

(1981) à DM 130,– Pflegesatz im Belegkrankenhaus (im Durchschnitt), daß die Patientin während einer Entbindung ungefähr DM 1 480,30 an Aufwand gekostet hat. Hier muß man noch anfügen, daß aus EDV-Gründen sehr viele Kosten, z. B. für Röntgenleistungen und Laborleistungen, vor allem wenn sie außerhalb des Belegkrankenhauses bzw. der Sprechstunde des Arztes stattfanden, in dieser Aufstellung nicht enthalten sind. Vergleicht man mit diesen Ausgaben für eine Entbindung die Ausgaben in einer Fachabteilung mit fest angestellten Ärzten, die mit einem Durchschnittspflegesatz von DM 245,– abgerechnet wird und mit einer Liegezeit 1981 von 8,5 Tagen (Geburtshilfe) ausgewiesen ist, so ergibt sich für die Kasse pro Fall eine Ausgabe von DM 2 082,50. Vergleicht man hiermit die Ausgaben für eine Universitätsklinik (Krankenhaus Oststadt Hannover) mit einer geburtshilflichen Liegezeit von 8,5 Tagen und einem Pflegesatz von DM 270,–, so ergeben sich für eine Geburt DM 2 295,–.

Es ergibt sich also, daß Fachabteilung und Universitätsklinik pro Normalgeburt der Kasse mehr Kosten verursachen. Hinzu kommt, daß die Fachabteilungen und Universitätskliniken je nach zusätzlicher Ausstattung – z. B. Intensivpflegeabteilung, Dialysestationen, Infektionsabteilungen, Neugeborenenintensivabteilungen – gegenüber den Beleghäusern unterschiedlich stark, aber doch erheblich, subventioniert werden. Aus ärztlicher Sicht wäre es aber ein Unglück, sowohl aus Ausbildungs- wie aus Personalgründen, wenn die Universitätskliniken und auch die großen Fachabteilungen nicht weiterhin auch sog. Normalpatientinnen versorgen würden, d. h. z. B. keine Normalgeburten mehr betreuen würden. Diese Kliniken würden dann außerdem noch teurer.

Es läßt sich mit unserem gegenwärtigen Abrechnungssystem aber leider nicht herausfinden, ob das mit mehr Pathologie belastete Krankengut in der großen Klinik allein die Begründung für die erhöhten Kosten pro Durchschnittsfall sein kann.

Die andere Frage, die einer Überprüfung wert ist, ist die, ob die medizinische und technische Betreuung im Belegkrankenhaus immer dem Standard entspricht, den die mitteleuropäische Patientin heute erwarten kann. Auch dies können wir im Augenblick aus den Abrechnungen noch nicht herausfiltern, müssen es aber für die Zukunft wohl ins Auge fassen. Im vorliegenden Material war jedenfalls die Frequenz der Entbindungen durch Kaiserschnitt im Belegkrankenhaus mit 5,3% deutlich niedriger als in den Fachabteilungen, was natürlich unterschiedlich interpretiert werden kann (Tabelle 8).

Tabelle 9. Krebsvorsorge bei Frauen (Niedersachsen 1981), RVO- und Ersatzkrankenkassen. Untersuchte Frauen insgesamt = 818 339, ausgeschüttetes Honorar insgesamt = DM 24,3 Mio., ausgeschüttetes Honorar pro Patientin im Durchschnitt = DM 29,69

GO-Nr.	Leistung	Kosten (DM)	%
90	Untersuchung	18 109 159,00	74,5
92	Zytologie	3 601 433,45	14,8
94	Blut im Stuhl	1 009 313,88	4,15
1070	Kolposkopie	1 592 589,25	6,55
	Gesamt	24 312 495,58	100

Kosten bei gynäkologischer Vorsorge

Ein anderes Beispiel sind die Krebsvorsorgeuntersuchungen bei Frauen (Tabelle 9). Es wurden in Niedersachsen im Jahre 1981 818 399 Frauen untersucht bzw. gegenüber der KV abgerechnet. Rechnet man wieder 10–12% Privatpatientinnen und Sozialhilfeempfänger hinzu, so kommt man auf vermutlich ca. 900 000 Frauen, die untersucht wurden. In der Altersgruppe ab 25 Jahren – und nur von diesem Zeitpunkt an wird ja die Krebsvorsorge einigermaßen häufig in Anspruch genommen – lebten 1981 in Niedersachsen 2 538 000 Frauen. 900 000 Frauen, die demnach einer Krebsvorsorgeuntersuchung unterzogen wurden, entsprechen 35,4% der Frauen, die untersucht werden sollten, was den Ergebnissen anderer Statistiken entspricht. In diesem Bereich läßt sich also erhoffen, daß durch bessere Organisation und Steigerung der Arztdichte das Versorgungsproblem in den nächsten Jahren verbessert werden kann.

Auf einzelne Leistungen bei der Krebsvorsorge möchte ich nicht weiter eingehen, zumal die Krebsvorsorge von allen Vorsorgemaßnahmen meines Erachtens die am besten organisierte ist. Bei den hier aufgeschlüsselten Positionen ist zu bemerken, daß die Kolposkopie bei den RVO-Kassen in Verdachtsfällen mit abgerechnet werden durfte. Dies entspricht einem Gesamtprozentsatz von 6,53% in der Gesamtabrechnung beider Kassen. Auch hier ist sicher bekannt, daß erhebliche Diskussionen über die Position Nr. 94 – Untersuchung auf Blut im Stuhl – bestehen, die mit 4,14% zu Buche schlägt und bei welcher die Ärzte den Kostenträgern wohl noch etwas gewichtiger nachweisen sollten, welche Effektivität diese Maßnahme für unsere Patientinnen bedeutet.

Kritiker der Krebsvorsorgemethoden in unserem Fach sprechen davon, daß diese überhaupt unnötig sei und die Krebsvorsorge fast immer auch mit einem Behandlungsfall zusammenhängen würde. Dies können wir nicht bestätigen. Zumindest laut Statistik der KV Niedersachsen sind 23% der Frauen, bei welchen eine Krebsvorsorge durchgeführt wurde, nachfolgend ambulant gynäkologisch behandelt worden. Leider können die stationären Behandlungen, die nach Krebsvorsorge hinzukamen, und vor allem die stationären Behandlungen, die zur Abklärung eines früh erkannten Karzinoms notwendig waren, von uns nicht analysiert werden.

Tabelle 10. KV Niedersachsen 1981 (Belegärzte), Ausgaben für die GO-Nr. 1125, 1126, 1136, 1139, 1146, d. h. alle gynäkologischen Operationen (vaginale und abdominale zusammen)

Honorare		Kosten (DM)
Honorarvolumen insgesamt	4 046 operierte Fälle	1 092 675,03
Durchschnittliches Honorar	pro Fall	270,06
+ Pflegesatz DM 130,– × 8,5	pro Fall	1 375,06
Vergleich Fachabteilung (Pflegesatz DM 245,–)		2 082,50
Vergleich Universitäts-Frauenklinik (Pflegesatz DM 270,–)		2 295,00

Als letztes Beispiel für Überlegungen zu den Kosten, welche die Betreuung und die Behandlung unserer Patientinnen mit sich bringen, haben wir versucht, über die GO-Nummern 1125, 1126, 1138, 1139 und 1146 gynäkologisch-operative Leistungen im Belegarztbereich herauszuziehen (s. Tabelle 10). Diese Nummern bedeuten vordere und hintere Scheidenplastik, Beckenbodenplastik, vaginale und abdominale Uterusexstirpation mit und ohne Adnexe und verschiedene Operationen an den Adnexen. Die Abrechnungen stammten von 84 Ärzten, d. h. wir können annehmen, daß es in Niedersachsen außerhalb der sog. Fachabteilungen mit fest angestellten Ärzten 84 Ärzte gibt, die operative Leistungen dieser Art durchführen.

Das Honorarvolumen für diese GO-Nummern über das Jahr 1981 umfaßt DM 1 092 675,– für 4 046 Operationsfälle. Daraus ergibt sich ein durchschnittliches Honorar von DM 270,06. Rechnen wir bei einer Durchschnittsliegezeit von 8,5 Tagen bei Belegärzten (Gynäkologie) noch die Krankenhauspflegekosten mit einem Durchschnittspflegesatz von DM 130,– hinzu, so kommt man z. B. für eine vaginale Uterusexstirpation auf Ausgaben von DM 1 375,06. Auch hier steht natürlich die Frage an, inwieweit die Kosten für einen Eingriff im Belegarzthaus für die Kostenträger grundsätzlich günstiger sind als in der Fachabteilung. Wir haben versucht, die Kosten für einzelne Eingriffe detailliert zu errechnen, sind aber gescheitert. Für die Zukunft und bei der Diskussion um das ambulante Operieren müssen wir aber unbedingt auch in diesem Bereich mehr Klarheit gewinnen.

Nur 2 Beispiele für die Schwierigkeiten bei diesen Berechnungen. Scheinbar sind im vom Belegarzt betreuten Haus auf 100 Operationen an den Adnexen nur 47 anästhesiologische Verrechnungen erfolgt. Das klärt sich, nachdem sich zeigt, daß die „von außen" hinzugezogenen Anästhesisten ihre Leistungen unmittelbar mit der KV abrechnen.

Andererseits sind für die GO-Nummern 13a und 13b, d. h. Assistenz bei einer Operation, bei 100 Operationen nur 72mal Assistenzen verrechnet worden. Das würde bedeuten, daß bei 28 Operationen außer dem Anästhesiologen der Operateur als Arzt allein anwesend ist und vermutlich auf die Assistenz erfahrener Operationsschwestern angewiesen ist.

Versucht man, die GO-Nr. 1139 (vaginale oder abdominelle Uterusexstirpation mit Adnexen) zu analysieren, so stimmt bemerkenswerterweise die Zahl der Operationsassistenzen genau mit der Zahl der Operationen überein. Hier fällt andererseits auf, daß auf 76 Operationen nur 18mal eine Dauertropfin-

Tabelle 11. KV Niedersachsen, 1. Quartal 1982. Ausgaben für P-Leistungen im Rahmen der Geburtenkontrolle

Kostenträger	Ärztliches Honorar (DM)	Davon P-Leistung	
		DM	%
RVO	769 048,18	82 588,00	12
EKK	323 626,85	25 674,70	8,6
Gesamt	1 092 675,03	108 262,70	9,9

fusion und 10mal die Transfusion von Blutkonserven verrechnet wurden (vgl. hierzu den Beitrag Henke, s. S. 80).

Kosten-Nutzen-Analysen wurden insbesondere nach dem Gesundheitsrationalismus des Dritten Reichs von vielen Ärzten in unserem Land bisher als unethisch angesehen. Ich bin der festen Überzeugung, daß wir hier einen ausgeprägten Nachholbedarf haben und uns diesen Analysen unterwerfen müssen. Dies kann auch für den Patienten nur gut sein.

Zum Abschluß dieser Überlegungen noch ein Hinweis auf die sog. P-Leistungen, die, ursprünglich vom Begriff der Pille ausgehend, eingeführt wurden und bedeuten sollen, daß eine Abrechnung für diese Leistung im Rahmen der Geburtenkontrolle erfolgt (s. Tabelle 11).

Die RVO-Kassen haben in Niedersachsen im 1. Quartal 1982 für ärztliches Honorar DM 769 048,18 ausgeschüttet, davon für sog. P-Leistungen DM 82 558,–, das sind ca. 12%. Die Ersatzkassen haben im 1. Quartal in Niedersachsen für ärztliches Honorar DM 323 626,85 ausgeschüttet, davon für sog. P-Leistungen DM 25 674,70, das sind ca. 8,6%.

Die Gemeinschaft der Versicherten gibt demnach ca. 10% ihrer Einzahlungen für sog. assistierende Hilfen bei Geburtenkontrolle aus, denn man kann hier wohl davon ausgehen, daß auch 10% der Pflegesatzkosten in diesem Zusammenhang entstehen. Man wird sicherlich darüber nachdenken müssen, inwieweit unsere Ausgaben für die Geburtenkontrolle im richtigen Verhältnis stehen zu unseren Ausgaben, um die Geburtenfreudigkeit anzuheben.

Juristische und geburtshilflich-gynäkologische Probleme aus nicht erkanntem Risiko

Erstaunlicherweise erfahren wir über Presse und Hörensagen ständig über neue und meist scheinbar unverständliche Urteile, ich konnte aber nirgends eine Statistik über die Häufigkeit von Prozessen in unserem Fachgebiet und den Ausgang dieser Prozesse finden.

Die folgenden Ausführungen sind ein Versuch, Anhaltspunkte zu gewinnen, wobei ich verschiedene Freunde und Mitarbeiter, die mir beim Zusammentragen der Daten geholfen haben, erwähnen müßte und ihnen auf jeden Fall danken muß.

Zunächst Daten der Schlichtungsstelle Hannover. Diese ist ein Zusammenschluß der Ärztekammern Berlin, Bremen, Hamburg, Niedersachsen und Schleswig-Holstein. Sie stellt niedergelassenen Ärzten, im Krankenhaus tätigen Ärzten und Krankenhäusern ihre Dienste zur Verfügung. Unsere im folgenden ermittelten Zahlen sind aber nicht vollständig im Hinblick auf das Gebiet dieser Ärztekammern, da ein Schlichtungsverfahren nur zustandekommt, wenn der betroffene Arzt, der Patient sowie die Haftpflichtversicherung des Arztes zustimmen. Außerdem sind nicht alle kommunalen Krankenhäuser dieser Schlichtungsstelle angeschlossen.

Zwischen dem 1. 1. 1977 und dem 31. 12. 1981 wurden 3 387 Streitfälle vor die Schlichtungsstelle gebracht (s. Tabelle 12).

Tabelle 12. Anzahl der Verfahren wegen fraglicher Behandlungsfehler

Jahr	*n*
1977	775
1978	730
1979	581
1980	605
1981	696

Die Anzahl der Verfahren hat in den letzten 5 Jahren nicht zugenommen. Die Vermutung, daß der Patient häufiger ohne Schlichtungsverfahren direkt vors Gericht geht, ist unseres Wissens nicht begründet. Auch wenn uns diesbezüglich keine Statistiken zugänglich waren, so sind die Zahlen der Prozesse vor den Senaten für medizinische Angelegenheiten zumindest in den letzten 2 Jahren nicht mehr sprunghaft gestiegen.

Es zeigt sich erfreulicherweise, daß in bezug auf die Gesamtzahl der Verfahren die Gynäkologen relativ günstig dastehen (vgl. Tabelle 13). 150 Fälle insgesamt, bezogen auf 3 387, sind 4,42%. Von diesen 150 Fällen endeten 29 mit einem Vergleich, das sind etwa 20%. Wieviele von den 121 Patientinnen, bei welchen die Schlichtungsstelle keinen Fehler des Arztes erkannte, anschließend vor Gericht gingen, ist unbekannt. Es gibt aber keinen Zweifel daran, daß die 29 Fälle, bei welchen es zu einem Vergleich kam, nicht nur die Gerichte entlasteten, sondern auch den Patientinnen durch ein normalerweise viel schnelleres Verfahren zu einer Entschädigung verholfen haben. Die teilweise aufgestellte Behauptung, die zu schnelle Vergleichsbereitschaft der Schlichtungsstelle bzw. der Haftpflichtversicherer würde die Prämie der versicherten Ärzte allgemein in die Höhe treiben, entbehrt jeder Grundlage. Die jahrelangen Gerichtsverfahren sind auch von der Kalkulation her für die Haftpflichtversicherer und damit die Versicherten viel teurer.

Gliedern wir nun die vorgeworfenen Behandlungsfehler im gynäkologisch-geburtshilflichen Gebiet auf (s. Tabelle 14), so lassen sich leider 58 Fälle = 38,6% nicht unter allgemeine Begriffe eingliedern. Alle anderen Fälle können aber sowohl in einer Belegabteilung wie in einer Chefarztklinik anstehen, ein Teil auch beim sog. ambulanten Operieren. Natürlich sind die Zahlen zu klein,

Tabelle 13. Gegenüberstellung der Gesamtzahl der Verfahren und der Anzahl der Verfahren im gynäkologisch-geburtshilflichen Bereich, die durch Vergleich oder Abweisung (kein Beweis erbringbar für schuldhaften Behandlungsfehler) beendet wurden

Jahr	*n*	Verfahren im gynäkologisch-geburtshilflichen Bereich	Davon Fehler	Davon Vergleich
1977	775	21	17	4
1978	730	21	19	2
1979	581	37	29	8
1980	605	48	37	11
1981	696	23	19	4
Gesamt	3 387	150	121	29

Tabelle 14. Aufgliederung der vorgeworfenen Behandlungsfehler im Zusammenhang mit gynäkologisch-geburtshilflichen Maßnahmen

Eingriff	*n*	Kein Fehler	Vergleich	
			n	%
Vaginale Hysterektomie	34	29	5	14,7
Abdominale Hysterektomie	5	2	3	60
Abrasio	4	4	0	
Mammaoperationen	12	10	2	16,6
Sterilisation	11	10	1	9,1
Sectio caesarea	5	4	1	20
Partus	21	16	5	23,8
Sonstige	58	46	12	20,7
Gesamt	150	121	29	

um Prozente zu errechnen, tut man dies dennoch, so zeigt sich, daß von der Gesamtzahl der Klagen aus gesehen die Beschwerden nach abdomineller Hysterektomie am häufigsten gut begründet waren, Folgen nach einer Geburt oder nach einer Sectio an 2. Stelle rangieren und erst dann die Mammaoperationen, vaginalen Hysterektomien und sonstige folgen.

Bei der abdominalen Hysterektomie wurde wegen einer Harnleiter- bzw. Blasenverletzung geklagt, ein postoperativ nicht erkannter Ileus vorgehalten, ein vergessenes Bauchtuch, eine lagerungsbedingte Peronäusparese und die Verletzung eines Hirnnerven beanstandet.

Der nicht erkannte postoperative Ileus, das vergessene Bauchtuch und die lagerungsbedingte Peronäusparese führten zu Vergleichen.

Nach Geburten wurden 6mal eine kindliche postpartale Asphyxie, einmal eine Symphysenlockerung, einmal eine Peritonitis, einmal eine Schulterdystokie mit Folgen, 2mal eine Erbsche Lähmung, einmal eine Stuhl- und Harninkontinenz, einmal eine rektovaginale Fistel und 8 andere Mischprobleme dem Arzt vorgehalten. 5 dieser Ereignisse führten zu Vergleichen, 3mal wurde mangelnde

Sorgfalt sub partu angenommen, einmal wurde der Symphysenschaden nicht erkannt und eine Nabelblutung mit Folgen nicht rechtzeitig beobachtet.

Beim Kaiserschnitt war einmal der Tod der Mutter zu beklagen, 2mal eine fehlerhafte Operation, einmal eine Harnleiterverletzung, einmal ein totes Kind.

Der Vergleich bezog sich auf den Fall mit Harnleiterverletzung bzw. die nachfolgend versäumte Diagnostik.

Bei den Operationen an der weiblichen Brust wurden 4mal Beschwerden auf eine abgebrochene Nadel bei Probeexzisionen vorgebracht, 2mal auf Erweiterung der Operation ohne vorherige Vereinbarung, einmal auf Nervenlähmung nach Ablatio mammae, einmal auf unbefriedigendes Ergebnis einer Mammaplastik, 2mal auf Unterlassung sofortigen operativen Vorgehens bei Mammakarzinom und 2mal auf ein schlechtes Ergebnis nach subkutaner Mastektomie.

2 dieser Fehler führten zu Vergleichen, die Achselnervenlähmung, d. h. der Lagerungsschaden, und die Mammaplastik, bei welcher angenommen werden mußte, daß eine falsche Prothese eingesetzt worden war.

Zum Schluß seien noch die vaginalen Hysterektomien aufgegliedert. 19mal wurden Blasen- und Harnleiterverletzungen, z. T. mit nachfolgender Fistelbildung, vorgehalten, einmal eine Darmverletzung, 2mal Lagerungsschäden des N. femoralis, einmal eine Peritonitis, einmal ein vergessener Tupfer, einmal mangelnde Aufklärung, 2mal Nierenschäden, einmal eine Scheidenverengung und 6mal Varia.

Zu Vergleichen führten 3 Ureterkomplikationen, eine unterlassene Thrombosebehandlung bei nach Operation eintretender Beckenvenenthrombose und der vergessene Tupfer. Bei den 4 Abrasionen handelte es sich jeweils um Perforationen mit Folgen. Alle 4 Fälle waren unmittelbar beim Eingriff erkannt worden, und es waren sofort Maßnahmen getroffen worden, den Schaden zu beheben. Somit bestand keine Grundlage für einen Vergleich.

Eine andere Möglichkeit, über die Probleme juristischer Art zwischen gynäkologischen Patientinnen und ihren Ärzten nachzudenken, ist die Aufschlüsselung von Rechtsstreitigkeiten, die schließlich als Berufungsverfahren an einem Oberlandesgericht behandelt werden müssen. Der Weg zum Oberlandesgericht bedeutet, daß weder im Rahmen einer Schlichtungsstelle noch vor einem Amtsgericht ein Vergleich gefunden werden konnte. Bei der folgenden Analyse kommt es u. E. weniger auf die Zahl als auf den Charakter der Klagen an, wenn wir daraus Lehren für unsere Tätigkeit ziehen wollen.

Für den Zeitraum Anfang 1979 bis Mitte 1982 wurden uns freundlicherweise von einem norddeutschen Oberlandesgericht bzw. von einem ausschließlich für ärztliche Behandlungsfehler zuständigen Senat Daten über 24 gynäkologisch-geburtshilfliche Rechtsstreitigkeiten vermittelt, die auf 250 Rechtsstreitigkeiten in diesem Zeitraum ärztliche Behandlungsfehler betreffend ca. 10% ausmachen (s. folgende Übersicht).

Übersicht über 24 Rechtsstreitigkeiten, die im Zeitraum 1979 bis Mitte 1982 zu Berufungsverhandlungen führten

---

Geburtshilfe

1. Rhesusfaktor und Mutterpaß
2. Unterlassener Dammschnitt
3. „Allergie" im Mutterpaß
4. Programmierte Geburt und Komplikationen
5. Vollkommene Steißlage – Kind geschädigt
6. Abraten von Amniozentese – mongoloides Kind
7. Schmerzensgeld wegen Rißverletzung bei vaginaler Entbindung und nachfolgender Sectio

Gynäkologie

8. 4 Fälle im Zusammenhang mit einer Sterilisation
9. 2 Fälle im Zusammenhang mit einer Abruptio
10. Laparoskopie und Zerebrale Hypoxämie
11. 3 Fälle von Harnleiter- oder Blasenläsion
12. 2 Fälle von Operationen an der Mamma
13. 2 Fälle von Fehlern bei vaginalplastischen Operationen
14. Mangelhafte Krebsvorsorge
15. Ovarektomie – Einwilligung?
16. Behandlungsstuhl

Bei *Fall 1* wurde eine Rhesusfaktoreintragung im Mutterpaß bei der stationären Aufnahme ungeprüft übernommen. In der Folge kam es zu einem schwergeschädigten Kind, das auf Dauer einen Pflegefall darstellt.

Ich gehe nicht auf die Urteile ein, zumal diese z. T. noch am Bundesgerichtshof neu verhandelt werden. Ich will nur darauf hinweisen, welche Schwachstellen in unseren Beziehungen zur Patientin vorkommen, und aufzeigen, daß diese Schwachstellen nicht nur die Klinik sondern auch den niedergelassenen Arzt betreffen können.

Fall 2. Eine Erstgebärende erleidet bei der Spontangeburt mehrere Rißwunden. Sie klagt wegen unterlassenem Dammschnitt.

Fall 3. Bei einer Erstgebärenden ist im Mutterpaß unter Besonderheiten „Allergie" angekreuzt. Die Breite der Allergie ist nur mäßig gut abgeklärt. Eine Hebammenschülerin gibt auf Anordnung der Hebamme ein Suppositorium zur Schmerzstillung. Es kommt zu Schockzustand, Schnittentbindung und schwergeschädigtem Kind.

Fall 4. Eine Geburt wird programmiert im strikten Sinne eingeleitet. Im Verlauf der Geburt kommt es zu Komplikationen. Das Kind wird ein Pflegefall.

Fall 5. Bei einer vollkommenen Steißlage und vaginaler Entbindung erleidet das Kind schwere Frakturen und Nervenschädigungen.

Fall 6. Einer 38jährigen Patientin, die zum dritten Mal schwanger ist, wird von einer Fruchtwasseruntersuchung abgeraten. Es wird ein mongoloides Kind geboren.

Fall 7. Eine Patientin hatte bei einer vaginalen Entbindung Rißverletzungen erlitten, dafür war ihr Schmerzensgeld zuerkannt worden. Bei einer nachfolgenden Entbindung hatte der Geburtshelfer sich für einen Kaiserschnitt entschieden. Es wurde nun nochmals Schmerzensgeld wegen des Kaiserschnitts eingeklagt.

Fall 8. Die 4 Fälle, welche mit fehlgeschlagener Sterilisation zusammenhängen, führten 2mal nachfolgend zu einem Kind, einmal handelte es sich um eine schwere Darmverbrennung mit Folgen. Einmal war bei einer 25jährigen Frau zum Zweck der Sterilisation der Uterus entfernt worden; es wurde über mangelnde Aufklärung geklagt.

Fall 9. Bei den 2 Fällen im Zusammenhang mit einer Abruptio handelte es sich das eine Mal um eine Perforation des Uterus mit der Kurette und daraufhin sofort durchgeführter Gebärmutterexstirpation, im anderen Fall um eine Saugkurettage, bei welcher die Perforation nicht bemerkt wurde, und die Patientin bereits nach Hause entlassen war. 3 Tage später kam es zur Uterusexstirpation.

Fall 10. Ein spezieller Fall von Aufklärung vor einer Laparoskopie betraf eine Arztsekretärin, bei welcher es während der Narkose zu einer zerebralen Hypoxie kam. Die Frage war, inwieweit ärztliches Hilfspersonal besonders ausführlich aufgeklärt werden muß, oder ob man voraussetzen kann, daß hier von Berufs wegen eine bessere Grundinformation über Risiken angenommen werden kann.

Fall 11. Nicht verwunderlich scheint mir, daß in 3 Fällen Verletzungen der ableitenden Harnwege zur Diskussion standen. Zweimal war bei Ureterunterbindungen eingeklagt worden, daß zu spät die Symptomatik der Komplikation bemerkt worden war bzw. die richtige Korrektur zu spät veranlaßt worden war. Im 3. Fall kam es zu einer Blasenverletzung durch eine fraglicherweise für den Eingriff nicht genügend ausgebildete Assistenzärztin. Oberarzt und Chefarzt waren anwesend, die Blase wurde sofort versorgt, es kam aber zu einer Fistelbildung mit Folgen.

Fall 12. Bei den 2 Fällen von Operationen an der Mamma handelte es sich das eine Mal um eine Reduktionsplastik mit Weichteilnekrosen. Es wurde über den Umfang der Aufklärung gestritten. Das zweite Mal wurde eine Phlegmone der linken Brust durch Ablatio mammae behandelt. Es wurde geklagt, die Diagnose sei nicht rechtzeitig und nicht richtig gestellt worden.

Fall 13 und 14. Die 2 Fälle von unbefriedigendem Ergebnis einer vaginalen Operation hinsichtlich Kohabitationsfähigkeit wundern wohl kaum. Eine Besonderheit ist aber sicher die Klage eines Ehemannes gegen den behandelnden Facharzt wegen verletzter Sorgfaltspflicht, da seine Frau trotz regelmäßiger Kontrolle (Mutter von 6 Kindern) an einem zu spät erkannten Kollumkarzinom verstorben ist.

Fall 15. Der vorletzte Fall betraf eine einseitige Ovarektomie, die zusätzlich zu einer Uterusexstirpation durchgeführt wurde und welche vorher nicht abgesprochen war, d. h. die Frage der Einwilligung zu einer Erweiterung der Operation, ohne daß ein lebensbedrohlicher Zustand vorlag.

Fall 16. Der letzte Fall zeigt eine gewisse Kuriosität, indem ein Behandlungsstuhl während der Sprechstunde umstürzte, die Patientin verletzt wurde, und es

Tabelle 15. Haftpflichtvorgänge zwischen 1971 und 1981 bei einer großen deutschen Versicherung

Versicherungsnehmer	*n*	Davon gynäkologische Fälle
Krankenhausträger	1 083	115
Arzt	833	90
Gesamt	1 916	205 = 10,7%

sich darum gehandelt hat, ob ein Behandlungsstuhl, der 4 Jahre lang nicht technisch kontrolliert worden ist, toleriert werden kann.

In der Hoffnung, daß mir mein „Gruselkabinett" nicht vorgehalten, sondern die Absicht erkannt wird, dort, wo keine Daten publiziert sind, Boden unter den Füßen zu finden, möchte ich nun noch über weitere Fälle berichten. Die Kenntnis verdanken wir einem der 3 großen Haftpflichtversicherer im ärztlichen Bereich in der Bundesrepublik Deutschland, zu dem wir näheren Kontakt und von welchem wir schließlich auch große Hilfe bekommen haben (s. Tabelle 15).

Merkwürdigerweise sind keine Zahlen über die Summen erreichbar, welche eine Versicherung für Haftpflichtvorgänge in den verschiedenen medizinischen Fachbereichen aufbringen muß. Zumindest war auch für uns nicht zu erfahren, in welcher Position der Schadenssummen bzw. Schadensfälle sich die Gynäkologie im Gesamtbild einreiht. Es ließ sich aber aus 1 916 zwischen 1970 und 1981 gelaufenen Haftpflichtvorgängen in der Bundesrepublik Deutschland herausfiltern, daß auf 1 916 ärztliche Haftpflichtfälle insgesamt 205 gynäkologische Fälle kamen, das sind ca. 10,7%.

Rechnen wir mit einem Anteil von 4,7% Frauenärzten an der Gesamtärzteschaft der Bundesrepublik Deutschland [164 124 (1980)], so ist dieser Anteil an Haftpflichtfällen relativ hoch.

Außerdem kann man aus der absoluten Häufigkeit der Haftpflichtfälle, auch wenn man hierzu keine Bezugsgrößen der Häufigkeiten der Eingriffe überhaupt hat, doch gewisse Überlegungen ableiten. Eine zahlenmäßige Aufteilung von 214 Haftpflichtfällen in unserem Fachgebiet, die in den letzten 10 Jahren von einem der größten deutschen Haftpflichtversicherer getragen werden mußten, zeigt Tabelle 16.

Mit 14,0% kommen hier am häufigsten Verletzungen von Nachbarorganen, überwiegend Ureter und Blase, zum Tragen. Es folgt mit 11,2% die perinatale Morbidität, die, wie bekannt, zu besonders hohen Schadenssummen führt, da nicht selten lebenslängliche Versorgung des Kindes bzw. Berentung droht. Mit 9,8% sind die Versäumnisse im pflegerischen Bereich, also mangelnde Aufsicht, Sturz aus dem Bett, fehlerhafte Injektionen an den Haftpflichtfällen beteiligt, ebenso mit 8,4% Probleme im Zusammenhang mit der Anästhesie, relativ häufig Zahnschäden. Die postoperative Überwachung und die zu späte Erkennung von Nervenläsionen folgt mit 6,5% und erstaunlicherweise die fehlerhafte Indikation zur Entbindung (auch wenn die postnatale Morbidität hier ausgeschlossen ist) mit 6,0%. Immerhin versorgte dieser Haftpflichtversicherer bereits 1980 12 Fälle von nachfolgender Schwangerschaft bei Sterili-

Tabelle 16. Haftpflichtthematik in der Reihenfolge der Häufigkeit

Haftpflichtthematik	*n*	%
1. Gynäkologische Operation/Verletzung von Nachbarorganen (überwiegend Ureter)	30	14,0
2. Perinatale Morbidität/fehlerhafte Geburtsleitung	24	11,2
3. Vorwürfe im pflegerischen Bereich/Injektion, Sturz etc.	21	9,8
4. Anästhesie (Injektion/Lagerung/Zahnschäden)	18	8,4
5. Postoperative Störungen nicht erkannt, nicht behandelt/+ Nervenläsion	14	6,5
6. Fehlerhafte Indikation zur Entbindung (ohne postnatale Morbidität)	13	6,0
7. Sterilisation – nachfolgende Schwangerschaft	12	5,6
8. Unzureichende Aufklärung	11	5,1
9. Karzinom nicht erkannt (meist Mamma)	10	4,6
10. Fehlerhafte Indikation zur gynäkologischen Operation	10	4,6
11. Transfusionshepatitis	9	4,2
12. Zurückgelassener Nadelrest	7	3,2
13. Komplikationen mit IUP	5	2,3
14. Erweiterung der Operation ohne Einwilligung	6	2,8
15. Falsche Injektion	4	1,8
16. Gravidität nicht erkannt, Interruptio unvollständig, ungewolltes Kind	4	1,8
17. Unvollständige Plazenta	3	1,4
18. Radium/„Verbrennung“	3	1,4
19. Ungenügende Erdung (Elektrokauterisation)	3	1,4
20. Nichterkannte Extrauteringravidität	2	0,9
21. Laparoskopie/großes Gefäß verletzt	2	0,9
22. Mammatumor/Seitenverwechslung	1	0,46
23. „Duogynon“	1	0,46
24. Operation/Tod	1	0,46
Gesamt	214	

sation und, weniger verwunderlich, 11 Fälle mit sog. unzureichender Aufklärung.

Bei der Schwierigkeit einer Diagnosestellung scheint mir nicht ganz so überraschend, daß mit 4,6% ein Karzinom nicht erkannt wurde oder eine fehlerhafte Indikation zur gynäkologischen Operation gestellt wurde. Nicht zu übersehen sind die Haftpflichtschäden bei Transfusionshepatitis, weshalb wir ja auch die Bluttransfusionen erheblich und auf das dringendst notwendige Maß gesenkt haben. Auch nicht zu übersehen sind die Komplikationen mit dem Intrauterinpessar und die etwas lässige Handhabung der Operationseinwilligung. Fehlerhafte Injektionen und unvollständige Schwangerschaftsabbrüche sind immerhin in der Größenordnung von 2,0% der Haftpflichtschäden zu registrieren.

Die folgenden 8 Problemkreise liegen im 1%-Bereich der Haftpflichtschäden, trotzdem sollte man auch diese Fälle sorgfältig überdenken. Die unvollständige Plazenta kann zu Komplikationen führen, der Strahlenschaden mit Radium oder die ungenügende technische Versorgung im Operationssaal, die Extrauteringravidität, die Verletzung bei Laparoskopien und unverantwortliches Verhalten, welches zur Seitenverwechslung bei einer Mammaoperation geführt hat. Die Frage der Hormonbehandlung während der Schwangerschaft ist nach wie vor umstritten und der unerwartete Tod bei einer Operation dürfte auch in Zukunft nicht ganz auszuschließen sein, aber hoffentlich eine Rarität bleiben.

Zusammenfassung

Das Thema „Die geburtshilflich-gynäkologische Patientin" wurde von mir als Einleitungsthema zum Gesamtproblem „Risikoabwägung in Geburtshilfe und Gynäkologie" verstanden. Selbstverständlich begegnen wir als Ärzte unserer Patientin in erster Linie unter dem Gesichtspunkt des Helfenwollens und bemühen uns, vor allem das Risiko, welches für die Patientin und ihr Kind medizinisch besteht, abzuwenden. Ich habe deshalb im ersten Abschnitt nur das Thema „Mutterschaftsvorsorge" und 2. „Komplikationsstatistik" herausgegriffen. Die Krebsvorsorge, als der Mutterschaftsvorsorge entsprechendes gynäkologisches Thema, habe ich ausgelassen, da sie mir relativ am besten organisiert erscheint, wenn auch z. Z. nur 32% der Frauen, denen wir die regelmäßige Krebsvorsorge anbieten, diese wahrnehmen. Insgesamt komme ich aber in diesem Bereich zu dem Schluß, daß die Qualitätskontrollen unserer Vorsorgemedizin, ebenso wie die Qualitätskontrollen einiger besonderer Fachbereiche, z. B. Sterilitätsbehandlung, Hormonsprechstunden, Karzinomnachsorge und vor allem die Versorgung sozialer Randgruppen, noch manche Wünsche offen lassen. Wir müssen uns bemühen, auch wenn der organisatorische Aufwand groß ist, diese Versorgungsprobleme zu bessern, vielleicht wird uns die Ärzteschwemme der nächsten Jahre diesbezüglich eine Hilfe sein.

Im 2. Teil habe ich versucht, an Hand von selbst erarbeiteten – wenn auch sicher mangelhaften – Beispielen auf ein Problem hinzuweisen, das wir in den nächsten Jahren unbedingt ebenfalls besser in den Griff bekommen müssen. So lange man uns zwar vorrechnen kann, welche ungeheuren Summen für das Gesundheitswesen in unserem Lande pauschal ausgegeben werden, wir aber keine Vorstellung gewinnen können, was die einzelnen Behandlungs- bzw. Vorsorgemaßnahmen kosten, kann man auch nicht von uns erwarten, daß wir gezielt sparen, geschweige unsere Mittel dort konzentriert einsetzen, wo wir dem einzelnen wie dem Ganzen am besten dienen.

Das Bestreben des 3. Teils meiner Ausführungen sollte sein, auf Punkte aufmerksam zu machen, die zwischen unseren Patientinnen und uns offensichtlich häufig zu Auseinandersetzungen führen, wenn es zur Frage der Entschädigung nach einem eventuellen Behandlungsfehler kommt. Es ist jedermann klar, daß solche Behandlungsfehler in Größenordnungen zwischen 1,0 und 0,1‰ und weniger auftreten, und daß es infam ist, mit sensationellen Zeitungs- und Fernsehreportagen die Bevölkerung gegenüber der Ärzteschaft zu verunsichern. Andererseits ist jeder schwere Schadensfall immer für die einzelne Patientin ein großes Unglück mit oft lebenslangen Folgen und im Falle ärztlicher Nachlässigkeit ein schlimmer Tatbestand. Auch wenn es nicht zu einem Strafprozeß gegen den beschuldigten Arzt kommt, so erfährt doch u. U. sein beruflicher Weg einen Knick oder ein Ende, und nicht selten sind schwerste seelische Belastungen für ihn bis ans Ende seiner Tage mit einem solchen Ereignis verbunden. Wir wollen nach Möglichkeit für Mutter und Kind und für den Arzt solche Unglücksfälle vermeiden.

Die Abgrenzung des operativen Risikos aus internistischer Sicht

H. G. LASCH*

Der Internist wird nicht selten zum Konsil zum Frauenarzt gerufen, wenn es gilt, das Operationsrisiko einzuschätzen, notwendige präoperative Vorkehrungen zur Minderung der möglichen auftretenden Komplikationen zu treffen und schließlich dem Anästhesisten zur Seite zu stehen, wenn dieser mit der Verantwortung für die peri- und teilweise ja auch postoperative Phase akuten Problemen im Verlaufe der Erkrankung gegenübersteht. Die Forderung nach einer internen Voruntersuchung ist um so dringender, je älter die Kranken sind.

Es besteht ja gar kein Zweifel, daß auch der Gynäkologe – wie praktisch jeder Chirurg – heute davon ausgehen muß, daß mit der gesteigerten Lebenserwartung die Zahl von älteren Patienten, bei denen Operationen durchgeführt werden müssen, zunimmt.

Das gilt vielleicht für den Allgemeinchirurgen, den Bauch- und Unfallchirurgen noch mehr, aber auch der Frauenarzt sollte wissen, daß sich z. B. bei Untersuchungen an unserem Klinikum herausgestellt hat, daß sich der Prozentsatz der kardial bedingten intra- und postoperativen Todesursachen in den letzten 30 Jahren verdoppelt hat (Huth et al. 1976). Das hängt natürlich mit dem Lebensalter der zu operierenden Patienten und der teilweise dadurch bedingten Multimorbidität eng zusammen, vielleicht aber auch etwas mit dem notwendigen und heute möglichen aggressiven Vorgehen bei manchen operativen Eingriffen. Um so notwendiger scheint mir daher die sorgfältige, vor dem Hintergrund des letzten Stands der Erkenntnisse gewonnene interne Diagnose.

Dabei kann vordergründig natürlich nur dem Rechnung getragen werden, was für die Operation und ihr Risiko von Bedeutung ist, d. h. auf unter diesem Aspekt nicht dringend erforderliche, allenfalls für eine ganz spezielle Differentialdiagnose wichtige Spezialuntersuchung muß verzichtet werden. Heute spielen ja auch Kostengründe eine nicht zu unterschätzende Rolle. Die notwendige Begrenzung diagnostischer Möglichkeiten geht aber auch im Hinblick auf die zur Verfügung stehende Zeit nicht anders, wird doch auch bei Operationen zu einem Wahltermin – und dies ist leider nicht selten – die Kranke am Tage vor der Operation dem Internisten vorgestellt, von Notoperationen oder aktuell notwendig werdenden Operationen einmal ganz abgesehen.

Hier in Gießen sehen wir allerdings zu unserer Freude, daß bei elektiven Operationen die Patientinnen sich regelmäßig in der ambulanten Sprechstunde

---

* Literatur beim Verfasser

schon in der Woche vor dem Operationstermin vorstellen, so daß man nicht dauernd unter dem Druck der Zeit und „holterdiepolter" seine Entscheidungen treffen muß. Man fühlt sich ja dem Operationstermin hinsichtlich seines Zeitplans verpflichtet und wird nur bei wirklichen Bedenken sein Veto einlegen und die Verlegung des Operationstermins anraten. Interessant ist dabei, daß der Erfahrenere hier schneller zur Entscheidung kommt, der weniger Erfahrene oft – und dies sicher zum Ärger unserer operativ tätigen Kollegen – durch übertriebene Ängstlichkeit und Unsicherheit den Terminplan der Chirurgen durcheinander bringt.

Von der Vielzahl der möglichen Untersuchungen wird es in der Regel eine bestimmte Anzahl von durchzuführenden Verfahren sein, die der Internist machen muß, die sein Programm ausmachen; dieses ist dann vor dem Hintergrund der Fragestellung, der erhobenen Anamnese und des klinisch-internen Befundes (Status praesens) zu erweitern und muß Variationen in jedweder Richtung ermöglichen.

Der Umgang mit verschiedenen Internisten wird dem Frauenarzt auch sehr bald klarmachen, daß von diesem unterschiedliche Akzente, auch im Rahmen des Untersuchungsprogramms gesetzt werden und über einige grundlegende Regeln hinaus die individuelle Meinung des Untersuchers in seiner Antwort zum Tragen kommt.

Es ist im Rahmen eines Aufsatzes unmöglich, allen Problemen auch nur annähernd gerecht zu werden, die in der Wechselwirkung von Frauenarzt und Internisten auftreten können. Ich möchte daher einige Punkte herausgreifen und hervorheben, die mir wichtig erscheinen und die natürlich auch den Charakter der Subjektivität nicht vermissen lassen.

Die Aussage über das durch die Operation entstehende Risiko wird sich an der Beantwortung einiger grundsätzlicher Fragen zu orientieren haben:

1. Wie ist der Zustand des Herzens, besteht eine latente oder gar manifeste Herzinsuffizienz, gibt es Hinweise für das Vorliegen einer koronaren Herzerkrankung, ist das Herz in Ruhe – aber auch unter Belastung rhythmisch stabil?
2. Wie ist die Situation des Kreislaufs – in seiner Makro- und Mikrozirkulation, insbesondere etwa bei vorliegender arterieller Hypertonie oder bei Kreislaufinsuffizienz bis hin zum drohenden Schock?
3. Liegt eine Krankheit des Bronchialsystems oder der Lungen vor, eine Einschränkung ihrer Funktion mit möglichen Diffusions- oder Verteilungsstörungen oder gar mit alveolärer Hypoventilation bis hin zum Anstieg der Kohlensäurespannung?
4. Funktioniert die Niere in der Elimination von harnpflichtigen Substanzen und in ihrer Beziehung zum Wasser- und Mineralhaushalt?
5. Liegen Krankheiten des Stoffwechsels vor, die eine besondere Beachtung in der prä-, peri- und postoperativen Situation bedürfen, etwa ein Diabetes mellitus?
6. Besteht eine besondere Gefährdung von seiten der Hämostase, sei es im Sinne einer angeborenen oder erworbenen Blutungsneigung, sei es als drohende Konstellation im Sinne von Thrombose und Embolie?

Mit der Beantwortung dieser Fragen ist natürlich auch gleich das Problem verbunden, ob eine bereits bestehende Medikation im Hinblick auf Anästhesie und Operation verändert oder gar abgesetzt werden muß, ob neue Medikamente eingesetzt werden müssen, wann, wie und wie lange sie gegeben werden sollten und inwieweit postoperativ eine Umstellung durch die behandelnden Ärzte ins Auge zu fassen wäre.

Um die angesprochenen Fragen zu beantworten, muß der Internist, mehr im Sinne eines Screening, sein Repertoire auf folgende Punkte aufbauen:

- Anamnese,
- Status praesens,
- Thoraxröntgen,
- EKG, evtl. mit Belastung,
- Blutbild,
- Elektrolyte,
- Urinkontrolle,
- Blutzucker,
- Harnstoff- und Kreatininbestimmung im Plasma,
- Astrup-Blutgasanalyse und, in bestimmten Fällen,
- Untersuchung der Lungenfunktion,
- Bestimmung von Thrombozyten und aussagekräftigen globalen und subglobalen Tests zur Erfassung der Koagulabilität mit Bestimmung einzelner, zur Differenzierung einer Störung wichtiger Gerinnungsfaktoren.
  Nur selten werden auch einmal immunologische Untersuchungen im Sinne eines Radioimmunassays notwendig werden, um etwa eine Digitalisüberdosierung nicht nur zu vermuten, sondern zu belegen.

Dieses Spektrum notwendiger Untersuchungen erscheint auf den ersten Blick – auch im Hinblick auf die Kostenexplosion – sehr weitgefaßt, um so mehr, als ja viele Operationen ohne dieses Vorspiel durchgeführt werden und der Chirurg kaum verstehen wird, wenn der Akzent mehr auf die Ouvertüre und weniger auf die Handlung gesetzt zu sein scheint. Bei näherer Betrachtung aber ist es gar nicht so viel und schon gar nicht zu zeitraubend, wenn man die Schnellbestimmungen und modernen Methodiken bedenkt, ganz abgesehen davon, daß bei jungen Menschen oft mit einem Teil der angegebenen Verfahren eine ausreichende Vorhersage und die Abschätzung des Risikos möglich ist. Mit steigendem Alter muß die Erweiterung des gesteckten Rahmens Ziel der internistischen Voruntersuchung sein.

Das Operationsrisiko bei Patientinnen mit einer *koronaren Herzkrankheit* wird im wesentlichen vom Auftreten eines peri- oder postoperativen Herzinfarkts bestimmt. Zahlen von Turkan zeigen, daß bei Kranken, die in der Anamnese keine Hinweise auf eine koronare Herzkrankheit (also Angina pectoris oder Infarkt) haben, in 0,1% der Fälle bei allgemeinchirurgischen Eingriffen Infarkte aufgetreten sind. Die perioperative Infarktrate ist bei Kranken mit nachgewiesener koronarer Herzkrankheit wesentlich größer und hängt vom Zeitintervall zwischen notwendiger Operation und durchgemachtem Infarkt sowie der Schwere der bestehenden Angina pectoris ab.

Dies Problem wird häufig als nicht sehr schwerwiegend angesehen, da in der Allgemeinchirurgie, woher diese Zahlen stammen, ja eben auch ältere oder alternde Männer zur Operation kommen und die ohnehin nicht gerade alarmierende Statistik bestimmen. Aber es ist ja bekannt, daß heute auch jüngere Frauen an Herzinfarkt und Angina pectoris erkranken, und daß hierfür die „Pille", häufig in Kombination mit Zigarettenrauchen, im Risikospektrum obenan geschrieben wird. Wir haben auf unserer Intensivstation erst vor wenigen Wochen bei einer 27jährigen Frau, die außer Pille und Zigarette keinen Risikofaktor hatte, einen schweren, nur mühsam auszubalancierenden Herzinfarkt erlebt.

In der Allgemeinchirurgie beträgt die perioperative Infarktrate bei vorhergegangenem Infarkt immerhin 6%, bei einem Zeitintervall von < 3 Monaten zwischen Infarkt und Operation nach den Zahlen von Steen (1978) – man glaubt es kaum – 27%.

Nach 3–6 Monaten Intervall beträgt die Rate 11%, später 5% mit abfallender Tendenz. Diese Zahlen müssen zu denken geben.

Die Mortalität des perioperativen Infarkts ist immerhin mit 70% außergewöhnlich hoch. Die Infarktrate war bei Kranken mit präoperativ bestehender Hypertonie besonders hoch, aber auch, wenn intraoperativ eine Hypotonie – aus was für Gründen auch immer – aufgetreten war. Alter, Geschlecht und das verwendete Anästhetikum hatten offenbar keinen Einfluß auf die Statistik. Auffallend war, daß die akute subjektive Symptomatik, also vornehmlich der Schmerz der Angina pectoris, nur in 40% der Fälle registriert wurde, daß ohne Vorboten akute Rhythmusstörungen, Blutdruckabfall und kardiogener Schock und akuter Herzstillstand als große und tödliche Komplikationen das Ereignis anzeigten.

Diese Ergebnisse führen zu der Schlußfolgerung, daß bei elektiven operativen Eingriffen der Operationstermin mehr als 6 Monate Abstand von einem durchgemachten Herzinfarkt haben muß.

Auch ohne einen direkten Hinweis in der Anamnese sollte eine Beurteilung der koronaren Situation der Kranken zum Programm und der präoperativen Aussage des Internisten gehören. Das gilt ganz besonders, wenn die gesicherten Risikofaktoren, Hypertonie, Zigarettenrauchen, Störungen im Fettstoffwechsel bzw. im Fetttransport des Blutes, Zuckerkrankheit und Hyperurikämie angetroffen werden. Hinzu kommt bei Frauen die Medikation mit der Pille.

Mit der einfachen Ableitung beim EKG ist es insbesondere bei negativem Befund dann auch nicht getan. Eine Brustwandableitung während Belastung hilft hier mehr. Dabei sind es nicht nur die für Koronarinsuffizienz charakteristischen ST-Streckensenkungen, die zur Konsequenz fordern, auch auftretende Rhythmusstörungen, insbesondere wenn Extrasystolien von den Ventrikeln ausgehen, müssen beachtet und therapeutisch-medikamentös angegangen werden. Seltener wird man gezwungen sein, bci Frauen, die zu einer gynäkologischen Operation anstehen, mit einem 24-h-EKG eine genauere Analyse durchzuführen. Mit der von einigen Kardiologen empfohlenen präoperativen invasiven Diagnostik mit dem koronaren Katheter scheint mir in der Regel weit über das Ziel hinausgeschossen. Die Anwendung des Katheters wird auf wenige Fälle, jedenfalls in der hier zur Diskussion stehenden Fragestellung, beschränkt bleiben müssen.

Besteht bei Kranken eine *instabile Angina pectoris,* dann sollte bei selektiven Operationen erst eine medikamentöse Einstellung erfolgen. Langzeitnitropräparate, β-Rezeptorenblocker und evtl. Kalziumantagonisten stehen als Mittel der ersten Wahl zur Verfügung. Besteht bereits eine Medikation in dieser Richtung, so sollte diese nicht vor der Operation abgesetzt werden. Das gilt vor allen Dingen auch für die heute ja weit verbreitete Anwendung von β-Rezeptorenblockern. Ein abruptes Absetzen bewirkt allzu leicht den Übergang von einer stabilen in eine instabile Angina, ganz abgesehen davon, daß auch Rhythmusstörungen akut als Folge des Absetzens auftreten können. β-Rezeptorenblocker und Nitropräparate können auch während der Operation im intravenösen Tropf weitergegeben werden. Der Anästhesist wird den Effekt auf Herzfrequenz, Herzleistung im Sinne einer negativen Inotropie und auf den Blutdruck richtig einzuschätzen wissen. Bei besonderer Gefährdung wird er sich auch zu überlegen haben, ob evtl. ein intravenöser Nitrotropf zur Senkung der Vorlast des linken Ventrikels und zur Verhütung von bedrohlichen koronaren Situationen angezeigt ist oder nicht.

Eine besondere Aufmerksamkeit verdienen auch Kranke mit Störungen der Erregungsbildung und Erregungsleitung des Herzens. Obwohl diese Störung – meist auf dem Boden einer Koronarsklerose mit ihren Folgen – in der Regel nur ältere Menschen treffen, wird auch der operativ tätige Gynäkologe manchmal mit solchen Problemen konfrontiert sein. Es gilt, die Differentialdiagnose genau zu lokalisieren und einzustellen. Schwindel oder Synkopen in der Vorgeschichte erfordern eine erhöhte Aufmerksamkeit. Bei elektiven Eingriffen mit Zeit bis zum operativen Eingriff kann die medikamentöse Beeinflußbarkeit ausgetestet (β-Rezeptorenstimulatoren) und bei ihrem Versagen auf die Anlegung eines elektrischen Schrittmachers abgehoben werden. Bei akut werdenden Notfalloperationen und wenig Zeit empfiehlt sich das Anlegen einer vielleicht nur transitorisch und prophylaktisch notwendigen Schrittmachersonde.

Patienten mit *permanentem Schrittmacher* stellen ein erhöhtes Risiko für Anästhesie und Operation dar (Scott, 1970, Lerner, 1979). Dieses Risiko wird sowohl durch die zu Grunde liegende Herzkrankheit (Koronarsklerose, Kardiomyopathie, Myokarditis) als auch durch intraoperativ auftretende Probleme mit dem Funktionieren des Schrittmachers selbst bedingt. Die Gefahr von Interferenzen mit elektrischen Geräten während der Operation (z. B. elektrisches Messer) werden durch spezielle Filter oder durch Fixierung einer bestehenden Frequenz vermindert werden können. Auch bleibt daran zu denken, daß bei der immer seltener werdenden Lokalisation des elektrischen Schrittmachers im Bereich unterhalb des Zwerchfells die Mechanik der Operation selbst zur Elektrodendislokalisation und zum Verlust der Stimulation führen kann.

Kranke Frauen mit *dekompensierter Herzinsuffizienz* werden nur unter Notfallbedingungen operiert werden dürfen, wenn nicht genügend Zeit besteht, eine Kompensation von Herz- und Volumenregulation zu erreichen. Hier kann nur in enger Kooperation von Anästhesist und Internist das Risiko vermindert werden. Grundsätzlich sollte eine bestehende Herzinsuffizienz kompensiert werden. Digitalis, Nitropräparate zur Senkung der Vorlast, Saliuretika zur Entwässerung und Sedierung stehen im Zentrum des therapeutischen Programms.

Die Digitalisdosierung ist intra- und postoperativ entsprechend fortzusetzen. Kein Zweifel besteht über die präoperative Digitalisierung bei manifester oder latenter Herzinsuffizienz, bei Vorhofflimmern und Vorhofflattern. Vor einer routinemäßigen Applikation von Digitalis bei allen älteren Menschen – ein Vorgehen, das früher üblich war – möchte ich warnen. Auch das im Röntgenbild leicht vergrößerte Herz ohne Zeichen einer Dekompensation bei Belastung ist in der präoperativen Phase keine Indikation für Herzglykoside. Man sollte nicht vergessen, daß unter Digitalis eine erhöhte Neigung zu Ektopien (Rhythmusstörungen) besteht, die durch bestimmte Medikamente des Anästhesisten (Halothan, Sukzinylcholin) noch verstärkt wird. Das gilt besonders dann, wenn unter dem Einfluß von saliuretischen Substanzen (Lasix etc.) der Kaliumspiegel abgefallen ist.

Grundsätzlich – und nicht nur aus diesem Grund – müssen deshalb präoperativ die Elektrolyte im Plasma bestimmt und evtl. substituiert werden. Es ist unverantwortlich – und der Anästhesist wird mir Recht geben – mit einer bestehenden Hypokaliämie in eine Operation zu gehen. Der Frauenarzt weiß, daß die Hypokaliämie verschiedene Ursachen haben kann und die Applikation von saliuretischen Substanzen nur eine, wenn auch die häufigste ist. Er kennt aber auch die häufig anzutreffende Hypokaliämie bei seinen Patientinnen, die über einen längeren Zeitraum Abführmittel eingenommen haben.

Auf die übrigen möglichen Störungen im Wasser- und Elektrolythaushalt, isotone oder hypertone Dehydratation gehe ich nicht ein. Den aktuellen Wissensstand vermittelt der Beitrag Müller et al., s. S. 45.

Die wohl häufigste Frage im internistischen Konsil bei Kranken vor einer Operation ist die nach dem Umgang mit einer bestehenden *arteriellen Hypertension*. Hier wäre ein eigener Aufsatz erforderlich, wenn man Ursachen, Pathomechanismen, Folgen und therapeutischen Möglichkeiten auch nur annähernd gerecht werden wollte. Deshalb beschränke ich mich auf einige wenige Anmerkungen zur präoperativen Diagnostik und Therapie. Ich messe häufig in meiner Sprechstunde bei Kranken, die wenige Tage vor einer Operation zur internistischen Voruntersuchung kommen, erhöhte Blutdruckwerte. Wartet man etwa einige Minuten und mißt nochmals oder gar mehrmals, dann liegen die Werte in der Norm. Hier etwa gleich mit den blutdrucksenkenden Maßnahmen eingreifen zu wollen, wäre ein grober Fehler. Auch eine im Belastungsversuch festgestellte hypertone Regulationsstörung verlangt noch keine präoperativen Maßnahmen. Der Hinweis nach erfolgter Operation, den Hausarzt aufzusuchen und ihn auf eine mögliche Blutdruckerhöhung anzusprechen, genügt.

Besteht eine fixierte Hypertonie, ganz gleich welcher Genese, erfordert sie andere Gesichtspunkte. Das gleichzeitige Vorliegen symptomatischer oder asymptomatischer koronarer, zerebraler oder renaler Zirkulationsstörungen bestimmt weitgehend das Risiko der hypertensiven Patienten. Auf der schnellen Suche nach den Ursachen wird man natürlich bei Wahloperationen ein Phäochromozytom ausschließen, eine renale Insuffizienz erfassen, zerebroischämische Attacken und ihre Folgen registrieren müssen. Solche Befunde bestimmen weitergehende Überlegungen und Maßnahmen. Eventuelle gezielte Maßnahmen in der Hypertoniebehandlung (Phäochromozytomoperation, Nierenarterienstenosebeseitigung) werden in der Regel bei den sekundären Hypertonien erst postoperativ möglich sein. Es bleibt die symptomatische Behandlung mit einer Substanz aus dem zur Verfügung stehenden Spektrum der Antihypertonika. Das gilt natürlich ganz besonders für Kranke mit primärer oder essentieller Hypertonie und ihren Folgen. Wir wissen, daß Patienten mit Hochdruck während der Anästhesie wesentlich größere Schwankungen ihres Blutdrucks zeigen als Normotoniker. Abrupte Senkungen des Blutdrucks während Narkose und Operation können zu Zirkulationsstörungen in besonders gefährdeten Gebieten wie Koronarsystem und zerebrale Zirkulation mit regionalen Ischämien (Herzinfarkt, apoplektischer Insult) führen. Die Gefährdung von Kranken mit einer durch den Hochdruck geschädigten lokalen Gefäßstruktur ist wesentlich größer. Dem gilt es Rechnung zu tragen. Eine bestehende, medikamentös ausbalancierte Druckeinstellung sollte nicht geändert werden. Bei mittelschweren und schweren Hypertonieformen ist eine präoperative Behandlung vor Wahleingriffen zu fordern. Eine fortlaufende präoperative Blutdruckkontrolle ist zu belegen. Der Anästhesist wird sicher sehr viel ruhiger die Verantwortung übernehmen, wenn er Einstellung und Dokumentation der präoperativen Phase vor sich hat und er sich in der peri- und postoperativen Phase mit den möglichen Schwankungen auseinandersetzen muß. Hier stehen ihm ja bei akuten und kritischen Änderungen schnellwirkende, intravenös zu applizierende Substanzen zur Verfügung. Zu bedenken bleibt, daß eine diureseinduzierte Hypovolämie in der präoperativen Phase einen zusätzlichen Risikofaktor mit sich bringt. Ohne auf die einzelnen Antihypertonika einzugehen, sei nur der Hinweis einiger Autoren zitiert, daß reserpinhaltige Medikamente zur Verarmung an Katecholaminen führen, die vielleicht bei operativen Eingriffen vom Organismus in eigener Regulation gebraucht werden. Es empfiehlt sich daher bei Wahloperationen, mindestens 14 Tage vor dem Operationstermin die Umstellung auf ein anderes Präparat (β-Blocker) vorzunehmen. Oft wird der internistische Konsiliarius in der postoperativen Situation am Krankenbett gebraucht werden, wenn es gilt, die Ursachen der Hypertonie und ihre Folgen festzustellen, die richtige Einstellung zu finden, kurzum, die Zeit des stationären Aufenthalts zu nutzen.

Kranke mit schweren *Erkrankungen ihres Bronchialsystems bzw. der Lunge* haben ein höheres Risiko bei und nach Operationen. Das gilt nicht für durchgemachte harmlose oder auch frische Infekte mit Beteiligung des Bronchialapparats, es gilt aber dort, wo akute oder chronische Erkrankungen der Lunge über Obstruktion oder auch Restriktion eine pulmonale Insuffizienz, partiell oder ganz besonders global bis hin zur alveolären Hypoventilation nach sich ziehen. Es versteht sich von selbst, daß beim Asthma bronchiale im Intervall zwischen den Anfällen operiert werden muß, daß bei akut notwendigen Operationen mit allen zur Verfügung stehenden Mitteln bis hin zur hohen Dosierung von Kortison, die Bronchospastik, das „Wheezing", abgestellt werden muß. Patientinnen mit chronisch-emphysematöser Bronchitis, mit gesteigerter Bronchialsekretion, Bronchospastik, Atelektasenbildung, die über

Verteilungsstörungen im Sinne von Totraumventilation und Shuntzirkulation eine Hypoxämie entwickelt haben, müssen zunächst internistisch behandelt werden, bevor man an eine Operation denken kann. Broncholyse, Spasmolyse, Mukolytica, Antibiotika, β-Rezeptorenstimulatoren vom Typ des Aludrins oder Alupent sollten genauso zum Einsatz kommen wie physikalische Maßnahmen, Atemübungen, Inhalationen usw. Atropin oder Scopolamin sollten wegen ihres oft sehr austrocknenden Effekts auf die Bronchialschleimhaut vermieden werden.

Narkotika und Sedativa, z. B. Morphium oder Valium, können bei Patienten mit Neigung zu Hyperkapnie, also zur CO_2-Retention, zur gefährlichen Unterdrückung des Atemzentrums führen, so daß sich Hypoxie und die weiter ansteigende Kohlensäure im Blut im Sinne eines Circulus vitiosus bishin zur respiratorischen Acidose und Atemlähmung aufschaukeln. Cave im Einsatz dieser Substanzen und größte Vorsicht auch bei der Zugabe von O_2 zur spontanen Atmung, da dann auch der Reiz des O_2-Mangels auf die sekundär einspringenden, untergeordneten Atmungsstimulatoren im Karotisbereich wegfällt. Unter maschineller Beatmung kann natürlich die O_2-Applikation ungestraft erfolgen und schneller ein Ausgleich der arteriellen Hypoxämie angestrebt werden. Es gehört zur prä-, peri- und postoperativen Versorgung von Kranken mit chronischem Bronchial- und Lungenleiden, daß regelmäßig die Blutgase kontrolliert werden; eine sich abzeichnende Hypoxämie, ganz besonders die Hyperkapnie, zwingt zur sofortigen therapeutischen Konsequenz.

In engem Zusammenhang mit Herz-, Kreislauf- und Lungenzirkulation muß auch die Einschätzung der Risiken von seiten des Systems der *Hämostase* gesehen werden. Der operierende Frauenarzt wird schon selbst daran interessiert sein, daß weder angeborene noch erworbene hämorrhagische Diathesen – unbemerkt und unbehandelt – den Erfolg der Operation gefährden. Eigene Gerinnungslaboratorien in vielen Frauenkliniken bilden hierfür die wichtige Voraussetzung.

Zahlenmäßig aber ist es nicht die hämorrhagische Diathese, sondern sind es vielmehr Thrombose und Embolie, die der Aufmerksamkeit bedürfen. Bedenkt man, daß durchschnittlich 40% aller im Krankenhaus gestorbenen Patienten – sowohl der operativ als auch konservativ behandelten – Thromboembolien aufweisen, dann wird die Bedeutung der Problematik deutlich. Thromboembolien treten in zunehmendem Alter häufiger auf, akzentuiert als Sekundärerkrankung bei Malignomen, bei akuter und chronischer Herzinsuffizienz. Venöse Thrombosen und nachfolgende Lungenembolie sind nach wie vor die gefürchtete Komplikation nach Operationen und im Wochenbett. Die postoperative Letalität durch Lungenembolie ist von der Operationsart abhängig, bei abdominothorakalen Eingriffen und nach Hüftgelenksoperationen am höchsten.

Mit der Einführung nichtinvasiver radiologischer Verfahren (Fibrinogentest) ist es heute möglich geworden, die Zahl der venösen Thrombosen aufzuschreiben, eine Statistik anzulegen und den Wert einer thromboembolischen Prophylaxe an großem Material zu sichern. Solche Statistiken, die die Wirksamkeit einer Prophylaxe ausweisen, sind allgemein bekannt. Ich möchte deshalb nur einige Bemerkungen zu neuen Ansätzen machen, die eine weitere Verbesserung versprechen:

Geht man davon aus, daß in die Pathogenese einer Venenthrombose die Faktoren der Virchow-Trias, nämlich Gefäßwanddefekt, Zirkulationsverlangsamung und vermehrte Aktivität der Hämostase *(Hyperkoagulabilität)* eingehen, dann wird schon klar, daß eine unmittelbare Risikoeinschätzung, die mit einfachen Methoden erfaßbar oder gar meßbar ist, nicht zur Verfügung steht, ja auch kaum möglich sein wird. Natürlich sind Anamnese, Herz-Kreislauf-Situation, Varikosis mögliche Parameter, die auf eine besondere Gefährdung hinweisen. Aber die Bestimmung des Faktors Hyperkoagulabilität macht auch dem Experten erhebliche Schwierigkeiten und ist mit einem globalen oder subglobalen Test auch heute eigentlich nicht möglich. Mit Hilfe einer bestimmten, komplizierten Funktionsanalytik von Thrombozyten und einzelnen Umsatzprodukten (Fibrinmonomere) kann auf diesen Zustand abgehoben werden, wissend, daß die Festlegung auf Eukoagulabilität noch längst nicht bedeutet, daß nicht durch lokale oder generalisierte Umstellungen in der Zirkulation diese in kurzer Zeit in eine Hyperkoagulabilität übergehen kann.

Wir wissen heute, daß der physiologische Umsatz der Faktoren der Hämostase, die intravasale Regulation, eng an lokale Faktoren der Gefäßwand, an die Funktion von Inhibitoren im Blut, an zelluläre Clearancestationen im retikuloendothelialen System von Leber und Milz und damit auch an die Zirkulationsgeschwindigkeit gebunden sind.

Ein vermehrter Umsatz im Rahmen einer ständig in der Blutbahn vor sich gehenden „latenten Gerinnung" kann zur Hyperkoagulabilität führen, wenn die Kontrollmechanismen zu wenig angelegt sind oder durch akute Zustände wie Schock überlastet, verbraucht oder überspielt werden. Lokale Thrombose oder generalisierte Gerinnung im Sinne der Verbrauchskoagulopathie können die Folge sein.

Es ist schwierig, ja fast ausgeschlossen, alle möglichen einzelnen Komponenten, noch dazu fortlaufend, zu registrieren und in einer bilanzierten Risikobeurteilung vor einer Operation zusammenzufassen. Es scheint mir eine große und vielversprechende Hilfe, daß es heute möglich ist, wenigstens einen entscheidenden Faktor aus dem System der Inhibitoren exakt bestimmen zu können, einen Faktor, der zum Angelpunkt des intravasalen Umsatzes werden kann: Ich meine das Antithrombin III, das in der Leber produzierte Plasmaprotein, ohne dessen Hilfe im Sinne eines Kofaktors Heparin nicht wirksam werden kann.

Wir wissen heute, daß Antithrombin III zu wenig gebildet werden kann bei angeborenen Defektmechanismen mit höherem Thromboserisiko aber auch bei schweren Leberparenchymerkrankungen im Rahmen einer geschädigten Leberfunktion. Andererseits wird Antithrombin III auch bei der Verbrauchskoagulopathie oder überhaupt bei gesteigertem Umsatz von Gerinnungsfaktoren in der Blutbahn verbraucht. Die aktuelle Verfügbarkeit dieses wichtigen Schlüsselfaktors in der Regulation der Hämostase kann also sowohl von der Bildung als auch von Umsatz und Katabolie abhängig sein.

Mit einer einfachen Methodik, die chromogene Substrate zur Grundlage des Tests hat, gelingt es heute, fortlaufend und schnell den Antithrombinspiegel zu bestimmen. Bei Antithrombinspiegeln unter 70% der Norm werden thromboembolische Komplikationen vermehrt beobachtet. Bildungsstörung, intravasaler Verbrauch durch Gerinnung und der Verlust durch große Blutungen können zur Verminderung führen. Postoperative Antithrombin-III-Verminderungen sind vor allen Dingen nach Hüftgelenksoperationen, aber auch nach abdominosakralen Eingriffen beschrieben.

Theo Schöndorf hat mit seinem Mitarbeiter Trüschler den Antithrombin-III-Gehalt bei Kranken mit orthopädischen, abdominellen und gynäkologischen Operationen bestimmt und die Ergebnisse verglichen. Vor der Operation lagen die Ausgangswerte alle im Normbereich. Am 1.–3. postoperativen Tag war die Antithrombin-III-Aktivität bei allen 3 Gruppen signifikant erniedrigt; nach den gynäkologischen Operationen war der auch signifikante Abfall am geringsten. Fibronmonomere, Ausdruck der Hyperkoagulabilität, stiegen im gleichen Ausmaß im Plasma der Patienten an. Intravasale Gerinnungsstimulationen, präoperative Ernährungslage und postoperative Katabolie sind als ursächliche Faktoren anzuschuldigen.

Die Verminderung von Antithrombin III bedeutet ein höheres Thromboserisiko. Diese Ergebnisse könnten ein Hinweis darauf sein, fortlaufend prä- und postoperativ Antithrombin III zu bestimmen und bei Mangelzuständen sofort zu substituieren. Hier ergibt sich eine zusätzliche Chance in der Thromboembolieprophylaxe, die zusätzlich zu der heute üblichen Behandlung mit der sog. „low-dose heparin application" eine weitere Verminderung des Risikos bringen könnte. Daß die Gabe von kleinen, subkutanen Dosen von Heparin (Dosierung 2mal oder 3mal 5 000 E) einen entscheidenden Fortschritt in der Prophylaxe von Thrombose und Embolie gebracht hat, brauche ich nicht zu belegen. Die Zahlen von Kakkar oder die von Schöndorf sprechen hier eine deutliche Sprache.

Bekannt sind auch die Studien von Ballard (1972), McCarthy (1974), Hohl et al. (1978), wonach nach vaginalen und/oder abdominellen gynäkologischen Operationen das Vorkommen von Thrombosen auf durchschnittlich 4,6% reduziert werden konnte. Bei 3 täglichen Injektionen subkutan von Heparin liegt die Zahl bei einigen Studien sogar noch tiefer. Diesen Zahlen kann man sich nicht entziehen. Als Internist und Hämostaseologe sehe ich auch hierin eine Aufgabe im präoperativen Konsil in der Frauenklinik.

Noch einige wenige Worte zur Operation von diabetischen Frauen. Grundsätzlich andere Gesichtspunkte, als sie früher bekannt waren, sind für die prä- und perioperative Phase nicht erhoben worden. Selbstverständlich sind Zuckerkranke vor der Operation gut einzustellen, bei Wahloperationen ist eine kompensierte Stoffwechsellage unabdingbare Voraussetzung. Daß bei Notoperationen auch einmal Zuckerkranke mit dekompensiertem Stoffwechsel und erhöhtem Risiko behandelt werden müssen, versteht sich von selbst. Die diabetische Ketoazidose ist grundsätzlich zu beseitigen. Depotinsulinpräparate sind nicht zu verwenden, die Umstellung auf Altinsulin eine Conditio sine qua non. Ob dabei die gut steuerbare Insulin-Glukose-Tropfinfusion oder verzettelte, kleine intravenöse oder subkutane Injektionen von Altinsulin bei gleichzeitiger intravenöser Zuckerzufuhr verwendet werden, ist letztlich gleichgültig, wenn der dafür Verantwortliche mit seinem Metier umzugehen weiß.

Die Angst vor vorübergehenden Hyperglykämien in der postoperativen Phase ist unbegründet. Zucker wirkt hier auch als osmotisch wirksames

Diuretikum und „hält die Nieren offen". Postoperative Hypoglykämien halte ich für gefährlicher. Keinesfalls sollte am Operationstag eine Einstellung mit oraler Medikation erfolgen, da konsekutive Hypoglykämien nicht abzuschätzen sind. Postoperativ wird man dann am Krankenbett in der Regel mit Diät, Sulfonylharnstoffen oder Insulin die Einstellung lege artis durchführen können. Hier hat der beratende Internist eine weitere Aufgabe.

Aus den aufgeworfenen Fragen und ihren Antworten ergibt sich ein facettenreiches Spektrum, das als Grundlage zur Zusammenarbeit zwischen Frauenarzt und Internist dienen muß. Ein Einwand gegen die vorgebrachten Methoden wäre, daß in der Praxis in der Regel alles einfacher geht, daß schließlich nicht genug Zeit bleibt, die ganze Skala abzugreifen. Das liegt nun nicht immer am Internisten, da oft auch bei Wahloperationen kaum Raum zwischen der ersten internen Untersuchung und dem Operationstermin bleibt. Das ist sicher auch nicht immer nötig, aber manchmal wäre es doch besser, wenn insbesondere bei Kranken mit höherem Risiko 2–3 Tage vor der Operation das Konsil erfolgte. Beim Gynäkologen liegt ja die Entscheidung, ob der Internist zugezogen werden soll oder nicht. Ich hoffe aber gezeigt zu haben, daß abhängig von heute üblichen und gestaffelten Risikogruppen der internistische Partner eine ganze Menge zu sagen haben kann, seine Hilfe für Frauenarzt und Anästhesisten nicht als allzu überflüssiges Beiwerk abgetan werden sollte. Wenn auch das Ziel des Internisten auf die anstehende Operation ausgerichtet ist, müßten sich seine Maßnahmen zu einer konstruktiven Sicherung für alle möglichen Eventualitäten verdichten; das Angebot besteht. Nutzen Sie die Chancen, auch im Interesse Ihrer Kranken!

Risikofaktoren bei geburtshilflichen Eingriffen

H.-K. Weitzel

Der Begriff der geburtshilflichen Eingriffe soll hier auf die operativen vaginalen und abdominalen Entbindungen begrenzt werden. Jeder dieser Eingriffe weist spezielle mütterliche und kindliche Risiken auf, die eine differenzierte Betrachtungsweise erfordern. Aus Gründen der Übersichtlichkeit werden 3 Themenkreise besonders besprochen, nämlich:

1. Das *Risiko der vaginal-operativen Entbindungen* durch einen Vergleich zwischen Forzepsentwicklungen und Vakuumextraktionen,
2. das *Risiko der abdominal-operativen Entbindungen* und
3. das Risiko nach der Erweiterung des Eingriffs im Zuge von abdominal-operativen Entbindungen.

1. Die Einstellung zur *vaginal-operativen Entbindung* hat sich im Laufe der letzten Jahrzehnte mehrfach geändert. In der Region Hannover (Hannoversche Perinatalstudie 1980/1981) war die vaginal-operative Entbindungsfrequenz durch Vakuumextraktionen etwa doppelt so hoch wie durch Forzepsentbindungen. In der Münchener Perinatalstudie lag die Anzahl der Vakuumextraktionen 7fach über der vergleichbaren Anzahl der Zangenentbindungen.

Die Erhöhung der vaginal-operativen Entbindungsfrequenz ist aber nicht nur durch die geänderte Einstellung zu diesen Methoden, verbunden mit einem Indikationswandel, bedingt, sondern auch durch die Einführung moderner Anästhesieverfahren, insbesondere der Periduralanästhesie (Morgan et al. 1980). Erstgebärende werden nach Anwendung dieses Anästhesieverfahrens häufiger vaginal-operativ entbunden als Zweit- oder Mehrgebärende (Morgan et al. 1980; Hoult et al. 1977). Der Vorteil der Schmerzfreiheit oder der Schmerzarmut wird also mit einer erhöhten operativen Entbindungsrate erkauft. Dabei ist zu bedenken, daß generell die mütterliche und die perinatale fetale Gefährdung nach operativen vaginalen Entbindungen erhöht ist (Hughey u. Mc Elin 1978). Die Verletzungen der Cervix uteri sind nach Forzepsentbindungen 3mal häufiger als nach Vakuumextraktionen (Greis et al. 1981). Auch Blutverluste (Tabelle 1) aufgrund von Verletzungen im Bereich des Damms waren fast 8mal häufiger nach Forzepsentbindungen als nach Vakuumextraktionen zu beobachten. Es kann also demnach kein Zweifel daran bestehen, daß die mütterliche „minor morbidity“ nach vaginal-operativen Entbindungen erhöht ist, und zwar nach Zangenentbindungen stärker als vergleichsweise nach Vakuumextraktionen.

Die Neugeborenenmorbidität nach vaginal-operativen Entbindungen muß vielfach als Folge der mechanischen Kräfte gedeutet werden, die auf den fetalen

Tabelle 1. Maternale Morbidität nach Forzeps- oder Vakuumentbindungen (Nach Greis et al. 1981)

	Forzeps (%)	Vakuumentbindung (%)
Zervixverletzungen	48	18
Blutungen nach Geburtskanalverletzungen	30	4

Tabelle 2. Subgaleale Hämatome in Abhängigkeit vom Entbindungsmodus (Nach Plauché 1981)

Entbindungsmodus	Subgaleale Hämatome (%)
Spontangeburt	28,4
Forzeps	13,8
Vakuumentbindung	48,8
Sectio	8,9

Schädel unter dem Geburtsvorgang wirksam werden. Druckmessungen sind in dieser Hinsicht schwierig. Ein brauchbares Meßsystem wurde von Moolgaoker et al. (1979) vorgestellt. Danach wird in der Austreibungsperiode ein Druck von 120 mm Hg[1] entsprechend einer Austreibungskraft von 15 kg auf den kindlichen Kopf wirksam. 22,7 kg Zugkraft wird als das Maximum bei einer Spontangeburt erachtet.

Wenn man die durchschnittlichen Kompressionsdruckwerte, die bei instrumenteller Entbindung entstehen, berücksichtigt, so lagen diese bei der Zangenentbindung zwar erhöht, aber im Vergleich zur Vakuumextraktion günstiger. Wenn man den Zeitfaktor der Kompressionswirkung berücksichtigt, die eine instrumentelle Entbindung erfordert, dann liegen die Werte für Zangen- weitaus günstiger als die Spontanentbindungen und die Vakuumextraktionen wesentlich schlechter als die Spontanentbindungen (Moolgaoker et al. 1979), obwohl die maximalen Kompressionsdrücke auf den fetalen Kopf kurzfristig bei Zangenentbindungen höher sein können. Auch die Zugkraft (lb/s) ist bei der Vakuumextraktion erhöht.

Als Folge dieser enormen Druck- und Zugkräfte, die auf den fetalen Schädel wirksam werden, können EEG-Veränderungen, Retinablutungen und neonatale Asphyxien beobachtet werden. Wir müssen uns daher nach der Bedeutung dieser Veränderungen fragen.

Die Druckkräfte, vor allem aber die Druckentlastungen des fetalen Schädels unter der Geburt, können zur Entstehung subgalealer Hämatome mit der Gefahr der Blutung und des Blutungsschocks führen. In einer Untersuchung von Plauché (1981) konnte retrospektiv bei 123 Neonaten mit subgalealen Blutungen ermittelt werden, daß bei 1,35% eine Forzepsentbindung durchgeführt wurde, während bei 48,8% eine Vakuumextraktion durchgeführt worden war (Tabelle 2).

---

[1] 1 mm Hg = 133,322 Pa

Tabelle 3. Retinablutungen nach vaginal-operativen Entbindungen (Nach Egge et al. 1981)

Blutung	Forzeps (%) (n = 49)	Vakuumentbindung (%) (n = 51)	Kontrolle (%) (n = 100)
Grad 0	84	50	50
Grad 1	8	9	20
Grad 2	2	2	14
Grad 3	6	33	7

Tabelle 4. Perinatale Morbidität und Mortalität nach vaginal-operativen Entbindungen (HPS 1980)

Komplikationen	Vakuumentbindung	Forzeps
Mortalität	12‰	10‰
Verlegungsrate	18,8%	12,6%
Verlegungsrate nach risikofreier Gravidität	17,6%	9,7%
Acidosehäufigkeit	8‰	4‰

Auch *Hirnblutungen und Retinablutungen* sind häufig nach vaginal-operativen Entbindungen zu beobachten. Ihre Langzeitprognose sowohl bei Frühgeborenen als auch bei reifen Neugeborenen ist nicht eindeutig bekannt. In einer Untersuchung aus Oslo (Egge et al. 1981) wurden insbesondere nach Vakuumextraktionen diese Blutungen häufig diagnostiziert (Tabelle 3). Interessant dürfte dabei die Feststellung sein, daß 84% der Neonaten nach Forzepsentbindung keine Blutung aufwiesen, demgegenüber nur 50% der Spontangeborenen.

Obwohl bisher kein eindeutiger Zusammenhang zwischen diesen Blutungen und der späteren Entwicklung von Hirnschäden belegt werden konnte, werden subklinische oder minimale *Zerebralparesen auf* derartige Blutungen zurückgeführt (Egge et al. 1981). Neurologische Auffälligkeiten nach Vakuumextraktionen sind flüchtig und verlieren sich innerhalb der ersten Lebenswoche (Leijon, 1980). Dies mag z. T. dadurch erklärt werden, daß auch die Apgar-Indices – wenngleich diese auch grobe Parameter für die neonatale Zustandsdiagnostik sind – keine zuverlässige Aussage erlauben.

Anhaltsweise lassen sich die Risiken an den Zahlen der belegbaren Morbidität beurteilen (Tabelle 4). In der Hannoverschen Perinatalstudie (1980) war die perinatale Mortalität nach Vakuumextraktionen leicht erhöht gegenüber den Zangenentbindungen, obwohl der Anteil von Neugeborenen $<$ 2 500 g gerade in dem Kollektiv der Forzepsentbindungen prozentual häufiger war. Die Verlegungsrate war deutlich zuungunsten der Vakuumextraktionen verschoben und die *schweren Acidosen* wurden im Kollektiv der Vakuumextraktionen sogar doppelt so häufig registriert wie in der Vergleichsgruppe nach Zangenentbindungen. Dabei ist zu berücksichtigen, daß das Zusammentreffen von Acidose und eventueller interkranieller Blutung den schlechtesten prognostischen Faktor aufweist.

Zusammenfassend läßt sich feststellen, daß die leichte mütterliche Morbidität nach Zangenentbindungen häufiger ist als nach Vakuumextraktionen und daß andererseits die mittlere bis schwere neonatale Morbidität nach Vakuumextraktionen höher einzuschätzen ist als nach Forzepsentbindungen.

Lebensbedrohliche Komplikationen nach vaginal-operativen Entbindungen sind in der modernen Geburtshilfe selten geworden, nachdem schwierige vaginale Entbindungsmethoden zugunsten der abdominalen Schnittentbindung verlassen wurden. Die heute noch zu beobachtenden Lazerationen nach vaginal-operativen Entbindungen sind in erster Linie der Technik, weniger vorbestehenden Risiken zuzuschreiben (Bokelmann u. Beck 1979). Ich möchte mich daher in meinen weiteren Ausführungen ausschließlich auf die Sectio beschränken.

2. Der *Kaiserschnitt* unterscheidet sich von allen übrigen Operationen im Bauchraum durch 2 besondere Merkmale. Einerseits wird diese Operation vorwiegend an Frauen einer bestimmten Altersgruppierung durchgeführt. Damit fallen altersbedingte Risiken fort. Andererseits ist bei der Sektion zu berücksichtigen, daß das Risiko nicht nur auf die Mutter, sondern in gleicher Weise auch auf den Feten zu beziehen ist. Zumal sich seit den 70er Jahren eine deutliche präventive oder prophylaktische Geburtsleitung mit Indikationsverschiebung zur fetalen oder fetomaternalen Seite entwickelt hat. Bei der Auswertung großer Statistiken mit ausschließlich Geburten nach dem Jahre 1975 ergab sich eine Sectiofrequenz zwischen 10 und 20%. So lag die Sectiorate in den USA im Jahre 1978 bei durchschnittlich 15,2%. In dem großen Kollektiv der Münchener Perinatalstudie wurden bei über 55 000 Geburten in den Jahren 1975–1977 eine Sectiorate von 13,1% und 1980 in der Hannoverschen Perinatalstudie eine Sectiofrequenz von 10,7% errechnet (Weitzel 1983). Wir werden auch in den kommenden Jahren Sectioraten von 12–16% geburtshilflich zu vertreten haben. Das bedeutet, daß trotz des Absinkens der relativen Sterblichkeits- und Morbiditätszahlen nach Kaiserschnitten absolut ein Anstieg dieser Komplikationen zu erwarten ist.

Die schwerwiegendste Komplikation, der Todesfall nach Sectio, sollte heute unter 1‰ liegen (Weitzel 1983). Üblicherweise wird die Sectioletalität mit der Müttersterblichkeit verglichen. Bei diesem Vergleich, der alle Todesfälle im Zusammenhang mit Schwangerschaften und Geburten umfaßt, ergibt sich anhand verschiedener statistischer Zusammenstellungen, daß die Sectioletalität 3- bis 10fach über der Müttersterblichkeit liegt. Vergleicht man dagegen die Sektionsletalität ausschließlich mit den Todesfällen nach vaginaler Entbindung, so ergibt sich sogar eine Erhöhung um den Faktor 10–80. Diese Zahlen muß man sich vergegenwärtigen, um zu einer richtigen Einschätzung des vitalen Risikos zu gelangen.

Die Todesursachen sind im einzelnen sehr schwierig zu erfassen. In einer großen Todesursachenstatistik aus England ist abzulesen, daß die Todesfälle durch Blutungen, Embolien, Sepsis und Peritonitis erheblich abgenommen

Tabelle 5. Schwere Komplikationen nach Kaiserschnitt

Komplikationen	Häufigkeit (%)	Ausgewertete Fälle
Nachblutungen	0,4–0,55	13 101
Thromboembolien	0,0–2,5	12 230
Thrombosen	0,2–2,3	1 234
Paralytischer Ileus	0,0–1,16	11 993

haben gegenüber den Anästhesiezwischenfällen, die relativ konstant etwa $^1/_5$ der Todesfälle ausmachen, und gegenüber der Zunahme assoziierter Erkrankungen (Harley 1980).

Diese Verschiebung der Todesursachen läßt vermuten, daß eine bessere Selektion der Patientinnen im Bereich der vermeidbaren Risiken stattgefunden haben muß. Andererseits ist nicht zu übersehen, daß offensichtlich die Anzahl der assoziierten Erkrankungen zunimmt, was im Grunde nicht erstaunt. Bemerkenswert an der englischen Berichterstattung ist die Tatsache, daß in 60% der Todesfälle jeweils ein oder mehrere vermeidbare Risikofaktoren vorgelegen haben. Dies wiederum belegt, wie nachlässig doch teilweise die Sectioproblematik behandelt wird. Daran ändert auch das relativ gute Ergebnis in einzelnen Kliniken nichts. Von der Harvard-Universität wird 1980 mitgeteilt, daß sie bei 10 000 Kaiserschnitten nicht einen einzigen Todesfall zu verzeichnen hatten (s. Weitzel 1983). Es scheint erlaubt, aus diesen sehr unterschiedlichen Zahlenbeispielen abzuleiten, daß bei großer Sorgfalt zumindest ein Teil der Todesfälle vermeidbar gewesen wäre. Auch wenn die Letalitätskurve permanent sinkt, trägt die Sectio im Vergleich zur vaginalen Entbindung ein erheblich erhöhtes vitales Gefährdungsrisiko.

Aber nicht nur die vitale Gefährdung, sondern auch die Morbidität setzt jedem operativen Verfahren Grenzen. Schwere Komplikationen treten nach einer Auswertung von etwa 38 000 Kaiserschnitten, die nach dem Jahre 1975 in der Literatur mitgeteilt wurden, in 0,0–2,5% aller Fälle auf (Tabelle 5). Der Schwankungsbereich der einzelnen Komplikationsraten ist sehr hoch. Die Zahlen können daher nur als Anhalt dienen.

Der Kaiserschnitt zeichnet sich von allen Operationen im Bauchraum durch eine hohe Infektionsmorbidität aus. Auch hier ist eine große Schwankungsbreite feststellbar. Dies liegt zum großen Teil an der unterschiedlichen Art der Registrierung dieser Komplikationen, aber sicher auch an der Art der Diagnostik leichter postoperativer Infektionsmorbiditäten.

Die Infektmorbidität ist nach Ledger generell um den Faktor 8–10 nach Kaiserschnitten gegenüber vaginalen Entbindungen erhöht. Diese auf die USA zugeschnittene Feststellung ist vielleicht etwas zu hoch im Vergleich zu den europäischen Verhältnissen. Grundsätzlich erscheint die Tendenz jedoch richtig (Weitzel 1983).

Eine wesentliche Beobachtung verdient bei der Risikoeinschätzung die geburtshilfliche Situation. Noteingriffe sind mit einem erheblichen Risiko belegt. Eigentlich sollten Noteingriffe durch den Einsatz der modernen Tokolyse eher eine Ausnahme bleiben. Die intraoperativen Komplikationen sind bei den eiligen und den geplanten Kaiserschnitten durchaus vergleichbar. Augenfällig ist jedoch auch die Erhöhung der neonatalen Mortalität nach Sectio. Diese dürfte allerdings nicht durch die Eile des Eingriffs, sondern durch die Indikation, die die Dringlichkeit des Eingriffs begründet, verursacht sein.

Das fetale Risiko bezieht sich auf die Unreife. Die Zunahme des Atemnotsyndroms nach elektiver Schwangerschaftsbeendigung und in besonderem Maße nach elektiver Sectio ist inzwischen in 4 großen Studien überprüft und bestätigt worden. Der Vorteil einer risikomindernden, geplanten Operationsvorbereitung bei der elektiven Sectio wird also mit einer erhöhten fetalen Dysmaturitätsmorbidität erkauft. Dieses Risiko läßt sich allerdings durch sorgfältige Ultraschalldiagnostik, subtile Erhebung der Anamnese und Überprüfung und Absicherung der funktionellen fetalen Reife als eine unverzichtbare Voraussetzung der Indikationsstellung zur elektiven Schwangerschaftsbeendigung an. Das fetale Risiko der Dys- oder Prämaturität ist in vielen Fällen erkennbar und damit auch abstellbar.

Bei der Diskussion der Sectiokomplikationen erhebt sich allgemein die Frage, ob die Operation als solche ein Risiko in sich trägt; Wulf nennt dieses das „intrinsic risk“ der Sectio. Oder sind es mehr die assoziierten Faktoren, die die Risikoträchtigkeit dieser Operation ausmachen? Evrard (1978) schätzt, daß etwa die Hälfte der Kaiserschnittkomplikationen assoziierten Faktoren anzulasten ist.

Bei dem Versuch, spezifische Risiken zu erkennen, werden zum Vergleich die Komplikationen der abdominalen Hysterektomie den Komplikationen der Sectio gegenübergestellt.

In der Komplikationserfassung von Stark (1980) lassen sich keine gravierenden Unterschiede erkennen. Die Komplikationen traten bei den Sectiopatientinnen überwiegend in einer Gruppe auf, die nur selten vorbestehende Risikomerkmale aufwies. Wir müssen daher annehmen, daß die postoperativen Komplikationen bei Kaiserschnittpatientinnen nicht oder nur schwer voraussehbar sind. Das Risiko der Sectio unterscheidet sich nur graduell von dem der Hysterektomie. Die Komplikationsrate ist bei gering ausgeprägtem Risikoprofil dennoch relativ hoch.

3. Bei einem Eingriff mit relativ hoher Morbidität kann eine *Erweiterung des operativen Eingriffs* zusätzlich zu einer Erhöhung des Risikos führen. In dieser Hinsicht haben sich kaum meßbare Einflüsse nach zusätzlicher Appendektomie, sofern diese angezeigt war, oder nach Adnexektomie ergeben. Eine erhebliche Ausdehnung des Eingriffs bedeutet aber die im Zuge der Sectio durchgeführte *Hysterektomie,* die aus unterschiedlichen Indikationen ratsam oder auch notwendig sein kann. In einer Operationsserie von Haynes und Martin (1979) war die Komplikationsrate mit insgesamt 60,1% relativ hoch. Besonders hervorzuheben ist dabei der hohe Blutverlust der Patientinnen und infolgedessen die hohe Einflußmöglichkeit auf das Gerinnungssystem mit Ausbildung von Koagulopathien. Das Wesentliche in der Vorbereitung solcher Operationen, falls diese nicht aus Notsituationen indiziert sind, scheint die ausreichende Blutsubstitution, der Ausgleich der Gerinnungsfaktoren und gute operative Technik bzw. ein eingespieltes Team mit erfahrenem Operateur zu sein.

Erst der Aufbau gut funktionierender Blutbanksysteme, die Einführung moderner Anästhesieverfahren, der Einsatz hochwirksamer Antibiotika und verbesserte Operationstechniken haben die Gefährlichkeit der Operation am graviden Uterus gemindert, so daß heute ein deutlicher Indikationswandel für derartige Operationen zu erkennen ist. Dennoch muß betont werden, daß die Morbidität mit der Dringlichkeit des Eingriffs steigt. Es ist demnach der Begriff der *elektiven Sectiohysterektomie* dem Begriff der *indizierten Sectiohysterektomie* gegenüberzustellen (Plätsch und Sandberg, 1963). Dabei versteht man unter indizierter Sectiohysterektomie a) alle Notfälle (z. B. Blutungen, Karzinome), b) koexistierende gynäkologische Befunde (z. B. Myome, Endometriose).

Bis zum Jahre 1980 wurden fast 4 000 Fälle von Sectiohysterektomien zusammengestellt (Weitzel 1983). Anhand dieser und von uns zusätzlich erarbeiteter Daten soll versucht werden, einen Eindruck darüber zu bekommen, ob die Sectiohysterektomie außer in Notfällen als ein unter heutigen Bedingungen vertretbarer Eingriff gelten kann.

Die Mortalität, berechnet an einem Datenmaterial aus einem Zeitraum von 1933–1980, beträgt 0,7% (Weitzel 1983). Man muß ein Teil dieser Hysterektomien ausschließlich als extreme Notfallhysterektomien bezeichnen. Die Mortalität der Sectiohysterektomie muß heute mit 0,5% angesetzt werden (Weitzel 1983). Dennoch wird auch die Ansicht vertreten, daß die Sektionshysterektomie vorteilhaft sein kann.

Unter heutigen Operationsbedingungen wird die Mortalität der abdominalen Hysterektomie mit 0,16–0,4% angegeben (Stumpf et al., 1978). Die Sectiomortalität wurde für die Bundesrepublik Deutschland hochgerechnet auf 0,2% (Käser-Friedberg 1982). Man könnte daraus den Schluß ziehen, daß die Mortalität der Sectiohysterektomie etwa doppelt so hoch ist wie die Mortalität der alleinigen Sectio. Dies ist aber ein Trugschluß, wenn man sich ausschließlich auf die amerikanischen Statistiken verläßt, insbesondere wegen der unterschiedlichen Zusammensetzungen der Patientinnen (sozioökonomische, rassische Gruppen) und der sehr unterschiedlichen Erfahrungen der amerikanischen Operateure (Park und Duff 1980). – Mit anderen Worten, es fällt sehr schwer, einen echten Vergleich anzustellen.

Die häufigste operativ-iatrogene Schädigung bei Sectiohysterektomie ist die Verletzung der ableitenden Harnwege, fast ausschließlich die Verletzung der Harnblase. Die Komplikation rangiert etwa an 3. Stelle aller Komplikationen überhaupt. Jede 6.–7. Blasenläsion führt zu einer Blasen-Scheiden-Fistel und jede 2.–3. Ureterläsion zu einer Ureter-Scheiden-Fistel (Park u. Duff 1980). Andererseits sind aber auf 12 Blasenverletzungen nur eine Ureterverletzung zu erwarten. Nach einer klassischen Übersicht über die Risiken der abdominalen Hysterektomie von Amirikia u. Evans (1979) ist nur bei jeder 250. Operation mit einer Blasenläsion und bei jeder 1 000. Operation mit einer Ureterverletzung zu rechnen. Wichtig zur Vermeidung einer späteren Fistelbildung ist die Früherkennung der Läsion.

Die Infektmorbidität konkurriert mit perioperativen Blutungen um die Stelle der Hauptkomplikationen bei der Sectiohysterektomie. Sie liegt insgesamt im internationalen Vergleich zwischen 20 und 40%.

Tabelle 6. Blutsubstitution bei Kaiserschnitthysterektomien

Zeitpunkt	Hysterektomieindikation	
	Elektiv (%)	Notfall (%)
Perioperativ[a]	16,5	61,5
Postoperativ[b]	4,5	5,7

[a] Britten 1980 u. Plauché et al. 1981
[b] Barclay 1970

Unter Infektmorbidität wird verstanden:

- postoperatives Fieber,
- Infektionen des kleinen Beckens,
- Infektionen der Bauchdecken (0,4–11,6%),
- Infektionen des Scheidenstumpfs (0,6–17%),
- Infektionen der Harnwege (1–30%).

Wenn man als einziges Kriterium einer Infektmorbidität „postoperatives Fieber“ definiert, dann besteht kein Unterschied der Häufigkeit bei Sectiohysterektomie und Sectio mit Tubenligatur (Patterson 1970; Pletsch u. Sandberg 1963).

Gerade die Sectiohysterektomie zeichnet sich durch ein hohes Maß an perioperativem Blutverlust aus. Es ist allerdings bei der Betrachtung statistischer Zahlen auch hier wieder zu berücksichtigen, daß vielfach die Hysterektomie wegen einer Blutungskomplikation (Ruptur, schwer blutende Lazeration, Plazentationsstörung, Couvelaire-Uterus) erst notwendig oder zwingend wurde.

Wir konnten Zahlen zusammenstellen, nach der jede 5. Patientin im Rahmen einer elektiven Sectiohysterektomie und mehr als $^2/_3$ aller Frauen bei Notoperationen einer Blutsubstitution bedurften (Tabelle 6).

Eigene Erfahrungen

Es wird zu Recht darauf hingewiesen, daß eine Risikoabschätzung der Sektionshysterektomie nur durch Morbiditätsvergleich nach Sectio einerseits und Kaiserschnitthysterektomie andererseits möglich ist. Wir haben insgesamt 46 Sektionshysterektomien in den Jahren 1976–1982 durchgeführt, davon 80% als elektive und 20% als Notfalloperationen.

Die intraoperativen Komplikationen sind nach Anzahl der Komplikationen und nicht nach Anzahl der Patientinnen geordnet. Dominierend sind die schweren und mittelschweren Blutungen und die Blasenverletzungen. Es ist bekannt, daß diese Verletzungen vorwiegend nach Wiederholungssectiones vorkommen, wenn besondere Narbenverhältnisse die Blasenläsion oft unvermeidbar machen (Barcley 1969; Brenner et al. 1970).

Es ist wichtig, die Läsionen intraoperativ sofort zu erkennen. Bis auf einen Fall konnten in einer Sammelstatistik von 1 000 Kaiserschnitthysterektomien von Barcley (1969) alle Blasenläsionen intraoperativ so versorgt werden, daß diese komplikationslos abheilten, während alle nicht intraoperativ erkannten Blasenläsionen zu einer Fistelbildung führten.

Zusammenfassend müssen wir feststellen, daß die intraoperativen Komplikationsmöglichkeiten bei Sectioshysterektomiepatientinnen höher einzuschätzen sind als bei Sectiospatientinnen. Die postoperative Morbidität unterscheidet sich ganz erheblich von den Angaben angloamerikanischer Mitteilungen. Bei unseren Patientinnen hatten wir nur in einem einzigen Fall einen fieberhaften Verlauf.

Die hohe Infektionsmorbidität, vor allem der amerikanischen Patientinnen, kann durch äußere Gegebenheiten (sozioökonomische Gruppierungen, Allgemeinzustand), aber auch operationstechnisch bedingt sein. Denn in den Vereinigten Staaten wird häufig der Scheidenstumpf primär verschlossen, den wir immer offenlassen (Barcley 1969).

Schließlich muß die oft enorm lange Operationszeit der amerikanischen Operateure berücksichtigt werden. Es gibt gute Zusammenhänge zwischen febriler Morbidität und Erfahrungen des Operateurs bzw. Dauer der Operation (Haynes u. Martin 1979; Plauché 1980).

Wir können also zusammenfassend feststellen, daß die postoperativen Komplikationen nach Sectio und Sektionhysterektomie vergleichbar sind und daß die intraoperativen Komplikationen, v. a. die Blutverluste etwas größer sind in der Gruppe der hysterektomierten Frauen. Dies leitet zu der Frage, inwieweit *elektive* Eingriffe überhaupt vertretbar sind. Kann man einer Frau mit abgeschlossener Familienplanung eher zu einer Tubenligatur im Zuge einer Sectio oder aber zur Sectiohysterektomie raten?

Hier muß der Nutzen gegen das Morbiditätsrisiko abgewogen werden. Die Vertreter der Sectiohysterektomie führen 3 Argumente an, 1) Krebsprophylaxe, 2) Vermeidung nachfolgender Operationen am Uterus und 3) sichere Antikonzeption.

Zur Frage der Krebsprophylaxe nach Tubenligatur sind uns 2 Angaben bekannt, die aber in der entsprechenden Bevölkerungsgruppe der USA gesehen werden müssen. Dort ist die Karzinominzidenz mit etwa 14 : 1 000 Frauen bestimmt. Dies würde bedeuten, daß im günstigsten Falle 66 Frauen, im ungünstigsten Falle 132 Frauen zur Vermeidung eines Karzinoms hysterektomiert werden müßten.

Mir erscheint in diesem Zusammenhang die Frage nach der elektiven Hysterektomie falsch. Vielmehr sollte gefragt werden: Unter welchen vertretbaren Umständen ist der Hysterektomie im Rahmen einer Sectio der Vorzug einzuräumen?

Wir sollten bei allen operativen Eingriffen am schwangeren Uterus bedenken, daß der größere Eingriff stets begleitet sein muß von der größeren Morbidität. Wenn sich auch im Hinblick auf die Hysterektomie zum Schwangerschaftsabbruch oder im Rahmen einer Sectio die Morbiditätziffer vergleichsweise als günstig erweisen, so muß auch heute noch gefordert werden, daß jeder Eingriff eine Indikation erfordert. Ein Sterilisationswunsch kann daher nicht einzige Indikation für die Hysterektomie bei einer Schwangerschaft sein, sondern die Indikation zur Hysterektomie kann nur durch den Sterilisationswunsch der Patienten erhärtet und unterstützt werden.

Literatur

Amirikia, H., B. Zarewych and T. N. Evans. Cesarean section: A 15-year review of changing incidence, indications, and risks. Amer. J. Obstet. Gynec. 140: 81 (1981)

Barclay, D. L. Cesarean hysterectomy. Thirty years experience. Obstet. Gynecol. 35: 120 (1970)

Barclay, D. L. Cesarean hysterectomy at the Charity Hospital in New Orleans – 1 000 consecutive operations. Clin Obstet. Gynecol. 12: 660 (1969)

Brenner, P. S. Sall, B. Sonnenblick. Evaluation of cesarean hysterectomy as a sterilisationsprocedure. Amer. J. Obstet. Gynec. 108: 335 (1970)

Egge, K., G. Lyng and J. M. Maltau. Effect of instrumental delivery on the frequency and severity of retinal hemorrhages in the newborn. Acta Obstet. Gynecol. Scand. 60: 153 (1981)

Evrard, J. R. and E. M. Gold. Cesarean Section and Maternal Mortality in Rhode Island. Incidence and risk factors, 1965–1975 Obstet. Gynecol. 50: 594 (1977)

Bokelmann, J. und L. Beck. Komplikationen in der operativen Geburtshilfe. In: L. Beck (Hrsg.): Intra- und postoperative Komplikationen in der Gynäkologie. Thieme Verlag Stuttgart, 1979

Greis, J. B., J. Bieniarz and A. Scommegna. Comparison of Maternal and Fetal Effects of Vacuum Extraction with Forceps or Cesarean Deliveries. Obstet. Gynecol. 57: 571 (1981)

Haynes, D. M. and B. J. Martin. Cesarean hysterectomy: A twenty-five-year review. Amer. J. Obstet. Gynec. 134: 393 (1979)

Harley, J. M. G. Cesarean section. Clin. Obstet. Gynec. 7: 529 (1980)

Hoult, I. J., MacLennan, A. H., and C. Les. Lumbar epidural analgesia in labour: relation to fetal malposition and instrumental delivery. Brit. Med. J. I: 14 (1977)

Hughey, M. J. and Th. W. McElin. Forceps Operations in Perspective. II. Failed Operations. J. Repr. Med. 21: 177 (1978)

Käser, O., V. Friedberg, K. G. Ober, K. Thomsen und J. Zander. Gynäkologie und Geburtshilfe. Die geburtshilflichen Operationen 18,17 Band II/2. Georg Thieme Verlag, Stuttgart-New York, 1981

Leijon, I. Neurology and Behaviour of Newborn Infants Delivered by Vacuum Extraction on Maternal Indications. Acta Paediatr. Scand. 69: 625 (1980)

Morgan, B. M., S. Rehor and P. J. Lewis. Epidural analgesia for uneventful labour Anaesthesia 35: 57 (1980)

Moolgaoker, A. S., S. O. S. Ahamed and P. R. Payne. A Comparison of Different Methods of Instrumental Delivery Based on Electronic Measurements of Compression and Traction. Obstet. Gynecol. 54: 299 (1979)

Plauché, W. C. Subgaleal Hematoma. A Complication of Instrumental Delivery Jama 244: 1 597 (1980)

Pletsch, T. D., E. C. Sandberg. Cesarean hysterectomy for sterilisation. Amer. J. Obstet. Gynec. 85: 254 (1963)

Stark, G. Ergebnisse der Erhebung postoperativer Komplikationen. In: G. Stark (Hrsg.): Problematik der Qualitätssicherung in der Gynäkologie. Demeter-Verlag, 1980

H. Weitzel. Erkennung und Vermeidung von Risiken bei geburtshilflichen Operationen. In: J. Schneider, H. Weitzel und A. Majewski: Präoperative Risikoabgrenzung in Geburtshilfe und Gynäkologie. Wissenschaftliche Information 8: 61 (1983)

Perk, R. C. and Duff, W. P. Role of cesarean hysterectomy in modern obstetic practice. Clin. Obstet. gynecol. 231: 661 (1980)

Patterson, S. P. Cesarean hysterectomy. Amer. J. Obstet. Gynec. 107: 729 (1970)

Anästhesiologische Aspekte bei der Risikoabgrenzung vor geburtshilflich-gynäkologischen Eingriffen

H. MÜLLER, A. BRÄHLER und G. HEMPELMANN

Allgemeine Gesichtspunkte

Nicht nur im gynäkologisch-geburtshilflichen Bereich, sondern auch in allen anderen operativen Fächern obliegt dem Anästhesisten im zunehmenden Maß die Aufgabe, den Umfang perioperativer Risiken für den Patienten einzuschränken. Die in den letzten Jahren erfolgte Ausdehnung der anästhesiologischen Tätigkeit von der alleinigen Narkoseführung auf interdisziplinäre Aufgaben wie Narkosevorbereitung, postoperative Versorgung, Intensivtherapie, Schmerzbehandlung und Sofortmaßnahmen bei bereits eingetretenen schwerwiegenden Komplikationen hat den Verantwortungsbereich des Fachgebiets rasch anwachsen lassen.

Zeitlich parallel zur Etablierung des Fachs Anästhesie konnte aber auch eine deutliche Senkung der perioperativen Sterberate erreicht werden. Die durch die Anästhesie als Haupt- oder Nebenursache bedingten Todesfälle – in Beziehung zur Gesamtzahl durchgeführter Narkosen – wurden in den letzten 40 Jahren von 0,05–0,1% auf 0,005–0,02% reduziert [56]. Trotz des zunehmenden apparativen Aufwands ist dabei der Anteil von technischen Fehlern als Ursache von Zwischenfällen mit etwa 20–30% konstant geblieben [51]. Bei der Bewertung von Sammelstatistiken verschiedener Zeiträume müssen nicht nur das veränderte Spektrum, die zunehmende Zahl großer und nur mit intensivmedizinischer Betreuung möglicher Eingriffe, sondern auch die veränderte Altersstruktur berücksichtigt werden. Noch in den 40er Jahren betrachteten viele Autoren elektive operative Eingriffe bei Patienten über 50 Jahren als nicht indiziert [13]. Unser heutiges Konzept geht davon aus, daß es aus anästhesiologischer Sicht praktisch keine Altersgrenze für elektive Eingriffe gibt, bei vitaler Indikation sowieso nicht [67].

Bis zu $^2/_3$ der stationären Patienten in unseren Kliniken sind heute über 65 Jahre alt [32]. In den Vereinigten Staaten entfallen 80% der Kosten des Gesundheitswesens auf diese Altersgruppe. Gerade bei den älteren Patienten haben aber die anästhesieunabhängigen Maßnahmen zur Senkung der perioperativen Mortalität nicht mit der anästhesiologischen Entwicklung Schritt gehalten. In dieser Altersgruppe machen anästhesiebedingte Todesfälle nur 3–4% der perioperativen Gesamtmortalität aus. Dieser Anteil verdoppelt sich jedoch bei ungenügender Vorbereitung der Patienten, wie z. B. bei einer Notoperation [44].

Insgesamt beruht der Beitrag der Anästhesie an der Senkung der perioperativen Mortalität weniger auf einer Veränderung der Narkosemethodik. Im Vordergrund dürfte hierbei vielmehr die lückenlose Überwachung stehen, die zu einer erhöhten Sicherheit in der intra- und unmittelbar postoperativen Phase geführt hat. Aus anästhesiologischer Sicht wäre es wünschenswert, die Phase der postoperativen Überwachung für alle Patienten noch über einige Stunden auszudehnen. Die Reduktion intraoperativer Komplikationen, d. h. während der Narkose, hat dazu geführt, daß 60% aller Zwischenfälle in der frühen postoperativen Periode auftreten [9].

In den folgenden Ausführungen sollen bewußt anästhesiologische Risiken in der Gynäkologie und Geburtshilfe so dargestellt werden, daß sie anhand der unterschiedlichen Narkoseverfahren bei einigen wichtigen Eingriffen erkennbar werden. Dabei werden gleichzeitig die von uns bevorzugten Verfahren mit Demonstration eigener Ergebnisse angeführt. Betreffs allgemeiner Risiken möchten wir, um Überschneidungen zu vermeiden, auf andere Beiträge dieses Bandes sowie auf die entsprechende Literatur [2, 45] hinweisen.

Spezielle Maßnahmen in der Gynäkologie

Im Jahre 1981 wurden im Zentrum für Gynäkologie und Geburtshilfe der Justus-Liebig-Universität Gießen annähernd 1 500 Anästhesien für gynäkologische Eingriffe durchgeführt (Abb. 1). Die größte Gruppe stellen die kleinen gynäkologischen Eingriffe wie Abrasio, Abruptio, Nachräumung bei Abort, Polypabtragung, IUP-Entfernung, Konisation, Marsupialisation, Hysteroskopie, Probeexzisionen, Douglas- oder Parametrienpunktion, Einlagen von Iridium oder Radiogold und Ossovenographien dar. Entsprechend der kurzen Dauer dieser Eingriffe von zumeist $< 1/_2$ h ist der Anteil an Maskennarkosen oder kurzen Intubationsnarkosen mit Inhalationsanästhetika groß (Abb. 2). Der Anteil an Leitungsanästhesien beträgt nahezu 33%, wobei insbesondere Laparotomien (abdominelle Uterusexstirpation, Entfernung von Ovarialtumoren, Wertheim-Operation) auch in einer Kombination von Periduralanästhesie und Intubationsnarkose durchgeführt wurden. Gleiches gilt für die relativ langdauernden mikrochirurgischen Operationen bei primärer oder sekundärer Sterilität.

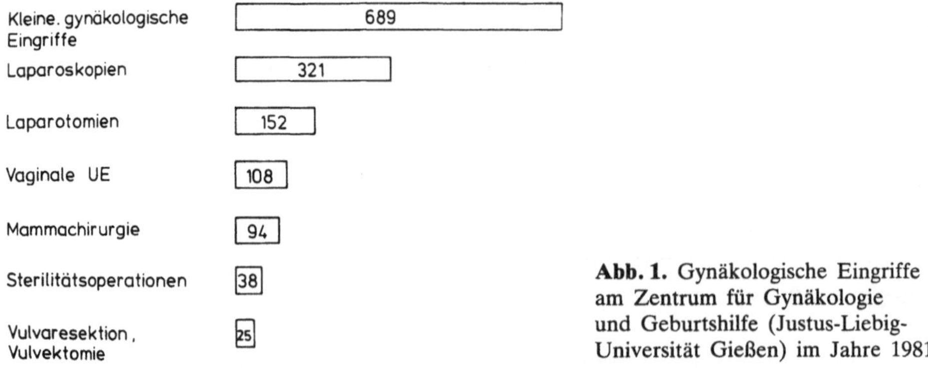

Abb. 1. Gynäkologische Eingriffe am Zentrum für Gynäkologie und Geburtshilfe (Justus-Liebig-Universität Gießen) im Jahre 1981

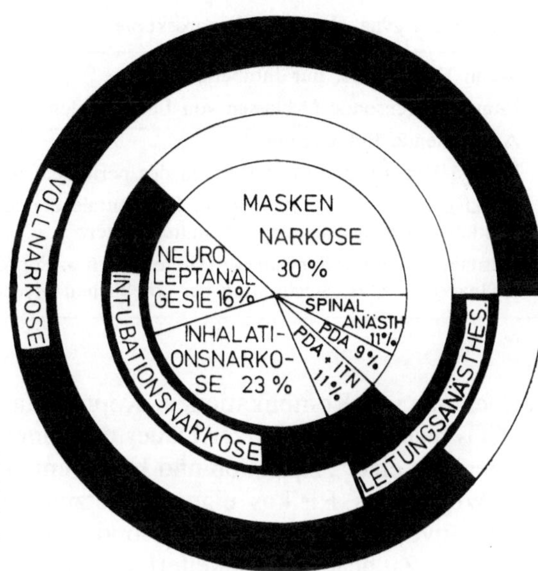

Abb. 2. Prozentuale Verteilung der Anästhesieverfahren für gynäkologische Eingriffe am Zentrum für Gynäkologie und Geburtshilfe (Justus-Liebig-Universität Gießen) im Jahre 1981

Tabelle 1. Risikofaktoren im gynäkologischen Krankengut. Vergleich der Ergebnisse einer 1980 an 85 Frauenkliniken durchgeführten statistischen Erhebung („Gyn 80") mit den eigenen Daten des Jahres 1981 (2. Spalte)

Risikofaktoren	Vorkommen	
	„Gyn 80" (%)	Eigene Auswertung 1981 (%)
Patienten > 70	1,1	5,6
Kardiale Erkrankungen	2,0	5,7
Respiratorische Erkrankungen	2,0	1,9
Diabetes (Insulin)	0,4	0,6
Hb < 8 g-%	0,3	0,4
Blutgerinnungsstörung	0,3	0,3

In Tabelle 1 sind die sich aus präoperativer Untersuchung und Anamneseerhebung ergebenden Risikofaktoren dieses Krankenguts aufgeführt. In der ersten Spalte sind die Ergebnisse einer an 85 Frauenkliniken im Jahre 1980 durchgeführten Erhebung („Gyn 80") dargestellt [63]. Die eigene Auswertung des Jahres 1981 ergab einen höheren Anteil von Patientinnen über 70 Jahre. Entsprechend ist der Anteil kardialer und pulmonaler Vorerkrankungen größer, liegt aber bei insgesamt niedrigem Durchschnittsalter von knapp 40 Jahren deutlich unter dem anderer operativer Fächer. In der Allgemeinchirurgie und Urologie z. B. ist der Anteil von Patienten über 70 Jahre weit über 10%.

Die diagnostische oder therapeutische Laparoskopie stellt mit 19,6% eine der größten Gruppen bei der Aufteilung nach Eingriffen in der Gynäkologie dar. Die folgende Aufstellung zeigt die anästhesiologischen Maßnahmen zur

Anästhesie bei gynäkologischer Laparoskopie

- Wenn Vollnarkose, nur Intubationsnarkose
- Immer Magensonde (Ablassen von Luft aus dem Magen vor Einführen des Trokars)
- Ausreichende Relaxierung
- Mäßige Hyperventilation (Abfluten des peritoneal resorbierten CO_2)
- Rücklagerung aus Kopftieflage in Horizontale erst nach Ablassen des CO_2 (Subphrenische Restluft: Atmungsabhängiger Schulterschmerz
- Ausnahme: Periduralanästhesie (Höhe bis Th 6: Peritonealschmerz) bei Kontraindikation zur Vollnarkose, z. B. Sterilisation bei erheblichen Myopathien

Vermeidung von Komplikationen. Kopftieflagerung und Füllen des Abdomens mit CO_2 machen trotz kurzer Dauer des Eingriffs eine Intubationsnarkose zur Vermeidung einer Aspiration und Hypoventilation bzw. Hypercarbie erforderlich. Wegen des Risikos einer Verletzung von Magen oder Darm ist die präoperative Anlage einer Magensonde sowie eine ausreichende Relaxierung notwendig. Zu beachten ist weiterhin, daß das peritoneal resorbierte CO_2 über die Lungen abflutet [72]. Nach einer Empfehlung der Deutschen Gesellschaft für Anästhesiologie und Intensivmedizin sollte ein Monitoring des endexspiratorischen CO_2 durchgeführt werden. Subphrenische Restluft kann zu mehrtägigen atmungsabhängigen Schulterschmerzen führen, die eine der Gallenkolik ähnliche Ausstrahlung aufweisen. In Ausnahmefällen kann eine ausreichend hohe Periduralanästhesie bei diesem Eingriff zur Anwendung kommen. Bei der Spinalanästhesie besteht allerdings das Risiko einer späten Aszension durch Kopftieflagerung. Sie scheidet hierfür daher wohl aus.

Die folgende Aufstellung zeigt die heute üblichen allgemeinen Behandlungsmaßnahmen bei Unterbauchlaparotomien [57]. Die erforderliche Infusionstherapie für > 24–48 h macht die vorübergehende Anlage eines zentralvenösen Katheters erforderlich, der zugleich auch für die postoperative Entnahme von Blutproben und die Erfassung des zentralvenösen Drucks genutzt werden kann. Der durchschnittliche Blutverlust wird bei der vaginalen Hysterektomie mit 0,1–0,6 l, bei der abdominalen Uterusexstirpation mit 0,1–1,0 l angegeben [3]. Der intraoperative Flüssigkeitsverlust muß, zusätzlich zu apparenten Verlusten, sowohl das präoperative Flüssigkeitsdefizit als auch

Allgemeine Therapie bei Unterbauchlaparotomien

Präoperativer Tag

Mittags leichte Kost, Flüssigkeit bis 22 Uhr, Abführen

Operationstag

3×1000 ml standardisierte Komplettlösung, Beine wickeln, präoperative Thromboseprophylaxe, postoperative Atemgymnastik und Bewegung

Je nach Operationsrisiko und Umfang des Eingriffs

Fortsetzung der Infusionstherapie bis Ende des 1.–3. postoperativen Tages (1 500–2 000 kcal/24 Std), Fortsetzung der Thromboseprophylaxe bis zum 3.–7. postoperativen Tag

Kombination von Periduralanästhesie und Intubationsnarkose bei gynäkologischen Operationen

- Alleinige Periduralanästhesie bei Laparatomie ungünstig (Dauer, Lagerung, Blockade bis Th_6 erforderlich)
- Vorteile gegenüber Vollnarkose: Opiateinsparung, kaum postoperative Atemdepression bzw. Narkoseüberhang, Möglichkeit der postoperativen Schmerzausschaltung, verbesserte Perfusion im Blockadegebiet
- Bei vaginaler Uterusexstirpation: Allgemeine Periduralanästhesie möglich (Bupivacain 0.5%, evtl. mit Zusatz von Etidocain 1% zur Verbesserung der Relaxierung)

die intraoperativen Verluste durch „trockene Beatmung", „Third-space"-Sequestrierung und Verdunstung aus dem eröffneten Abdomen berücksichtigen. Daraus ergibt sich bei einer Hysterektomie ein intraoperativ notwendiger Flüssigkeitsbedarf von 1 500–2 500 ml [33].

Während bei der vaginalen Uterusexstirpation, vor allem bei älteren Patientinnen, die Periduralanästhesie eine sinnvolle Alternative gegenüber der Vollnarkose darstellt, sind wir von der alleinigen Leitungsanästhesie bei gynäkologischen Laparotomien abgekommen (s. Aufstellung). Die Vorteile der Periduralanästhesie, vor allem in der postoperativen Phase, lassen sich jedoch auch bei abdominalen Eingriffen nutzen, wenn zusätzlich zur Leitungsanästhesie eine Intubationsnarkose durchgeführt wird. Bei dieser Anästhesieform, die im Vergleich zu anderen Narkoseverfahren die günstigsten Verhältnisse im Hinblick auf endokrine und metabolische Stabilität aufweist [66], genügt bei Unterbaucheingriffen neben der kontrollierten Beatmung mit Lachgas und O_2 eine gelegentliche Applikation kleiner Dosen von Sedativa nach Bedarf.

Die postoperative Schmerzbekämpfung führen wir heute in den meisten Fällen nicht mehr mit systemisch verabreichten Opiaten durch. Die peridurale Opiatanalgesie, die zu wesentlichen Teilen an unserer Klinik entwickelt wurde, ermöglicht eine praktisch komplette Schmerzreduktion durch Applikation kleiner Morphindosen, verdünnt mit einem Lokalanästhetikum, über den für die Operation angelegten Periduralkatheter [31, 79] (s. Übersicht). Die nur in

Postoperative Analgesie durch peridurales Morphin

Peridurale Applikation von Morphin 0,05 mg/kg KG = 3–5 mg in 10 ml Bupivacain 0,25% (Zusatz: 2,5 mg DHB = 1 ml)

Fast komplette Schmerzreduktion (94 ± 4%) für 22 ± 3 h nach Unterbauchlaparotomien

großem Abstand erforderlichen Nachinjektionen werden vom Anästhesisten durchgeführt. Bei dieser Methode der postoperativen Analgesie wurden in Einzelfällen verzögert auftretende Atemdepressionen, vor allem bei Überschreiten der in der Übersicht zur postoperativen Analgesie genannten Dosierungen, beobachtet. Obwohl wir bei über 2 500 Anwendungen periduraler Opiate bisher nur eine Atembeeinträchtigung feststellen konnten, verbleiben alle so behandelten Patienten unter besonderer Überwachung.

Narkosen bei mikrochirurgischen Sterilitätsoperationen ergeben einige Besonderheiten für den Anästhesisten (s. Übersicht). Diese nicht vital

Besonderheiten bei mikrochirurgischen Operationen der Tube (Stomatoplastik, Refertilisierung)

- Lange Operationsdauer (im Mittel: 194 min) bei geringem operativen Streß (um 25% reduzierter Relaxantien- und Opiatbedarf)
- Erhöhter Flüssigkeitsbedarf durch Verdunstungsverluste bei langdauernder Eröffnung des Abdomens (1000 ml/h)
- Postoperative Unterkühlung durch lange Immobilität mit konsekutiver Acidoseneigung
- Intraabdominelle Applikation von Kortikosteroiden und Dextran zur Prophylaxe von Adhäsionen
- Intraoperative Antibiotikagabe

indizierten Eingriffe erfordern eine intensive Operationsvorbereitung, einschließlich der psychischen Betreuung der durch lange Vorgeschichte und Untersuchungen besonders sensibilisierten Patientinnen. Bei der relativ langen Operationsdauer sollte ein schonendes Anästhesieverfahren ohne das Risiko eines postoperativen Narkoseüberhangs, wie z. B. die bereits beschriebene Kombination von Periduralanästhesie und Intubationsnarkose gewählt werden. Der durch die lange intraoperative Immobilisation entstehenden postoperativen Unterkühlung, meist verbunden mit einer metabolischen Acidose, kann durch Wärmematten und Abdeckung mit Aluminiumfolie entgegengewirkt werden [49].

Bei kleinen Eingriffen im Rahmen der konservativen Gynäkologie kommt bei den zumeist älteren Patientinnen die Spinalanästhesie am häufigsten zur Anwendung (s. Übersicht). Dadurch können nicht nur in der Narkose liegende

Leitungsanästhesien bei diagnostischen Eingriffen im Rahmen der konservativen Gynäkologie (Abrasio, Marsupialisation, Vulva-/Scheiden-PE, Konisation, Ossovenographie, Parametrienpunktion)

Als Alternative zur PCB (= Paracervikalblockade) oder Lokalanästhesie:

Spinalanästhesie, z. B. 2 ml Mepivacain 4% oder Prilocain 5% hyperbar intrathekal L 3/L 4

- Praktisch kein postspinaler Kopfschmerz, kein postoperatives Durchgangssyndrom bei alten Patienten
- erniedrigtes Thrombose- und Embolierisiko
- Bei anschließender Bestrahlung (Iridium, Radiogold) kann der wache Patient ohne direkte persönliche Überwachung innerhalb des strahlungsgefährdeten Raums verbleiben

kardiale und pulmonale Risiken umgangen werden [43], zugleich wird das bei zerebralsklerotischen Patienten häufig zu beobachtende postnarkotische Durchgangssyndrom vermieden [34]. Postspinaler Kopfschmerz ist bekanntlich bei älteren Patienten praktisch nicht zu erwarten. Neuere Untersuchungen zeigen weiterhin ein bei Leitungsanästhesien gegenüber Vollnarkosen erniedrigtes Thrombose- und Embolierisiko [78].

PDA bei Spontangeburt	590
Sectio caesarea	140
Cerclage	42
operative Eingriffe bei Geburt	25
Operationen in Schwangerschaft	8

Abb. 3. Anästhesien bei Eingriffen in der Schwangerschaft und unter der Geburt am Zentrum für Gynäkologie und Geburtshilfe (Justus-Liebig-Universität Gießen) im Jahre 1981

Spezielle Maßnahmen in der Schwangerschaft und bei der Geburt

Über 33% aller Patientinnen, mit denen ein Anästhesist im Rahmen seiner Tätigkeit in einem gynäkologisch-geburtshilflichen Zentrum konfrontiert wird, sind schwanger. Anästhesieverfahren bei Schwangeren und Gebärenden unterscheiden sich von Narkosen bei anderen Patienten vor allem dadurch, daß 2 Organismen beeinflußt werden und der mütterliche Organismus sich während der Schwangerschaft, insbesondere aber unter der Geburt, in einem besonders labilen Gleichgewicht befindet.

Abgesehen von der in zunehmender Zahl zur Anwendung kommenden Cerclage sind operative Eingriffe unter der Schwangerschaft relativ selten. Aus der Literatur geht hervor, daß in 1,6% aller Schwangerschaften eine Operation und damit eine Anästhesie erforderlich wird [55]. Abb. 3 zeigt eine Aufschlüsselung der Eingriffe in unserer Klinik im Jahre 1981. Von 805 Anästhesien war nur 1% aus rein chirurgischer Sicht notwendig geworden.

Während die geburtshilfliche Anästhesie keinen hemmenden Einfluß auf die Uterusaktivität haben sollte, muß bei Operationen unter der Schwangerschaft eine Stimulation des Uterus verhindert werden, die zu vorzeitigen Wehen führen könnte. Unter der Geburt sollte eine zentrale Depression des Feten vermieden werden, bei Narkosen während der Schwangerschaft darf keine Beeinträchtigung der uteroplazentaren Durchblutung oder gar der Organogenese, d. h. eine Teratogenität, riskiert werden.

Da beim Menschen kongenitale Mißbildungen eine multifaktorielle Genese haben dürften, d. h. sie sind das Resultat einer Kombination von erblicher Prädisposition, Sensibilität gegenüber einer exogenen Noxe und Exposition in einer zeitlich begrenzten vulnerablen Phase (Periode der Organogenese beim Menschen: 15.–56. Tag), lassen sich Beziehungen zwischen Narkose und Teratogenität nur empirisch ermitteln [58, 59].

Im Tierexperiment können praktisch alle für Anästhesiezwecke verwendeten Pharmaka in dosisabhängiger Weise zu Anomalien beim Fetus führen (s. Übersicht).

In klinischen Studien konnte eine Korrelation zwischen Anästhesie in der Schwangerschaft und kongenitalen Mißbildungen nicht nachgewiesen werden [55]. Andererseits existieren Untersuchungen, die eine höhere Abort- und Mißbildungsrate bei chronischer Exposition, z. B. beim Anästhesiepersonal, festzustellen glaubten [1]. An diesen Daten wurden jedoch berechtigte Zweifel angemeldet [23, 73]. Andererseits konnte eine signifikante Zunahme dieser

Tetratogenität von in der Anästhesie verwendeten Pharmaka im Tierversuch

Lachgas (Green 1963, Anderson 1966, Fink 1967, Lane 1980)
Halothan (Basford 1968, Jackson 1973, Bussard 1974, Kennedy 1976, Sturrock 1976, Wharton 1978)
Äther (Smith 1968)
Methoxyfluran (Smith 1965, Fiserova-Bergerova 1976)
Enfluran (Baden 1977)
Barbiturate (Smith 1964, Goldman 1968)
Opiate (Markham 1971, Davis 1972, Jupand 1973, Steele 1975, Geber 1975)
Tranquilizer (Roux 1959, Robson 1963, Tonge 1973)
Relaxanzien (Drachman 1962)
Lokalanästhetika (Sturrock 1979)

Komplikationen beim weiblichen Personal von Zahnärzten nachgewiesen werden, sofern in den Praxen Inhalationsanästhetika statt örtlicher Betäubungsmethoden angewandt wurden (ohne die in den Kliniken heute üblichen Narkosegasabsauganlagen) [14]. Gerade die Inhalationsnarkotika als globale Zelldepressoren zeigen eine in vitro nachweisbare Zytotoxizität [69].

Aus diesem Grund halten wir es für vorteilhaft, bei Narkosen in der Schwangerschaft auf Inhalationsanästhetika zu verzichten; Alternativen zeigt die folgende Übersicht. In den meisten Fällen kommt bei uns die Spinala-

Anästhesie in der Schwangerschaft

Periode der Organogenese beim Menschen: 15.–56. Tag
- Spinalanästhesie bzw. Sattelblock
- Vollnarkose: Barbiturat, Opiate, Relaxantien
- ab 2. Trimenon: Intubationsnarkose, Aspirationsprophylaxe, Linksseitenlage
- Vermeidung von Streß und Schmerz, Hypotension und Hypoxie

nästhesie zur Anwendung. Es gibt kein Anästhesieverfahren, welches mit einem so geringen Bedarf an pharmakologischer Substanz einen so umfassenden Effekt erzeugt. Die Blutspiegel liegen noch deutlich unter denen einer konventionellen Lokalanästhesie. Für die Leitungsanästhesie spricht weiterhin die bereits ab dem 2. Trimenon akut werdende Problematik des erhöhten Aspirationsrisikos bei Schwangeren [15]. So ist das Mendelson-Syndrom als Folge einer Aspiration von saurem Mageninhalt die häufigste anästhesiebedingte Todesursache in der Gravidität [65].

Viele Vorschläge wurden gemacht, um dieses Risiko zu reduzieren [50], einige werden nachfolgend aufgelistet. Am wichtigsten ist es wohl, eine assistierte oder kontrollierte Maskenbeatmung zu vermeiden. Die orale Vorgabe von Antazida erscheint uns fragwürdig, da eine Antazidaaspiration selbst zu schwerwiegenden pulmonalen Veränderungen führt [27]. Die parenterale Vorgabe sekretionshemmender Pharmaka wie Cimetidin wird in letzter Zeit zunehmend empfohlen [7], jedoch sind die Einflüsse dieser Pharmaka auf Plazenta und Fetus noch nicht ausreichend untersucht. Die bei Narkoseein-

Aspirationsprophylaxe bei Narkosen in der Schwangerschaft

- Immer Intubationsnarkose
- Atropinprämedikation
- Magensonde
- Antazida
- Cimetidin
- Nicht depolarisierendes Relaxans vorgeben
- Rasche Intubation
- Krikoiddruck

leitung von Ileuspatienten praktizierte Absenkung des Oberkörpers mit Kopfseitenlage links ist für Schwangere weniger tolerabel.

Alle genannten Maßnahmen spielen in erster Linie eine Rolle bei der Sectio caesarea in Vollnarkose. Wir gehen dabei nach dem folgenden Schema vor, wie

Vollnarkose bei Sectio caesarea

- 10 min Präoxygenierung (dicht aufgesetzte Maske)
- Immer 2 mg Alloferin vorgeben
- Rasche Injektion: 250 mg Thiopental + 100 mg Succinyl
- Rasche Intubation
- N_2O-O_2 = 1: 1 nach Uteruseröffnung: nur O_2
- Nachrelaxieren nur mit Succinyl
- Nach Abnabeln: Übergang auf Inhalationsnarkose bzw. NLA

es auch seit vielen Jahren in anderen geburtshilflichen Abteilungen zur Anwendung kommt. Unbefriedigend für den Anästhesisten – und nach wie vor ungelöst – ist dabei das Problem, mit einem Minimum an anästhetischer Substanz eine für die Mutter ausreichende Narkosetiefe zu erreichen. In vielen Fällen wird eine erhebliche Kreislaufstimulation durch insuffiziente Schmerz- und Streßunterdrückung in Kauf genommen. Etwa 50% der Sektionspatientinnen berichten bei oft inkompletter Amnesie über unangenehme wache Phasen unter der Operation [75]. Unserer Meinung nach sollte die Tendenz, bei einer Anästhesie zur Sectio caesarea die Narkose zugunsten des Kindes flach zu halten, vor allem bei kardialen Risikopatienten aufgegeben werden. Eine extreme sympathikotone Reaktionslage kann für Mutter und Kind ein größeres Risiko darstellen als eine ausreichend tiefe Allgemeinnarkose, selbst wenn eine „Narkoseausleitung" des Kindes nach der Entwicklung notwendig sein sollte [77].

Die wohl wesentlichste Neuerung der letzten Jahre im Bereich der geburtshilflichen Anästhesie stellt die kontinuierliche Periduralanästhesie bei der Spontangeburt dar. Diese Methode, über die bereits aus den frühen 50er Jahren erste Erfahrungen vorliegen [5], benötigte immerhin über 20 Jahre, bis sie als anerkanntes Verfahren zur Bekämpfung des Geburtsschmerzes eine allgemeine Verbreitung fand. Während die Wirksamkeit dieser Analgesiemethode nie in Frage gestellt wurde, ging man primär davon aus, daß die

Periduralanästhesie zum einen zu aufwendig, zum anderen zu riskant sei, um bei der komplikationslosen Spontangeburt zum Einsatz zu kommen. Dem ist entgegenzuhalten, daß die Anlage einer Periduralanästhesie mit etwa 10 min keinen größeren Zeitaufwand als Pudendus- oder Parazervikalblockade erfordert. Während in den 60er Jahren die Rate schwerer Komplikationen, wie toxische Reaktionen und totale rückenmarksnahe Anästhesie mit 0,05% angegeben wurde [30], haben zunehmende Erfahrung und die sich daraus ergebenden Kautelen dazu geführt, daß in großen Sammelstatistiken der letzten Jahre lebensbedrohliche Nebenwirkungen praktisch nicht mehr vorkommen [48, 52]. Nach wie vor sind aber folgende Voraussetzungen unerläßlich:

- eine entsprechende Aufklärung der Patientinnen mit Einverständniserklärung,
- ausreichende Erfahrung der Anästhesisten mit der Periduralanästhesie,
- apparative und personelle Möglichkeiten zur Behandlung aller eventuellen Komplikationen.

In unserer Klinik besteht seit über 5 Jahren die Möglichkeit, diese Analgesiemethode zu wählen. Dazu wurde ein rund um die Uhr verfügbarer Periduraldienst geschaffen. Etwa die Hälfte aller Kreißenden, Primipara doppelt so häufig wie Multipara, macht von dieser Möglichkeit Gebrauch (Abb. 4). Unumstritten ist die höhere Rate von Vakuumextraktionen, die aber

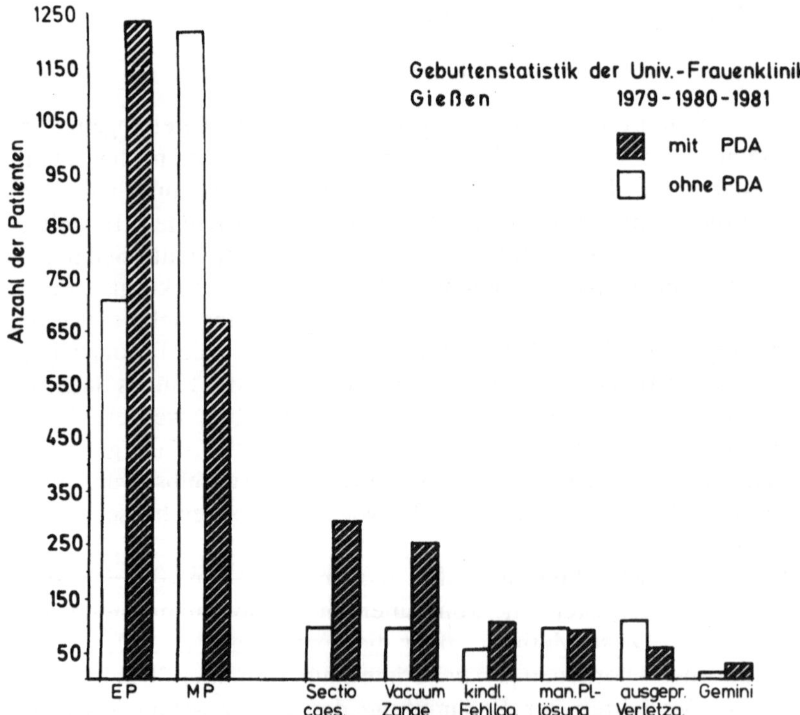

Abb. 4. Geburtenstatistik des Zentrums für Gynäkologie und Geburtshilfe (Justus-Liebig-Universität Gießen) in den Jahren 1979–1981

vorwiegend mit dieser ungleichmäßigen Verteilung auf Erst- und Mehrgebärende sowie einem höheren Anteil von Risikogeburten in der Gruppe mit Periduralanästhesie in unmittelbarem Zusammenhang steht. Zweckmäßig erscheint diese Analgesiemethode vor allem bei Geburtssituationen, aus denen sich die Notwendigkeit zu einem operativen Eingreifen ergeben könnte, so z. B. bei kindlichen Fehllagen oder bei Zwillingsgeburten [50]. Die niedrigere Rate von Geburtsverletzungen der Mutter als Folge einer besser koordinierten, weil schmerzfreien Kooperation bzw. einer eigentlich unerwünschten relaxierenden Wirkung kann im Zusammenhang mit einer erniedrigten Rate von Uterusrupturen bei Periduralanästhesie nach vorausgegangener Sektion gesehen werden, wie dies in englischen Statistiken zum Ausdruck kommt [11].

Wir halten die geburtshilfliche Periduralanästhesie nach einer früheren Sektionsentbindung bzw. Operation am Uterus wegen des Risikos einer Verschleierung der Ruptursymptomatik nach wie vor für problematisch, obwohl Erfahrungen anderer Autoren gezeigt haben, daß der bei massiver Zerreißung eintretende Peritonealschmerz auch bei liegender Periduralanästhesie sofort wahrgenommen wird [40]. Weitere Kontraindikationen werden nachfolgend angegeben.

Kontraindikationen der geburtshilflichen Periduralanästhesie

1. Infektion der Punktionsgegend/schwere Allgemeininfektion
2. Koagulopathie
3. Hypovolämie oder drohende Blutung
4. Allergie gegen Lokalanästhetika
5. (Vorausgegangener Kaiserschnitt)

Voraussetzungen

- Patientin wünscht Schmerzausschaltung
- Geburtshilfliche Überwachung
- Vorhandener Narkoseplatz

In der folgenden Aufstellung wird das von uns gewählte Vorgehen bei der Periduralanästhesie zur Spontangeburt aufgeführt. Vor allem möchten wir darauf hinweisen, daß hohe Versagerquoten von 3–5% [46] wohl in erster Linie mit einem unzureichenden Injektionsvolumen zusammenhängen dürften. Der vereinzelt in der Austreibungsphase angegebene Schmerz in der Pudendusregion läßt sich nur durch Gabe eines gegenüber allen vorherigen Injektionen erhöhten Volumens einer dann verdünnten Bupivacaindosis überwinden, das auch vom Injektionsort weiter entfernte sakrale Wurzeln erfaßt.

Periduralanästhesie bei Spontangeburt

- Venöser Zugang: 500 ml Ringer-Lösung als rasche Vorinfusion
- Anlage des Periduralkatheters unter sterilen Kautelen möglichst in Seitenlage
- Periduralе Applikation von Bupivacain 0,25%:
  Testdosis 5 ml/analgetische Dosis 7–8 ml
  Nachinjektion (60–120 min): 5–7 ml
  (bei fehlender sakraler Ausbreitung in Austreibungsphase oder bei einseitiger Ausbreitung 10–12 ml Bupivacain 0,125%)

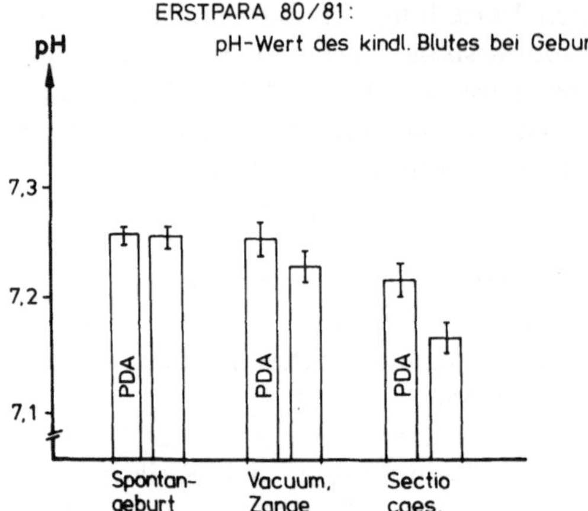

Abb. 5. pH-Werte der Neugeborenen bei Erstgebärenden mit und ohne Periduralanästhesie am Zentrum für Gynäkologie und Geburtshilfe in den Jahren 1980 und 1981

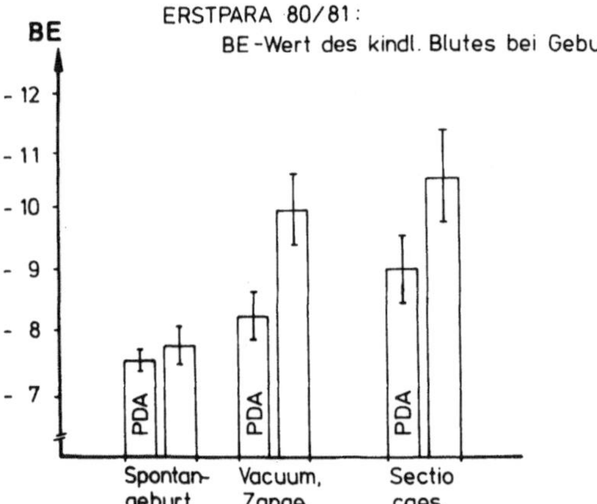

Abb. 6. Base-excess-Werte *(BE)* der Neugeborenen bei Erstgebärenden mit und ohne Periduralanästhesie am Zentrum für Gynäkologie und Geburtshilfe in den Jahren 1980 und 1981

Um einen möglichen Einfluß der Periduralanästhesie auf den Zustand des Neugeborenen beurteilen zu können, wurden die regelmäßig gemessenen Blutgaswerte aus der Nabelarterie von Neugeborenen der Jahre 1980 und 1981 erfaßt (Abb. 5 u. 6). Die Mittelwerte für pH und Base excess im kindlichen Blut wurden bei Erstgebärenden mit (n = 872) und ohne Periduralanästhesie (n = 442) verglichen, wobei eine weitere Unterteilung in Spontangeburten, Geburten mit Vakuum oder Zange und operative Schnittentbindungen vorgenommen wurde. Danach zeigen sich keine signifikanten Unterschiede beim Vergleich dieser Parameter mit oder ohne Periduralanästhesie zur Spontangeburt. Bei der Vakuumentbindung sind die Verhältnisse in der Gruppe mit Periduralanästhesie günstiger, die Parameter entsprechen annähernd denen der Gruppe mit Spontangeburt. Hier sei die bewußt provokativ gedachte Bemerkung des Engländers Crawford zur Diskussion gestellt, der die höhere vaginal operative Entbindungsfrequenz bei Periduralanästhesie vor allem auf die mangelnde Geduld der Geburtshelfer zurückführt [19], zumal kein Zweifel darüber besteht, daß bei Periduralanästhesie die Geburtszeit verlängert ist [18]. Offensichtlich ist jedoch in den meisten Fällen diese Zunahme der Entbindungszeit ohne wesentlichen negativen Einfluß auf den Zustand des Neugeborenen, da durch die Schmerzreduktion bei der Mutter sowohl Streßfaktoren als auch Hyperventilationsphasen vermieden werden, die einen ungünstigen Einfluß auf die Plazentarperfusion mit sich bringen [68]. Übereinstimmend mit anderen Autoren [41] fanden wir auch bei der Schnittentbindung in Periduralanästhesie – verglichen mit der Sectio caesarea in Vollnarkose – günstigere Verhältnisse beim Neugeborenen.

Im Gegensatz zu diesen Ergebnissen steht die von verschiedenen Geburtshelfern vorgebrachte Beobachtung, daß es nach der Anlage einer Periduralanästhesie bei einzelnen Patientinnen durchaus zu vorübergehenden präpathologischen CTG-Veränderungen kommen kann [76]. In einer Reihe von Untersuchungen ließ sich jedoch zeigen, daß diese Störung des fetalen Herzfrequenzmusters bei Beachtung gewisser Kautelen (s. folgende Aufstellung) durchaus vermeidbar sind [21]. Vor allem in der Austreibungsphase läßt

Ursachen für ungünstige CTG-Veränderungen bei geburtshilflichen Periduralanästhesien

- Keine konsequente Seitenlagerung
- Oxytocingaben in den ersten 30 min nach Testdosis
- Keine Infusion vor PDA
- Erhöhte Lokalanästhetikadosis
- Adrenalinzusatz zum Lokalanästhetikum

(Diemer 1981, Strasser 1980, Crawford 1972)

sich statistisch sogar eine Reduktion präpathologischer CTG-Veränderungen bei Periduralanästhesie nachweisen [68]. In Tabelle 2 wird der Versuch unternommen, Vor- und Nachteile der Periduralanästhesie für Mutter und Kind gegenüberzustellen.

Der wohl wichtigste Umstand bei der geburtshilflichen Periduralanästhesie, der darüber entscheidet, ob diese Methode sich zugunsten oder zuungunsten des Kindes auswirkt, ist die Vermeidung einer mütterlichen Hypotonie [35]. Dies gilt insbesondere für die mit höheren Dosen an Lokalanästhetikum durchge-

Tabelle 2. Periduralanästhesie bei Spontangeburt: Vor- und Nachteile für Mutter und Kind

	Vorteile	Nachteile
Mutter	Ausgezeichnete Schmerzausschaltung Günstiger Einfluß auf Säure-Basen-Haushalt, PO_2-Verlauf und Atmung	Komplikationen der PDA (selten) Beeinflussung der Preßfähigkeit Verlängerung der Geburtszeit
Kind	Niedrigere Frequenz schwerer Neugeborenenazidosen	Bei Einhalten gewisser Vorsichtsmaßnahmen keine negativen Einflüsse

Sectio caesarea in Periduralanästhesie

- Periduralanästhesie unter rascher Volumengabe (1 000–1 500 ml Ringer-Lösung 5 + 15–20 ml Bupivacain 0,5% (auch bei bereits vom Kreißsaal her liegender analgetischer PDA: 15–20 ml)
- Bei Bedarf: Plasmaexpander, Akrinor, Atropin,
- Nach Abnabeln: evtl. Diazepam (5–10 mg), evtl. Droperidol (2,5 mg),
- Sauerstoffzufuhr über Nasensonde,
- Blutdruckabfall vermeiden!

führte Schnittentbindung in Periduralanästhesie (s. Übersicht). Für den Anästhesisten darf diese Methode nicht als der „einfachere Weg" gelten, eine operative Geburt zu ermöglichen. Die lückenlose Kreislaufüberwachung und der rasche und gezielte Einsatz kreislaufstabilisierender Maßnahmen setzen eine erhöhte Aufmerksamkeit und entsprechende fachliche Erfahrungen voraus.

Die durch Sympathikusblockade bei Periduralanästhesie induzierte Drucksenkung kann aber auch gezielt genutzt werden, z. B. bei einer Hypertension im Rahmen einer Gestose [37]. Dieser Hochdruck kann z. B. unter der Spontangeburt mit einer Periduralanästhesie angegangen werden (Abb. 7), wobei darauf zu achten ist, daß die Drucksenkung allmählich erfolgt. Behandlungsmaßnahmen bei Gestose sind Gegenstand weiterer Beiträge in diesem Band.

Zur Schmerzausschaltung bei prostaglandininduziertem Abort kommt heute in vielen Kliniken die Katheterperiduralanästhesie zur Anwendung [16]. Ein

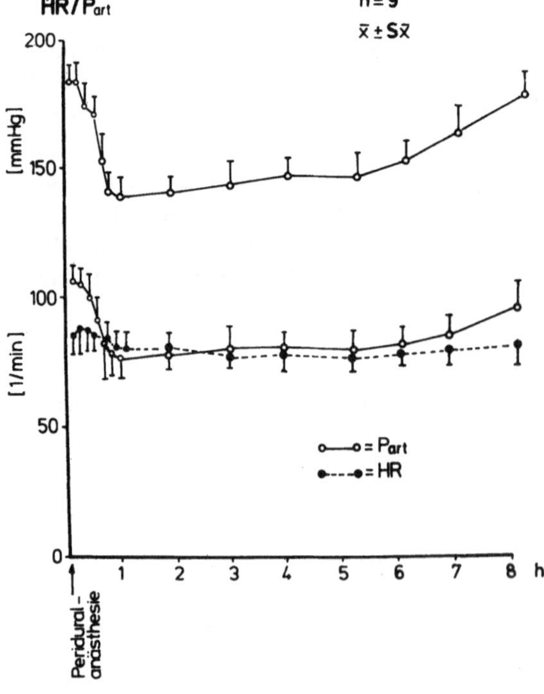

Abb. 7. Blutdruck (p_{art}) und Herzfrequenz *(HR)* bei Anwendung einer geburtshilflichen Periduralanästhesie bei Gestosepatientinnen mit Hypertonie. $n = 9$, $\bar{x} \pm s\bar{x}$

Lokalanästhetikum, wie Bupivacain, wird entweder kontinuierlich über einen Perfusor oder mittels bedarfsweise applizierter Einzelinjektionen zugeführt. Wegen der oft erheblichen Dauer bis zur Abortausstoßung muß mit einer Tachyphylaxie gerechnet werden, d. h. Nachinjektionen des Lokalanästhetikums werden in immer kürzeren Abständen erforderlich und der Gesamtbedarf überschreitet die in den Richtlinien der Hersteller festgesetzten maximalen Tagesdosen. Dieses Problem kann durch eine einmalige kleine peridurale Morphindosis zusätzlich zum Lokalanästhetikum gelöst werden. Dadurch wird der Bedarf an periduralem Bupivacain um etwa 40% reduziert [10], wie auch die folgende Übersicht zeigt.

Analgesie zur Prostaglandinabruptio

- Anlage eines Periduralkatheters
- Bupivacain 0,25%: 5 + 7 ml
  Bei Bedarf weitere Einzelinjektionen z. B. 5–7 ml Bupivacain 0,25%
  kontinuierliche Zufuhr, z. B. 3–4 ml Bupivacain 0,375%/h
  peridurales Morphin (3–5 mg) als Adjuvans

Voraussetzung: Überwachung der Patientin

Voraussetzung zur Anwendung der Periduralanästhesie bei Prostaglandinabruptio ist – wie bei der Geburt unter Leitungsanästhesie – Aufklärung und Einwilligung, lückenlose Überwachung und die Möglichkeit zur Behandlung eventueller Komplikationen. Gleichermaßen von Bedeutung bleibt – wie bei jeder anästhesiologischen Tätigkeit – die enge Zusammenarbeit mit den Kollegen des jeweiligen Fachgebiets. Nicht zuletzt ist es sowohl für den Frauenarzt als auch für den Anästhesisten bei allen Tätigkeiten wichtig und beruhigend, den kompetenten internistischen oder auch pädiatrischen Partner in unmittelbarer Nähe zu haben.

Literatur

1. Ad hoc Committee on the Effect of Trace Anesthetics on the Health of Operating Room Personnel. American Society of Anesthesiologists: Occupational disease among operating room personnel: a national study. Anesthesiology 41: 321 (1974)
2. Ahnefeld, F. W.; Bergmann, H.; Burri, C.; Dick, W.; Halmagyi, M.; Rügheimer, E. (Hrsg.): Der Risikopatient in der Anästhesie. 1. Herz-Kreislauf-System/ 2. Respiratorische Störungen. Klinische Anästhesiologie und Intensivtherapie, Band 11 und 12. Springer, Berlin-Heidelberg-New York (1976)
3. Albert, S. N.: Blood volume and extracellular fluid volume. Ch. C. Thomas, Springfield (USA) (1971)
4. Anderson, N. B.: The effect of CNS depressants on mitosis. Acta Anaesth. Scand. (Suppl. 22) 10: 1 (1966)
5. Anselmino, K. J.; Dahn, H.; Gross, R.; Jacobs, R.; Plaskuda, G.; Sauer, H.; Stewens, R.: Eine neue Methode der kompletten Leitungsanästhesie des Geburtsschmerzes: Die gezielte protrahierte, peridurale Plombe. Geburtsh. u. Frauenheilk. 10: 589 (1950)
6. Baden, J. M.: Mutagenicity of halogenated ether anesthetics. Anesthesiology 46: 346 (1977)

7. Baraka, A.; Shammaa, M.: Control of gastric acidity in the parturient by cimetidine. Anaesthesia 35: 75 (1980)
8. Basford, A. B.; Fink, B. R.: The teratogenicity of halothane in the rat. Anesthesiology 29: 1 167 (1968)
9. Bodlander, F. M. S.: Death associated with anaesthesia. Brit. J. Anaesth. 47: 36 (1975)
10. Brähler, A.; Müller, H.; Hempelmann, G.: Peridurale Opiate in der Geburtshilfe. In: Peridurale Opiatanalgesie (Hrsg.: Hempelmann, G.; Müller, H.) Bibliomed, Melsungen (1981)
11. Bromage, P. R.: Epidural analgesia. Saunders, Philadelphia-Toronto-London (1978)
12. Bussard, D. A.: Fetal changes in hamsters anesthetized with nitrous oxide and halothane. Anesthesiology 41: 275 (1975)
13. Clairmont, P.: Gegenanzeigen bei nicht dringlichen Operationen. Arch. f. klin. Chir. 186: 158 (1936)
14. Cohen, E. N.; Brown, B. W.; Wu, M.: Anesthetic health hazard in the dental operatory. Anesthesiology 51: S 256 (1979)
15. Cohen, S. H.: Aspiration syndromes in pregnancy. Anesthesiology 51: 375 (1979)
16. Crabben v. d., H.; Heidenreich, J.; Terinde, R.; Strasser, K.: Klinik des therapeutischen Aborts mit intraamnialer Applikation von Prostaglandin F und gleichzeitiger kontinuierlicher Periduralanästhesie. Hamburger Prostaglandin-Gespräche 16./17. November 1973
17. Crawford, J. S.: Principles and practice of obstetric anaesthesia. Blackwell, Oxford (1972)
18. Crawford, J. S.: The second thousand epidural blocks in an obstetric hospital practice. Br. J. Anaesth. 44: 1 277 (1972)
19. Crawford, J. S.: Complications of epidural anesthesia for obstetrics. In: Neue Aspekte der Regionalanästhesie III (Hrsg.: Wüst, H. J.; Zindler, M.) Springer, Berlin-Heidelberg-New York (im Druck)
20. Davis, W. M.; Lin, C. H.: Prenatal morphine effects on survival and behaviour of rat offsprings. Res. Commun. Chem. Pathol. Pharmacol. 3: 205 (1972)
21. Diemer, H. P.: Der Einfluß der Katheter-Periduralanästhesie auf den Fetus und das Neugeborene. In: Anästhesie in der Geburtshilfe (Hrsg.: Zenz, M.; Weitzel, H.) Springer, Berlin-Heidelberg-New York (1981)
22. Drachman, D. B.; Coulombre, A. J.: Experimental clubfoot and arthrogryposis multiplex congenita. Lancet 2: 523 (1962)
23. Fink, B. R.; Cullen, B. F.: Anesthetic pollution: What is happening to us? Anesthesiology 45: 79 (1976)
24. Fink, B. R.; Shepard, T. H.; Blandau, R. J.: Teratogenic activity of nitrous oxide. Nature 214: 146 (1967)
25. Fiserova-Bergerova, V.: Fluoride in bone of rats anesthetized during gestation with enflurane or methoxyflurane. Anesthesiology 45: 483 (1976)
26. Geber, W. F.; Schramm, L. C.: Congenital malformations of the central nervous system produced by narcotic analgesics in the hamster. Am. J. Obstet. Gynecol. 123: 705 (1975)
27. Gibbs, C. P.; Schwartz, D. J.; Wynne, J. W.: Antacid pulmonary aspiration in the dog. Anesthesiology 51: 380 (1979)
28. Goldman, A. S.; Yakovac, W. C.: Prevention of salicylate teratogenicity in immobilized rats by certain central nervous system depressants. Proc. Soc. Exp. Biol. Med. 115: 705 (1964)
29. Green, C. D.; Eastwood, D. W.: Effects of nitrous oxide inhalation on hemopoiesis in rats. Anesthesiology 24: 341 (1963)
30. Hellmann, K.: Epidural anaesthesia in obstetrics: a second look at 26 127 cases. Can. Anaesth. Soc. J. 12: 398 (1965)
31. Hempelmann, G.; Müller, H. (Hrsg.): Peridurale Opiatanalgesie. Bibliomed, Melsungen (1981)
32. Hodkinson, H. M.: Geriatrie im Abriß. Hippokrates, Stuttgart (1980)
33. Höhn, N.; Hohlweg-Majert, P.; Schaub, P.; Glocke, M.; Pres, M.: Infusionstherapie bei vaginaler Hysterektomie. Herbsttagung der Oberrheinischen Gesellschaft für Geburtshilfe und Gynäkologie in Freiburg i. Br., 29. Oktober 1977
34. Hole, A.; Torjesen, T.; Breivik, H.: Epidural versus general anesthesia for total hip arthroplasty in elderly patients. Acta anaesth. Scand. 24: 279 (1980)
35. Hollmen, A. I.; Jouppila, R.; Koivisto, M.: Neurologic activity of infants following anesthesia for Cesarean section. Anesthesiology 48: 350 (1978)

36. Jackson, S. J.: The metabolic effect of halothane on mammalian hepatoma cells in vitro. II. Inhibition of DNA-synthesis. Anesthesiology 39: 405 (1973)
37. James, F. M.: Pregnancy induced hypertension. In: Obstetric anesthesia: the complicated patient (Hrsg.: James, F. M.; Wheeler, A. S.) F. A. Davis, Philadelphia (1982)
38. Jurand, A.: Teratogenic activity of methadone HCl in mouse and chick embryos. J. Embryol. Exp. Morph. 30: 449 (1973)
39. Kennedy, G. L.: Reproductive and teratologic studies with halothane. Toxicol. Appl. Pharmacol. 35: 467 (1976)
40. Knitzka, R.; Scheidel, P.; Hepp, H.: Gedeckte Uterusruptur unter Katheterperiduralanästhesie. Geburtsh. u. Frauenheilk. 40: 652 (1980)
41. Knoche, E.; Dick, W.; Traub, E.; Maier, I.: Untersuchungen zur Effektivität der geburtshilflichen Periduralanaesthesie. II. Sectio caesarea. Reg.-Anaesthesie 5: 73 (1982)
42. Lane, G. A.: Teratogenicity of nitrous oxide in the rat. Science 210: 899 (1980)
43. Lorhan, P. H.: Anesthesia experiences with the octagenarians. Anesth. Analg. 46: 601 (1967)
44. Lutz, H.: Präoperative Diagnostik und operatives Risiko. Diagnostik & Intensivtherapie 13: 143 (1980)
45. Lutz, H.; Klose, R.: Operationsvorbereitung aus anästhesiologischer Sicht. Med. Welt 30: 639 (1979)
46. Maltau, J. M.; Andersen, H. T.: Continuous epidural anaesthesia with a low frequency of instrumental deliveries. Acta Obstet. Gynec. Scand. 54: 401 (1975)
47. Markham, J. K.; Emerson, J. L.; Owen, N. V.: Teratogenicity studies of methadone HCl in rats and rabbits. Nature 233: 342 (1971)
48. Moore, J.; Murnaghan, G. A.; Lewis, M. A.: A clinical evaluation of the maternal effects of lumbar extradural analgesia for labour. Br., J. Anaesth. 29: 537 (1974)
49. Müller, H.: Zum Problem der Anästhesie bei der Elektromikrochirurgie der Tube. Jahreskongreß der Niederrheinisch-Westfälischen Gesellschaft für Gynäkologie und Geburtshilfe. 10. Juni 1979, Dortmund
50. Müller, H.; Hempelmann, G.: Vollnarkose in der Geburtshilfe – Vergleich zur Periduralanaesthesie. In: Anaesthesie in der Geburtshilfe (Hrsg.: Zenz, M.; Weitzel, H.) Springer, Berlin-Heidelberg-New York (1981)
51. Opderbecke, H. W.: Systematik und Erfassung der Anästhesieletalität. In: Zentraleuropäischer Anästhesiekongreß 1979, Band 1 (Hrsg.: Haid, B.; Mitterschiffthaler, G.) Anaesthesiologie und Intensivmedizin 139 Springer, Berlin-Heidelberg-New York (1981)
52. Raabe, N.; Belfrage, P.: Epidural analgesia in labour. Acta Obstet. Gynec. Scand. 55: 305 (1976)
53. Robson, J. M.; Sullivan, F. M.: The production of foetal abnormalities in rabbits by imipramine. Lancet 1: 638 (1963)
54. Roux, C.: Action tératogène de la prochlorpérazine. Arch. Fr. Pediatr. 16: 968 (1959)
55. Shnider, S. M.; Webster, G. M.: Maternal and fetal hazards of surgery during pregnancy. Am. J. Obstet. Gynecol. 92: 891 (1965)
56. Siepmann, H. P.: Das Risiko der Anästhesie. Anästh. Intensivmedizin 21: 101 (1080)
57. Sievers, S.; Striebel, J. P.; Hohlweg-Majert, P.: Prä- und postoperative Probleme in der Gynäkologie. Klinikarzt 8: 281 (1979)
58. Slone, D.: Maternal drug exposure and fetal abnormalities. Clin. Pharmacol. Ther. 14: 648 (1973)
59. Smith, B. E.: Fetal prognosis after anesthesia during gestation. Anesth. Analg. 42: 521 (1963)
60. Smith, B. E.: Teratogenic capabilities of surgical anesthesia. Adv. Teratol. 3: 127 (1968)
61. Smith, B. E.; Gaub, M. I.; Lehrer, S. B.: Teratogenic effect of diethyl ether on the chick embryo. In: Toxicity in anesthetics (Hrsg.: Fink, B. R.). Williams & Wilkins, Baltimore (1968)
62. Smith, B. E.; Gaub, M. I.; Moya, F.: Investigation in the teratogenic effects of anesthetic agents: The fluorinated agents. Anesthesiology 26: 260 (1965)
63. Stark, G.; Beck, L.; Schmidt, H.: Qualitätssicherung in der operativen Gynäkologie. Dtsch. Ärzteblatt 79: 37 (1982)

64. Steele, W. J.; Johannesson, T.: Effects of prenatally-administered morphine on brain development and resultant tolerance to the analgesic effect of morphine in offspring of morphine-treated rats. Acta Pharmacol. Toxicol. 36: 243 (1975)
65. Steinhoff, H.; Strasser, K.; Heuler, R.: Regurgitation und Apiration von Magensaft während der Geburt. Anaesthesist 28: 463 (1979)
66. Stöckel, H.; Oyama, T. (Hrsg.): Endocrinology in anaesthesia and surgery. Anaesthesiologie und Intensivmedizin, Band 132 Springer, Berlin-Heidelberg-New York (1980)
67. Stoyanov, M.; Müller, H.; Hempelmann, G.: Präoperative Vorbereitung alter Patienten mit kardiovaskulären Erkrankungen aus anästhesiologischer Sicht. Akt. Gerontol. 11: 64 (1981)
68. Strasser, K.: Lumbale Periduralanästhesie in der Geburtshilfe. Urban & Schwarzenberg, München-Wien-Baltimore (1980)
69. Sturrock, J.; Nunn, J. F.: Effects of halothane on DNA synthesis and the prethetic phase (GI) in dividing fibroblasts. Anesthesiology 45: 413 (1976)
70. Sturrock, J. E.; Nunn, J. F.: Cytotoxic effects of procaine, lignocaine and bupivacaine. Br. J. Anaesth. 51: 273 (1979)
71. Tonge, S. R.: Permanent alterations in catecholamine concentrations in discrete areas of brain in the offspring of rats treated with methylamphetamine and chlorpromazine. Br. J. Pharmacol. 47: 425 (1973)
72. Voigt, E.: Notwendigkeit der endexspiratorischen CO_2-Kontrolle während laparoskopischer Sterilisation in Allgemeinnarkoste mit kontrollierter Beatmung. Anaesthesist 27: 219 (1978)
73. Walts, L. F.; Forsythe, A. B.; Moore, J. G.: Critique: Occupational disease among operating room personnel. Anesthesiology 42: 608 (1975)
74. Wharton, R. S.: Fertility, reproduction and postnatal survival in mice chronically exposed to halothane. Anesthesiology 48: 167 (1978)
75. Wilson, J.; Turner, D. J.: Awareness during caesarean section under general anaesthesia. Br. Med. J. 1: 280 (1969)
76. Wingate, M. B.; Wingate, L.; Iffy, L.; Freundlich, J.; Gottsegen, D.: The effect of epidural analgesia upon fetal and neonatal status. Am. J. Obstet. Gynec. 119: 1 101 (1974)
77. Wright, R. G.; Shnider, S. M.; Levinson, G.: The effect of maternal stress on plasma catecholamines and uterine blood flow in the pregnant ewe. Abstracts of scientific papers, ASA annual meeting 1978, ASA Publ. lectures, Seite 113 (1978)
78. Wüst, H. J.; Zindler, M. (Hrsg.): Neue Aspekte in der Regionalanesthesie 2: Pharmakokinetik, Interaktionen, Thromboembolierisiko, New Trends Anaesthesiologie und Intensivmedizin, Band 138 Springer, Berlin-Heidelberg-New York (1981)
79. Yaksh, T. L.; Müller, H. (Hrsg.): Spinal opiate analgesia. Experimental and clinical studies. Anaesthesiologie und Intensivmedizin, Band 144 Springer, Berlin-Heidelberg-New York (1982)

Ärztliche Sorgfalts- und Aufklärungspflichten

H. KLEINEWEFERS

Sorgfaltspflichten

I. Vorweg möchte ich darauf hinweisen, daß die Verantwortung für eventuelle Behandlungsfehler keine Erfindung unserer Zeit ist. Bereits das älteste erhaltene Gesetzbuch (Babylon 2250 v. Chr.) enthält Bestimmungen über Sanktionen bei schlechter Ausübung der Praxis.

II. Hier sollen nur die zivilrechtliche Haftung des Arztes und der wirtschaftliche Ausgleich für iatrogene Komplikationen erörtert werden.

Es geht also nicht darum, ob Handlungen oder Unterlassungen eines Arztes – im Sinne der herrschenden Sozialmoral – einen Tadel verdienen oder geahndet werden könnten. Bei dem wirtschaftlichen Ausgleich eines verursachten Schadens ist nämlich nur zu erwägen, wer, und zwar im Rahmen des geltenden Haftungsrechts, nach heutiger Auffassung gerechterweise ganz oder teilweise die Schäden tragen sollte – der Arzt oder der Patient.

III. *1.* Grundsätzlich ist nach unserem bürgerlichen Schadensersatzrecht zur Haftung eine „fahrlässige" Schadenzufügung erforderlich, d. h. der Verursacher muß mindestens die Sorgfalt außer acht gelassen haben, die im konkreten Fall hätte beachtet werden müssen. Sind die Sorgfaltspflichten jedoch erfüllt worden, so entfällt eine Haftung für den verursachten Schaden ohne Rücksicht auf dessen Umfang. Für einen Arzt gibt es keine Gefährdungs- oder gar weitergehende Haftung.

2. Was bedeutet nun Verletzung der „erforderlichen Sorgfalt" im ärztlichen Bereich? Welche Maßstäbe werden von der Rechtsprechung gesetzt?

a) Dieser juristische Begriff der erforderlichen Sorgfalt ist losgelöst von den persönlichen Fähigkeiten und Erkenntnissen des handelnden Arztes zu betrachten. Er ist durch die Rechtsprechung weitgehend objektiviert.

Die „erforderliche Sorgfalt" hat sich zudem nach den Umständen der jeweiligen Fallgruppe auszurichten. Im Heilbereich geht es um die höchsten Werte des Menschen neben der Freiheit, nämlich um Gesundheit und Leben. Es ist daher geboten, sehr hohe Sorgfaltsanforderungen zu stellen, um einen Schaden an diesen Gütern zu vermeiden oder wenigstens einen finanziellen Ausgleich zu ermöglichen.

Somit ist nicht zu fragen, ob der behandelnde Arzt die ihm persönlich mögliche höchstzumutbare Sorgfalt angewendet hat. Der Sorgfaltsmaßstab ist vielmehr an einem besonnenen, gewissenhaften Arzt mit den zu erwartenden Fähigkeiten auszurichten. Keinesfalls kann die mangelnde Fähigkeit des behandelnden Arztes dazu führen, eine Verletzung der Sorgfalt zu verneinen und deshalb einen finanziellen Ausgleich abzulehnen. Dies gilt auch für die Tätigkeit auszubildender Ärzte. Hier die schädlichen Folgen noch nicht ausreichender Kenntnisse oder noch fehlender Fähigkeiten beim Patienten zu belassen, wäre keine gerechte Schadenverteilung. Der Patient kann nämlich erwarten, mindestens von einem durchschnittlich befähigten Arzt des jeweiligen Gebiets behandelt zu werden.

Der überwachende Arzt kann nicht jeden Fehler auffangen und daher stets als verantwortlich bezeichnet werden. Auch der Klinikträger muß Ärzte ausbilden lassen, so daß aus deren Einsatz allein nicht stets eine haftungsbegründende Verletzung der erforderlichen Sorgfalt gegenüber dem zu behandelnden Patienten hergeleitet werden kann. Die Tendenz der Rechtsprechung geht – soweit ersichtlich – dahin, die Verantwortung des einzelnen zu prüfen und eine Gesamthaftung gegenüber dem Patienten eher abzulehnen.

b) Die Anforderungen an die Fähigkeiten eines in der Universitätsklinik oder in einem abgelegenen kleinen Belegkrankenhaus tätigen Arztes werden allerdings verschieden hoch sein können. In einer Universitätsklinik sind höhere Erwartungen gerechtfertigt und zu erfüllen.

Dennoch darf ein Mindeststandard nie unterschritten werden, dies auch dann nicht, wenn die Ausbildung der Ärzte – gleich aus welchem Grunde – allgemein nachgelassen und das Niveau beeinflußt haben sollte.

Andererseits muß ein überdurchschnittlich befähigter Arzt seine Fähigkeiten stets einsetzen. Er kann bei einer eingetretenen Komplikation, die er infolge seiner besonderen Kenntnisse und Fähigkeiten hätte vermeiden können, nicht einwenden, ein nur durchschnittlich befähigter Arzt habe hier nicht besser behandeln können als erfolgt.

3. Ich glaube, daß es dringend geboten ist, diese juristischen Grundsätze, insbesondere die Unterschiede zwischen der strafrechtlichen bzw. berufsgerichtlichen Verantwortlichkeit des Arztes einerseits und der zivilrechtlichen, weitgehend objektivierten Verantwortung andererseits besonders deutlich zu machen. Nur dann kann das notwendige Verständnis erreicht werden, um Vorurteile zu verhindern oder zu beseitigen.

Erneut ist in einem Aufsatz zum Arzthaftungsrecht von Giesen darauf hingewiesen worden, daß schon der Begriff eines „vermeidbaren Behandlungsfehlers", also eines Fehlers bei der ärztlichen Behandlung zur Verhütung, Erkennung, Heilung oder Linderung einer Erkrankung, verkannt wird. Zu Recht ist betont worden, daß die Meinung unrichtig ist, ein haftungsbegründender Fehler liege erst dann vor, wenn gegen „allgemein anerkannte ärztliche Regeln" verstoßen werde.

Es ist nicht möglich, erst recht nicht im Bereich des Schadenausgleichs, ein Sonderrecht einzuführen und einen vermeidbaren ärztlichen Fehler oder „Kunstfehler" erst dann anzunehmen, „wenn jeder Fachmann mit dem Kopf schüttelt". In diesem Sinne kann es kein „Ermessen" des Arztes geben.

Der Bundesgerichtshof hat sich in einigen Entscheidungen sehr deutlich zu dem Verhalten ärztlicher Gutachter geäußert. Nach meiner Erfahrung als Vorsitzender der Gutachter- und Schlichtungsstelle für Hessen und Rheinland-Pfalz bin ich der Auffassung, daß bei dem beanstandeten Verhalten der Gutachter teilweise auch deren falsche Vorstellung von den an einen Arzt zu stellenden Sorgfaltsanforderungen mitgewirkt hat. Gutachter sind gelegentlich der Auffassung, ein vermeidbares Fehlverhalten beginne erst, wenn es dem Gutachter „unverständlich" erscheint. Auch die Annahme, die Bestätigung eines Fehlers führe stets zu einem staatsanwaltlichen Ermittlungsverfahren, mag gelegentlich einen Gutachter beeinflußt haben.

4. Nun ist die unbestritten schwierige Situation eines geschädigten Patienten im Arzthaftungsstreit mit dieser Sorgfaltspflicht allein nicht ausgleichbar.

Hierzu ist, mindestens bei nicht sachkundig vertretenen Personen, deren ausgewogene Unterrichtung erforderlich. Auch dürfen an die Substantiierung des Vorbringens durch den Patienten keine großen Anforderungen gestellt werden, zumal oft erst ein Gutachten nähere Darlegungen ermöglicht. Vor allem aber ist bei der Beurteilung zivilrechtlicher Ansprüche neben der kritischen Würdigung ärztlicher Gutachten die Beweislastverteilung besonders zu beachten. Auf diese Umstände hat der Bundesgerichtshof in den letzten Jahren zu Recht mehrfach hingewiesen.

Eine nähere Darlegung hierzu und zur Beweislastverteilung kann hier nicht erfolgen. Jedoch bin ich der Auffassung, daß eine Beurteilung ärztlicher Haftung durch sachkundige Juristen und Ärzte – wie bei den Gutachterstellen – zu der notwendigen Chancengleichheit führen kann und andere Regelungen, wie z. B.

a) ärztliche Haftung ohne Verletzung der erforderlichen Sorgfalt oder
b) eine weitgehende versicherungsrechtliche Lösung zur Deckung ärztlich verursachter Schäden

überflüssig macht.

5. Im übrigen halte ich beide Vorschläge für bedenklich.

a) Zwar wäre mit einer verschärften Haftung ohne Verschulden des Arztes eine nicht unerhebliche Verbesserung der Stellung eines geschädigten Patienten im Arzthaftungsstreit verbunden. Jedoch ist sie für die ärztliche Tätigkeit als solche nicht angebracht. So richtig es ist, eine Chancengleichheit für Patienten herbeizuführen, so muß dabei auch berücksichtigt werden, ob der ärztlichen Seite eine solche Haftungsänderung billigerweise zuzumuten ist. Hieran fehlt es jedoch.

Die Fälle, in denen in unserem Rechtssystem von der konkreten Sorgfaltsverletzung als Grundlage einer individuellen Haftung abgewichen worden ist, können hier nicht als beispielhaft herangezogen werden. Es handelt sich dabei nicht um die Haftung für eigenes Tun oder Unterlassen wie bei der ärztlichen Tätigkeit, sondern darum, daß infolge der Entwicklung von Technik und Verkehr die Gefahren für Schäden und ihren Umfang derart zugenommen hatten, daß man ohne eine weitergehende Haftungsgrundlage keine angemessene Schadenverteilung glaubte erreichen zu können. Die insbesondere von Betrieben, Anlagen, Stoffen ausgehenden Risiken sollten den Nutznießer finanziell treffen. Solche Voraussetzungen fehlen jedoch bei der ärztlichen Behandlung.

b) Die andere Überlegung, einem geschädigten Patienten durch eine weitgehende versicherungsrechtliche Regelung wirtschaftlich zu helfen, wurde u. a. im Januar 1981 unter Leitung des Hauptgeschäftsführers der Bundesärztekammer in einem Seminar diskutiert.

Der erörterte Vorschlag ging dahin, für alle Patienten, die einen auf einer ärztlichen Behandlung beruhenden Gesundheitsschaden erleiden, auf versicherungsrechtlicher Grundlage einen weitgehenden Ausgleich zu gewähren. Eine Ersatzleistung – etwa aus einem Fonds – sollte nur dann ausgeschlossen sein, wenn die gesundheitlichen Folgen nachweisbar nicht auf der ärztlichen Behandlung beruhten.

Selbst wenn die Finanzierbarkeit dieses Vorschlags gegen die Ansicht der gehörten Experten bejaht würde, habe ich grundsätzliche Bedenken gegen eine so weitgehende Entschädigungsregelung. Nicht iatrogen geschädigte Personen erhalten auch nur dann eine über die allgemeine soziale Sicherung hinausgehende Ersatzleistung, wenn ein besonderer Rechtsgrund – etwa ein verantwortlicher Schädiger oder eine besondere Versicherung – gegeben sind. Die erörterte Regelung ginge auch weit über das hinaus, was einer erwägenswerten Besserstellung eines geschädigten Patienten im Arzthaftungsstreit entspricht.

Vor allem wäre damit eine sachlich nicht erkennbar notwendige Bevorzugung einer Gruppe von Geschädigten gegeben, die nicht nur deren, sondern auch das Anspruchsdenken weiterer Kreise fördern würde. Hier könnten Bedürfnisse „manipuliert" werden, für die kein echter Bedarf erkennbar ist. Zwar gehört nach meiner Meinung zur Aufgabe unseres sozialen Rechtsstaats, die Bürger im Rahmen des Möglichen vor einem Dasein zu bewahren, das eines Menschen unwürdig ist. Die erörterte versicherungsrechtliche Lösung ist aber bei der bestehenden sozialen Sicherung in unserem Staat auch unter dem Gesichtspunkt sozialer Gerechtigkeit nicht geboten. Eine solche Regelung könnte systemändernde Folgen haben.

Zudem würde ein so weitgehender finanzieller Ausgleich für alle Schäden einen Arzt selten zwingen, seine Behandlung zu rechtfertigen. Das könnte leicht dazu führen, berufsethische Forderungen zu vernachlässigen und eine Behandlung nur an dem Üblichen auszurichten. Hier dürfte die „erzieherische Pflege" zum Berufsethos allein nicht immer ausreichen.

c) Im übrigen meine ich, daß die erörterten Überlegungen zur grundlegenden Änderung der bestehenden Situation der Patienten entfallen können, wenn vor allem auch die Beweislastverteilung mehr als bisher unter dem Gesichtspunkt der Chancengleichheit, des gerechten Schadensausgleichs gesehen und gehandhabt wird.

Allerdings bedarf es hierzu besonders in Arzthaftungsfragen erfahrener Richter, was nicht nur für die Tatrichter zu gelten hat.

Ärztliche Pflichten

Bevor ich die Aufklärungspflichten erörtere, zunächst einige medizinische Fälle zu den ärztlichen Pflichten.

1. Die Gutachterkommission hatte zu entscheiden, ob die Verletzung des N. medianus bei einer transbrachialen Angiographie ein vermeidbarer Behandlungsfehler sei (Aktenzeichen 50/79 H). Dies wurde entsprechend den erörterten Grundsätzen zur ärztlichen Sorgfalt und den beweisrechtlichen Konsequenzen bejaht.

Von der beteiligten Ärztin war ausdrücklich vorgetragen worden, diese Nervenverletzung sei höchst selten. Die Komplikationsdichte betrage nur 0,025%. In ihrer Klinik sei bei 5 000 gleichen Untersuchungen keine Verletzung eingetreten. Hieraus hat die Gutachterkommission geschlossen, daß dann nach ärztlicher Erfahrung eine Verletzung auf einen bei höchstmöglicher Sorgfalt vermeidbaren Fehler hindeute.

2. In mehreren Fällen hat die Gutachterstelle eine Pleuraverletzung bei Spritzen im Brustbereich als einen vermeidbaren Fehler bezeichnet. Hier stellt sich jedoch die Vorfrage, ob die Wahl der Einstichstelle nicht bereits deshalb fehlerhaft ist, weil es sicherere Stellen für eine solche Spritze gibt. Dies gilt vielleicht auch bei Verletzung des N. ischiadicus bei Spritzen ins Gesäß (s. Deutsches Ärzteblatt vom 30. April 1982, S. 51 ff.).

3. Verschiedentlich handelte es sich um Krebskontrolluntersuchungen. In einem Bescheid vom 12. August 1982 (Az. 244/81 H) ging es u. a. um ein angeblich übersehenes Mammakarzinom. Es wurde von dem bearbeitenden Arzt ausgeführt, daß im konkreten Fall ein sorgfältig handelnder Arzt angesichts der Klagen der Patientin zu einem früheren Zeitpunkt eine PE habe veranlassen müssen.

Es heißt u. a.: „Die Bewertung in diesem konkreten Fall kann keine andere sein, als sie Prof. Carstensen anläßlich des Deutschen Chirurgenkongresses in München 1980 folgendermaßen formulierte:

Verwunderung rufen die fehldiagnostizierten Mammakarzinome hervor. Dies liegt nicht zuletzt daran, daß manche Ärzte glauben, das Problem der Diagnostik sei mit der Mammographie gelöst." Ein tastbarer isolierter Knoten gehöre entfernt und sei solange malignitätsverdächtig, als nicht das Gegenteil erwiesen ist.

4. Bei einer Patientin wurde im Mai 1978 wegen eines zirrhösen Mammakarzinoms links eine Ablatio vorgenommen und eine Röntgenbestrahlung durchgeführt. In der Folgezeit keine Metastasen. Der linke Arm zeigte am 11. April 1980 kein Lymphödem. Am 21. April 1980 begann eine intravenöse Behandlungsserie mit Apoplektal und Neurobion an beiden Armen.

Hierzu wird ausgeführt: Bei einer Ablatio mammae mit anschließender Röntgenbestrahlung ist durch die Entfernung der Lymphknoten und die narbigen Veränderungen der Lymphabfluß mechanisch stark beeinträchtigt. Die aus den Kapillaren in das Zwischengewebe austretende eiweißreiche Flüssigkeit kann daher nur schwer über die noch vorhandenen Lymphbahnen wieder in den Kreislauf gelangen. Kleinste Eingriffe können das hier vorliegende Gleichgewicht stören. Daher sollen auch Injektionen an einem solchen Arme wegen der Gefahr eines Lymphödems unterbleiben.

Ein solcher Injektionsfehler wie hier kann jederzeit die Entwicklung eines Lymphödems auslösen. Es ist mit hoher Wahrscheinlichkeit anzunehmen, daß das aufgetretene Lymphödem – wenn es sich alsbald gezeigt hat – durch die intravenöse Injektion verursacht worden ist (Az. 162/81 R).

5. In einigen Fällen wurden die ärztlichen Maßnahmen bei intrauterinen Spiralen beurteilt.

Die Gutachterkommission Nordrhein hat bereits im November 1977 dahin erkannt, daß bei Zweifeln über den Verbleib einer intrauterin gelegten Spirale der behandelnde Arzt sich genauestens überzeugen muß, wo die Spirale verblieben ist, bevor er eine neue Spirale einlegt. Hier sei stets eine Röntgenaufnahme geboten. Dies gehöre zur ärztlichen Sorgfaltspflicht.

In einem von der Gutachterstelle Hessen und Rheinland-Pfalz am 1. Oktober 1981 entschiedenen Fall (Az. 207/80 R) ging es ebenfalls um den Verbleib eines IUP nach Abrasio. Der Arzt hatte vorgetragen, daß bei der Aufnahmeuntersuchung (Diagnose Abortus incompletus) die angeblich im Uterus befindliche Spirale nicht festgestellt worden sei, auch nicht beim Nachtasten und bei der Abschlußuntersuchung.

Der Arzt wurde als verpflichtet angesehen, die Patientin darüber zu unterrichten, daß die Spirale nicht aufgefunden worden war, damit weitere diagnostische Maßnahmen (Röntgen- oder Ultraschalluntersuchung) erwogen werden konnten.

6. Ein Arzt koagulierte zum Zwecke einer Sterilisation auf einer Seite versehentlich das Mutterband anstelle des Eileiters. Im folgenden Jahr unterlief dem Arzt bei derselben Patientin der gleiche Irrtum, was bei einer Operation festgestellt wurde. Der Sachverständige meinte, zweimal habe dem Arzt der gleiche Fehler nicht unterlaufen dürfen.

Dies ist wahrscheinlich ein Beispiel für die verschiedentlich bei Ärzten noch bestehende Auffassung, ein haftungsbegründender Fehler sei erst dann gegeben, wenn dieser unverständlich sei. Juristisch wäre hier zu fragen, ob diese Fehlkoagulation überhaupt vermeidbar war. Da der Sachverständige dies für den 2. Fall bejaht, wäre dies auch für die erste Fehlbehandlung (Koagulation des Mutterbandes) anzunehmen gewesen (Az. 80/78).

7. In einem Fall lautete die Diagnose: Abortus incompletus. Da die Patientin nicht stark blutete, wurde am folgenden Tage die Kürettage vorgenommen. Bei diesem durch den Assistenzarzt vorgenommenen Eingriff kam es zu einer Perforation der Gebärmutter an der Hinterwand und weiter zu einer Verletzung des Dickdarms. Die Verletzung der Gebärmutterwand wurde erkannt, die Verletzung des Rektums jedoch nicht festgestellt.

Der Sachverständige hat erklärt, eine Perforation der Uteruswand sei bei der Nachräumung eines Aborts durchaus möglich. Ohne näher auf die gleichzeitige Verletzung des Dickdarms einzugehen, erklärte der Gutachter, er erkenne kein „schuldhaftes“ Vorgehen des gynäkologischen Assistenten.

Ein anderer in dieser Sache gehörter Sachverständiger hat dargelegt, daß die Verletzung des Darms darauf schließen ließe, die Kürette sei nicht mit besonderer Vorsicht, sondern mit zu großer Kraft eingeführt worden. Diese Beurteilung wurde von einem weiteren Gutachter bestätigt.

8. Ein weiterer Fall betraf die Anwendung der Clipmethode zur Sterilisation.

Im Anschluß an die Rechtsprechung des Bundesgerichtshofs zur weitgehenden Beratungs- und Belehrungspflicht über die Versagerquote der angewendeten Sterilisationsmethode hat die Gutachterkommission angenommen, daß bei Familienplanung zur endgültigen Verhinderung von Geburten eine eingehende Belehrungspflicht des Arztes bestanden habe. Dieser habe auf die vorhandenen verschiedenen Möglichkeiten der Sterilisation und ihre unterschiedlichen Mißerfolgsquoten hinweisen müssen. Dies auch dann, wenn eine andere aber sicherere Methode einen weitergehenden Eingriff erfordert hätte (Az. 66/82 H).

Der BGH hatte ausgeführt (VersR 1981, 278 ff): Die Fehlerquote der angewendeten Sterilisationsmethode (Tubensterilisation) habe zwischen 2% und 2‰ gelegen. Hier habe die nicht sachkundige Frau über die Erfolgssicherheit genauestens unterrichtet werden müssen, weil sie nur dadurch habe beurteilen können, ob sie diese Methode anderen vorziehen wolle, die vielleicht belastender, aber erfolgssicherer waren.

9. Ebenfalls um die Beratungspflicht ging es im folgenden Fall (Az. 206/80): Die Ehefrau B. wurde seit 1971 von einem Frauenarzt betreut. Im September 1978 äußerte sie den eigenen und den Wunsch ihres 58jährigen Ehemanns nach einem weiteren (3.) Kind. Der Arzt beendete die Maßnahmen der Kontrazeption bei der damals 35jährigen Frau.

Es geht um die Frage, ob der beratende Frauenarzt verpflichtet gewesen ist, auf die Möglichkeit eines mongoloiden Kindes hinzuweisen, zu dessen Geburt es im Juni 1979 bei der inzwischen 36jährigen Ehefrau gekommen war.

Die Gutachterkommission hat die Auffassung vertreten, daß unter den hier gegebenen Umständen eine Pflicht des Arztes bestanden habe, auf die Möglichkeit eines mongoloiden Kindes hinzuweisen. Ein Frauenarzt habe diese Möglichkeit bei einer bereits 35jährigen Frau kennen und nicht außer acht lassen dürfen. Es ist nicht ausdrücklich dazu Stellung genommen worden, ob der Arzt Ende 1978 bereits hätte wissen müssen, daß auch das fortgeschrittene Alter des Ehemanns die Chromosomenstörungen zusätzlich beeinflussen kann.

10. Sterilisationswünsche, insbesondere von jüngeren Frauen, werden gelegentlich an einen Frauenarzt herangetragen. Es besteht daher Anlaß darauf hinzuweisen, daß auch eine auf ausdrücklichen Wunsch eines voll einsichtsfähigen Menschen von dem Arzt vorgenommene irreversible Sterilisation rechtswidrig sein kann. Damit kann der Arzt wegen Körperverletzung strafbar und evtl. zivilrechtlich schadenersatzpflichtig sein. Dies wird gelegentlich verkannt, da in der grundsätzlichen Entscheidung des Bundesgerichtshofs vom 29. Juni 1976 (BGH St 20, 81) eine freiwillige Sterilisation als nicht strafbar bezeichnet worden ist.

Zwar kann grundsätzlich jeder Mensch selbst entscheiden, ob und inwieweit in die eigene körperliche Integrität eingegriffen werden darf. Jedoch sind dieser Erlaubnis Grenzen gesetzt. Betrifft die Einwilligung einen Eingriff, der nach heutiger Auffassung als sittenwidrig anzusehen ist, weil er dem Anstandsgefühl aller billig und gerecht denkenden Bürger widerspricht, so ist die sonst rechtfertigende Einwilligung bedeutungslos. Der Eingriff wäre dann rechtswidrig und strafbar.

Wann ein solches Verdikt eine freiwillige Sterilisation betrifft, hängt von den Umständen des Einzelfalls ab.

Der BGH hat entschieden, daß jedenfalls bei einer 34jährigen Frau, die seit dem 27. Lebensjahr Mutter ist und vor der Geburt ihres 3. Kindes steht, eine ausreichende Lebenseinsicht angenommen werden dürfe, um einwilligen zu können. Dieser Verzicht auf einen Teil ihrer Persönlichkeit durch die irreversible Maßnahme beeinträchtige sie nicht derart, daß dies für die Sittenordnung untragbar wäre.

Hier ist deutlich erkennbar, daß der BGH gewillt ist, solchen irreversiblen Eingriffen bei jüngeren Menschen Grenzen zu setzen.

Aufklärungspflicht

I. Nun bestehen nicht nur bei Ärzten noch Unklarheiten über die Grundlagen, vor allem aber über die Grenzen und den Umfang der Aufklärungspflicht. Allerdings lassen auch die höchstrichterlichen Urteile nicht stets eine eindeutige Linie erkennen.

Ich will versuchen, die Grundsätze zur Aufklärungspflicht darzustellen.

II. Grundlage der Aufklärungspflicht ist das auch bei Kranken grundgesetzlich geschützte Recht der Selbstbestimmung über die eigene körperliche Integrität. Dieses hohe Recht verbietet auch einem Arzt jeden Eingriff, ohne hierzu besonders ermächtigt zu sein. Die ausdrückliche oder stillschweigende Einwilligung des Patienten in eine ärztliche Behandlung ist hier besonders bedeutsam.

Zur rechtswirksamen Einwilligung gehört jedoch, daß der Patient weiß, worin er einwilligt. Daher muß er gegebenenfalls aufgeklärt werden.

III. Bei der folgenden Darstellung soll von einem volljährigen, einsichtsfähigen Menschen ausgegangen werden, der aufgrund der Kenntnis seiner

a) Erkrankung sowie ihrer möglichen Folgen ohne Behandlung und
b) der Art, d. h. des Wesens der Behandlung und der mit ihr verbundenen Risiken

seinen Willen zu bilden vermag.

1. Zur Unterrichtung über das Wesen einer Behandlung, über ihre Natur, hat es bisher kaum Streitfälle gegeben.

Es ist nämlich im allgemeinen leicht zu erfassen, was eine operative, eine konservative Behandlung bedeutet, wie eine Strahlen-, eine chemotherapeutische Behandlung erfolgt, zumal dem Patienten kein medizinisches Wissen zu vermitteln ist. Er muß nur „im großen und ganzen“ wissen, um welche Behandlung es sich handelt.

2. Über die echten Risiken der vorgesehenen Behandlung ist auch nur soviel mitzuteilen, daß das Für und Wider der vorgesehenen Behandlung erkannt und abgewogen werden kann. Es geht lediglich darum, das Selbstbestimmungsrecht, die Entscheidungsfreiheit zu wahren, nicht aber darüber hinaus medizinische Kenntnisse zu vermitteln.

IV. *1.* Das Selbstbestimmungsrecht betrifft zwar die Individualität des einzelnen. Man könnte also annehmen, der Arzt müsse erforschen, wie jeder einzelne Patient – sei seine Auffassung noch so unvernünftig – aufgeklärt werden will. Erfreulicherweise hat aber der Bundesgerichtshof hier bereits frühzeitig eine weitgehend objektivierte Betrachtung durch den Arzt zugelassen. Der Arzt kann bei der Überlegung, ob und gegebenenfalls in welchem Umfang aufzuklären ist, grundsätzlich davon ausgehen, sein Patient wolle so unterrichtet werden wie ein verständiger, vernünftiger Mensch, wenn er sich in der Lage des zu behandelnden Patienten befände, unterrichtet zu werden wünscht, um das Für und Wider abzuwägen.

2. Natürlich – dies sei betont – darf ein Arzt nicht vorschnell seine perönliche Auffassung als die Meinung eines verständigen, eines vernünftigen Menschen zugrunde legen. Eine Gefahr, die z. B. bestehen kann, wenn sowohl eine chirurgische als auch eine konservative Methode überlegenswert sind. Hier darf dem eigenen Gebiet nicht vorschnell der Vorzug gegeben werden.

3. Zur Prüfung, ob und evtl. inwieweit eine Aufklärung über die zu erwartenden Risiken der Behandlung erforderlich ist, gilt nach der Grundsatzentscheidung des BGH von 1963 (VersR 1963, 232 ff.):

a) Sind die Risiken der Behandlung für einen verständigen Menschen unerheblich, so kann eine Aufklärung unterbleiben.
b) Würden die Risiken der Behandlung von einem vernünftigen Menschen gegenüber den Folgen einer unterbleibenden Behandlung als nicht bedeutsam angesehen werden, so kann insoweit von einer Aufklärung ebenfalls abgesehen werden.

4. Es ist somit vor der Aufklärung zu prüfen:

a) Wann entfällt eine Pflicht zur Aufklärung?
b) Wenn eine Pflicht zur Aufklärung besteht, in welchem Umfang ist der Patient aufzuklären?

V. Zunächst einige gerichtlich entschiedene Fälle zur Frage, wann von einer Aufklärung abgesehen werden kann.

Entscheidungen zur ersten Alternative, gänzlich unerhebliche Risiken ohne Rücksicht auf Art und Folgen der Erkrankung ohne Behandlung, sind mir nicht bekannt. Sie dürften auch kaum vorliegen, da es sich um praktisch nie eintretende Komplikationen handelt.

Für die Praxis bedeutsam sind jedoch die Fälle, in denen die Erkrankung ohne Behandlung so schwerwiegende Folgen erwarten läßt, daß ein vernünftiger Mensch in der Situation dieses Patienten von der Notwendigkeit der Behandlung so überzeugt wäre, daß er sie selbstverständlich billigen würde, weil demgegenüber Risiken der Behandlung objektiv betrachtet als nicht bedeutsam anzusehen sind.

1. Ein Patient wurde 1974 in einer neurochirurgischen Klinik 2mal an der Wirbelsäule operiert. Hierauf beruhte die eingetretene, nicht vermeidbare Querschnittslähmung.

Das Landgericht hat in seinem Urteil 1979 eine Aufklärung des Patienten über das Operationsrisiko als nicht erforderlich bezeichnet. Der Patient sei bereits arbeitsunfähig und ohne Aussicht auf Besserung ohne Behandlung gewesen. Er habe schon an Lähmungserscheinungen mit Verdacht auf einen raumfordernden Prozeß gelitten. Bei dieser Lage, so hat das LG ausgeführt, sei der Arzt nicht verpflichtet gewesen, auf das Risiko der Querschnittslähmung hinzuweisen.

2. In einem anderen vom Bundesgerichtshof entschiedenen Fall handelte es sich um die nicht beeinflußbare Lähmung beider Beine.

Dem Patienten wurde im Oktober 1949 eine Dermoidzyste operativ aus dem Rückenmarkskanal entfernt.

Der Bundesgerichtshof hat erklärt, daß selbst über das naheliegende hohe und schwerwiegende Risiko der nicht beeinflußbaren Lähmung beider Beine eine Aufklärung unterbleiben durfte, da es sich um eine lebensnotwendige Operation gehandelt habe.

VI. Jedoch beurteilen einige neuere Entscheidungen das Unterlassen jeden Hinweises auf Risiken recht kritisch.

1. Das Kammergericht (VersR 82, 74) hatte darüber zu entscheiden, ob es notwendig sei, eine 55jährige Patientin über die Risiken einer Gentamycinbehandlung (Rebofacin) aufzuklären. Die Patientin erlitt einen Ausfall des linken Gleichgewichtsorgans. Sie hatte weiter vorgetragen, sie leide unter irreparablen Gleichgewichtsstörungen, so daß sie nicht aufrecht sitzen und sich im Freien ohne fremde Hilfe nicht bewegen könne.

Die Patientin war wegen eines akuten Schubs einer bakteriellen Entzündung des Nierenbeckens und der Niere (Pyelonephritis) stationär aufgenommen worden. Es war zu einer Aussaat von Bakterien in das Blutsystem gekommen (Urosepsis), eine Erkrankung, die gewöhnlich unbehandelt zum Tode führt.

Das Kammergericht hat trotz der lebensgefährlichen Erkrankung eine Aufklärung als geboten bezeichnet. Ein Anspruch gegen den Arzt wurde jedoch verneint, weil die Patientin auch bei der gebotenen Aufklärung in die Behandlung eingewilligt hätte, der angenommene Aufklärungsfehler also nicht kausal gewesen sei.

2. Ein weiterer vom BGH entschiedener Fall (VersR 1982, 1142) deutet m. E. ebenfalls die Tendenz an, die Grenze zur Aufklärungspflicht hin zu verlagern.

Es handelte sich um eine Patientin, bei der nach der Entfernung eines Mammakarzinoms links eine Röntgenbestrahlung durchgeführt wurde.

Zur Erkrankung ohne Behandlung ist festgestellt:

Trotz des operativ entfernten Tumors sei stets mit Metastasen zu rechnen gewesen, zumal es sich nicht um eine radikale Operation gehandelt habe. Absiedlungen seien zu 15–30% in der Achselhöhle und mikroskopische Absiedlungen zu 5% in der Brustmuskulatur zu erwarten gewesen.

Die Strahlenbehandlung führte zu einer Nervenlähmung (Armplexusschädigung), als deren Folgen motorische und sensible Störungen am linken Arm auftraten. Die Finger der linken Hand mit Ausnahme des Daumens zeigten sich bläulich angelaufen, geschwollen und krallenförmig gebogen. Sie konnten aus eigener Kraft nicht mehr gestreckt werden. Eine Minderung der Erwerbsfähigkeit ist mit 90% anerkannt.

Die Nervenschädigung wird vom OLG als extrem selten bezeichnet, sie beruhe auf individueller Unverträglichkeit der Behandlung. Das Risiko der Schädigung habe allenfalls bei 1 : 10 000 gelegen.

Hieraus folgert das OLG: der Arzt habe davon ausgehen können, eine „verständige Patientin" werde diese Gefahr „nicht ernsthaft" in Betracht ziehen, obwohl keine lebensnotwendige Behandlung vorgelegen habe, sondern eine Behandlung, die ein lebensbedrohendes erneutes Auftreten einer Krebsgeschwulst verhindern sollte. Zwar wird hier nicht von einem „vernünftigen Menschen" gesprochen, jedoch war dies offensichtlich gemeint.

Der Bundesgerichtshof hat demgegenüber eine Pflicht des Arztes angenommen, auf die allgemeine Gefährlichkeit der therapeutischen Röntgenbestrahlung hinzuweisen. Dabei, so meint der BGH, spiele es keine Rolle, daß gerade die hier eingetretene Komplikation (Schädigung des Armplexus) nur mit einer Wahrscheinlichkeit von 1 : 10 000 auftreten solle. Dies könnte allenfalls dafür von Bedeutung sein, ob der allgemeine Hinweis auf die Risiken der Therapie auch gerade „diese Verwirklichungsform" umfassen müßte. Die erfolgte verharmlosende Belehrung durch die Röntgenassistentin sei jedenfalls nicht ausreichend.

Jedoch hatte auch hier die Revision der Patientin keinen Erfolg. Denn diese habe nicht in nachvollziehbarer Weise dargelegt, daß sie bei angemessener Aufklärung die dringend gebotene Nachbestrahlung aus irgendwelchen – möglicherweise auch objektiv unvernünftigen Gründen – abgelehnt hätte.

VII. *1.* Für den Arzt stellt sich damit praktisch stets die Frage zum Umfang der Aufklärung über die Risiken, nämlich nach den schädlichen Folgen seiner Behandlung.

2. Es geht also darum, es dem willensfähigen Patienten zu ermöglichen, das Für und Wider der geplanten Behandlung zu erkennen, es abzuwägen und seine Entscheidung zu treffen.

Wie erwähnt, kann der Arzt hierbei zugrunde legen, was ein „vernünftiger Mensch" für seine Abwägung als bedeutsam ansehen würde. Hier sind ebenso wenig medizinische Darlegungen erforderlich wie bei der Unterrichtung über das Wesen der vorgesehenen Behandlung. Der Patient muß nur „im großen und ganzen" soweit unterrichtet werden, daß ihm erkennbar ist, was ohne oder mit Behandlung auf ihn zukommen kann, um so seinen Willen für oder gegen die Behandlung bilden zu können.

Ich halte diese Rechtsprechung für sinnvoll.

Für Ärzte ist es leichter, den Umfang der Aufklärung unter dem objektiven Gesichtspunkt eines „vernünftigen Menschen" zu finden, als zu überlegen, wie dieser Patient mit all seinen Eigenheiten aufgeklärt werden wolle. Vom Arzt wird nicht mehr verlangt, als seiner Beratungspflicht entspricht. Er hat auch dort zu prüfen, was für diesen Patienten die bestmögliche Behandlung sein würde. Dies verlangt ebenfalls eine Abwägung des Für und Wider unter objektiven Kriterien. Auch die von anderer Seite erhobenen Bedenken, die objektivierte Betrachtung könnte zu einer Verkürzung des Selbstbestimmungsrechts führen, sind nicht durchgreifend. Die Aufklärung selbst ist nämlich auf die Erkenntnisfähigkeit des Patienten abzustellen. Ihm sind die objektiv bedeutsamen Grundlagen – im großen und ganzen – so zu vermitteln, daß er sie verstehen und abwägen kann. Ein Patient kann somit stets weitere Fragen stellen, um evtl. seine besonderen Überlegungen einzubeziehen.

3. Der Umfang der Aufklärung hat sich also einerseits nach der Bedeutung der Erkrankung und ihrer Risiken sowie andererseits der Bedeutung der Behandlung und ihrer Risiken zu richten.

Bei lebensbedrohender Erkrankung kann, wie erörtert, eine Aufklärung über schwerwiegende Folgen der Behandlung ganz entfallen. Der Umfang der Aufklärung steigt aber bei weniger gefährlicher Erkrankung. Dies beruht darauf, daß ein vernünftiger Mensch, je geringer die Gefahren seiner Erkrankung sind, desto eher und eingehender überlegen wird, ob und welche Risiken einer Behandlung er übernehmen will.

Handelt es sich um eine nur leichte Erkrankung ohne Komplikationen, so steigt der Wunsch nach Aufklärung über die Risiken einer evtl. Behandlung. Bei einer kosmetischen Operation ohne therapeutischen Wert wird vernünftigerweise eine umfassende Aufklärung auch über die geringsten und nur vorübergehenden möglichen Folgen erwartet und ist somit erforderlich. Denn ein vernünftiger Mensch wird sich sehr wohl überlegen, ob er dann das geringste Risiko einer Beeinträchtigung eingehen soll.

4. Da jeder Einzelfall anders gelagert sein kann, ist es schwer möglich, auch nur Fallgruppen erfassende genaue Angaben zum Umfang der Aufklärung festzulegen. Die Verantwortung für eine sachgemäße Aufklärung des einzelnen Falls kann dem Arzt nicht abgenommen werden. Hinzu kommt, daß die Art der Darstellung dem Aufnahmevermögen des jeweiligen Patienten anzupassen ist.

a) Jedoch sei erwähnt, daß der Bundesgerichtshof bereits in 2 Fällen einer normalen Blinddarmoperation erklärt hat, der Hinweis des Arztes: „Eine Operation ist eben eine Operation" sei bei differenzierten Patienten eine ausreichende Aufklärung.
b) Eine neue Entscheidung des OLG Hamburg vom 5. März 1982 (MDR 82, 580) betraf einen kosmetischen Eingriff ohne therapeutischen Wert.

Die zurückgebliebenen Narben sind am Bauch 0,5–1,5 cm, an der Innenseite der Oberschenkel 2 cm und in den Flanken 1,5 cm breit und treten mit ihrer von den benachbarten glatten Hautpartien abstechenden unregelmäßigen Oberfläche überall deutlich in Erscheinung.

Hierzu ist ausgeführt, daß einer Patientin, die entsprechend der in Laienkreisen allgemein herrschenden Vorstellung „haarfeine, kaum sichtbare Narben" erwarte (vgl. das Merkblatt der Beklagten), mit schonungsloser Offenheit und Härte demonstriert werden müsse, mit welcher Verstümmelung ihres Körpers sie in Wahrheit zu rechnen habe. Bei kosmetischen Eingriffen entfalle der bei gesundheitlich erforderlichen Operationen mit abzuwägende Gesichtspunkt, daß der Patient nicht durch die Erzeugung unangemessener Angst vor Komplikationen oder sonstigen negativen Folgen von ärztlichen Maßnahmen abgehalten werden dürfe. Diese Entscheidung, so meint das

Gericht, erfordere nicht nur eine verstandesmäßige, sondern auch eine entsprechende emotionale Grundlage, die niemals allein durch sprachliche – seien es mündliche oder schriftliche – Umschreibungen, sondern nur durch Bilder vermittelt werden könne, auf denen der zu erwartende Endzustand des operierten Körpers mit den ausgeheilten Narben nüchtern und hart zu sehen sei.

Eine Entscheidung, die im Ergebnis gewiß richtig ist und vor übereilten „Schönheitsoperationen" bewahren will.

5. Wie die erforderliche Aufklärung am besten geschieht – etwa stufenweise oder in einem Gespräch – ist nicht generell zu beantworten. Der bereits erfolgte Hinweis auf die Aufklärung differenzierter Patienten über Wesen und echte Risiken einer Blinddarmoperation läßt dies deutlich erkennen. Zudem wird von differenzierten Patienten eher eine Frage erwartet werden können, falls diese nähere Erläuterungen wünschen.

VIII. Unterliegen sog. typische Risiken einer verstärkten Aufklärungspflicht?

Ein Urteil zur Verletzung des N. facialis – bei Thymoplastik – hat Aufsehen erregt und ist möglicherweise mißverstanden worden. Jedoch ist dieser Entscheidung nicht zu entnehmen, daß typische Risiken stets und ohne Rücksicht auf ihre Bedeutung im konkreten Fall aufklärungspflichtig sind (VersR 1981, 456). Dies ist mir von einem Mitglied des VI. Senats bestätigt worden.

IX. Zur Fallgruppe der aufklärungspflichtigen echten Risiken, nämlich der schädlichen Folgen des Eingriffs im Sinne der bisherigen Rechtsprechung, gehören auch

1. Risiken, die auf Umständen beruhen, die außerhalb der Behandlung liegen, also der jeweiligen Behandlung nicht immanent, für sie nicht typisch sind. Hierzu gehören:

a) Risiken, die auf einer besonderen Veranlagung des einzelnen Patienten beruhen,
b) Risiken – etwa eine ungewöhnliche Infektionsquote – die nur in dieser Klinik bestehen, mögen sie auf ungünstigen baulichen Verhältnissen beruhen oder unerkannte Ursachen haben,
c) Risiken wegen unzureichender technischer Ausrüstung für den Behandlungsfall.

2. Von dieser Aufklärung über die echten Risiken, mit der Folge der Beweislast des Arztes, sind zu unterscheiden:

a) die sog. „therapeutische Aufklärung" über Gefahren eines falschen Verhaltens des Patienten aufgrund seines gesundheitlichen Zustands, etwa nach einem Krankenhausaufenthalt,
b) nach einer vielbeachteten Entscheidung des BGH (Urteil vom 2. Dezember 1980 – VersR 1981, 278) die Unterrichtung über die Fehlerquote bei einer geplanten Sterilisation. Auch hier handelt es sich nach der Auffassung des BGH nicht um eine Information über die Bedeutung des Eingriffs, der erst dadurch gerechtfertigt werde, daß der Einwilligung des Patienten eine hinreichende Aufklärung zugrunde liege.

3. Streitig ist, ob über die mangelnde Qualifikation des behandelnden Arztes aufgeklärt werden muß.

a) *α*) Ich halte es für eine Überforderung, vom behandelnden Arzt zu verlangen, daß er den Patienten auf seinen ärztlichen Erfahrungsstand hinweist.

In solchen Fällen geht es nach meiner Ansicht nicht um die Aufklärung über die Risiken mangelnder Ausbildung oder Erfahrung, sondern um die allerdings sehr ernstzunehmende Grenze, ob eine Behandlung von dem Arzt noch übernommen werden darf, also um ein eventuelles Übernahmeverschulden. Auf der Jahrestagung der Vereinigung nordrhein-westfälischer Chirurgen (FAZ vom 3. November 1981) ist erklärt worden, daß viele Fehler auf einer Selbstüberschätzung des Operateurs beruhen.

β) Meinen Ausführungen zur Lösung des Problems des nicht ausreichend erfahrenen Arztes ist das OLG Celle (VersR 1982, 46 ff) gefolgt.

b) *α*) Das Oberlandesgericht Köln (VersR 1982, 453 ff) meint allerdings, der Patient habe anläßlich einer Lymphknotenexstirpation (Verletzung des N. accessorius) über die unzureichende Erfahrung des Assistenzarztes aufgeklärt werden müssen.

β) Giesen (JZ 1982, 345 ff) glaubt ebenfalls, es spräche einiges für die Auffassung, daß zumindest bei schwerwiegenden Eingriffen mit erheblichen Risiken über den konkreten Erfahrungsstand des Operateurs aufzuklären sei – jedenfalls solange es eine ärztliche Neigung gebe, derlei vor den Patienten verborgen zu halten. Ein Mindeststandard dürfe auch bei allgemein zurückgehender Ausbildung nicht unterschritten werden.

γ) Ein Mitglied des VI. Senats des BGH hält eine Aufklärung des Patienten über den Erfahrungsstand des Arztes für erforderlich.

c) Zu dieser Frage muß die klärende Entscheidung des BGH abgewartet werden.

X. Immer wieder wird erörtert, ob die Risikoaufklärung weiter einschränkbar ist. Hierbei geht es vor allem darum, ob ein Arzt berechtigt ist, den erläuterten Umfang der Aufklärung aus therapeutischen Gründen weiter zu begrenzen.

a) Der willensfähige Patient kann bestimmen, inwieweit er unterrichtet werden will. Er kann sogar auf jede Aufklärung verzichten, weil er das notwendige Vertrauen zum Arzt hat oder andere Gründe zu dieser Haltung führen. Ein solcher Verzicht auf Aufklärung ist nicht deshalb unwirksam, weil der Patient damit nicht erfährt, was auf ihn zukommen kann. Bedenken könnten nur bestehen, wenn der Patient erkennbar ganz falsche Vorstellungen von den Risiken hat oder es sich um Risiken handelt, die ein vernünftiger Mensch in der Lage des Patienten nicht eingehen würde. Diese Alternative dürfte bei einem seriösen Arzt nie vorliegen.

b) Zur Begrenzung der Aufklärung aus therapeutischen Gründen hat der Ausschuß medizinisch-juristische Grundsatzfragen der Bundesärztekammer (bei der Beratung des von der Deutschen Krankenhausgesellschaft entworfenen Musters einer Dienstanweisung an die Ärzte im Krankenhaus über die Aufklärung und Einwilligung von Patienten vor ärztlichen Eingriffen) 1981 erklärt, daß eine Einschränkung geboten sein kann, wenn „schwerwiegende Folgen ernsthaft zu erwarten sind“. Er hat damit zu Recht eine nicht entscheidungserhebliche Formulierung in einem alten Urteil des BGH (VersR 1959, 312), eine persönliche Ansicht seines Verfassers, als zu eng außer Betracht gelassen. Sie lautete: Die Aufklärung könne unterbleiben, wenn sie „zu einer ernsten und *nicht behebbaren* Gesundheitsschädigung des Patienten“ führen würde.

Jedoch möchte ich darauf hinweisen, daß der BGH in einer neuen Entscheidung vom 2. Dezember 1980 betont hat, therapeutische Rücksichten könnten wohl die Art und Weise der Aufklärung modifizieren, sie jedoch nur ausnahmsweise einschränken.

Die mißverständlich als „Privileg“ des Arztes erörterte weitgehende Möglichkeit, aus therapeutischen Gründen die Aufklärung zu unterlassen, widerspricht ersichtlich der Rechtsprechung.

Ein Arzt sollte es zudem bei einer Modifizierung oder gar Einschränkung der Aufklärung aus therapeutischen Gründen nicht unterlassen, zuverlässig und nachvollziehbar die Gründe zu dokumentieren. Denn es geht auch hier um richterlich nachprüfbare Rechtsfragen.

Zudem sei erwähnt, daß ein Arzt die medizinische Kontraindikation der Aufklärung nicht mit dem Hinweis begründen kann, die erforderliche Aufklärung würde den Patienten evtl. von der vorgesehenen Therapie abhalten. Hier geht das Selbstbestimmungsrecht des Patienten vor.

XI. Wer ist aufklärungspflichtig?

Da auch ein Arzt nicht berechtigt ist, ohne rechtfertigenden Grund zu behandeln, muß er beim willensfähigen Patienten klären, ob dessen Einwilligung wirksam ist, also der Patient wußte, worin er einwilligte. Der behandelnde Arzt muß daher vor der Behandlung zuverlässig prüfen, ob die zur Einwilligung erforderliche Aufklärung des Patienten erfolgt, der Patient also ausreichend aufgeklärt war.

Gelegentlich ist vertreten worden, die Aufklärung müsse durch einen Arzt erfolgen. Diese Auffassung wird offensichtlich auch vom BGH nicht geteilt, denn sonst hätte dieser in dem erörterten Urteil zum Mammakarzinom (VersR 1982, 1192) sich kaum mit der Frage befaßt, ob die verharmlosende Belehrung durch die Röntgenassistentin ausreichend gewesen ist.

Es genügt, daß der behandelnde Arzt sich vergewissert, ob eine ausreichende Aufklärung über die Risiken (etwa Narkose- und Operationsrisiken) besteht. Fehlt es hieran, muß er für eine ausreichende Aufklärung vor dem Eingriff in die körperliche Integrität sorgen.

Fraglich ist, ob außer dem behandelnden Arzt ein anderer – etwa der einweisende – Arzt aufklärungspflichtig sein kann. In einem Sonderfall ist dies vom BGH angenommen worden. Dieser Arzt hatte ohne nähere Angaben zur Blinddarmoperation eingewiesen und angenommen, dieser Eingriff werde ausgeführt werden.

Im allgemeinen wird ein einweisender Arzt jedoch nicht genau überblicken können, welche ärztlichen Behandlungen in der Klinik erwogen und zur Diagnose oder Therapie im Einzelfall vorgenommen werden. Daher kann dieser Sonderfall nicht verallgemeinert werden und sollte auch nicht zu einer Forderung an einweisende Ärzte dienen.

XII. Programmierte Geburt

Zu diesem Bereich gibt es – soweit ich sehe – bis jetzt keine gerichtlichen Entscheidungen. Ein Urteil des OLG Hamm vom 27. April 1981 (Deutsches Ärzteblatt 1981, S. 1766) brauchte sich zu der behaupteten unzureichenden Aufklärung über die Risiken einer programmierten Geburt nicht zu äußern, da ein Schadensersatzanspruch wegen medizinisch vermeidbarer Fehlbehandlung bei der Durchführung der Geburt zugebilligt wurde.

Jedoch gelten für eine programmierte Geburt ebenfalls die erörterten Grundsätze zur Aufklärung. Es wäre bereits ein haftungsbegründender Fehler des Arztes, falls dieser nicht den sichersten und zuverlässigsten Weg zum Schutz von Mutter und Kind wählen würde. Dies gilt auch für eine therapeutisch nicht notwendige Verlegung des Termins der Geburt, falls hierdurch Risiken entstehen, die – wie von ärztlicher Seite behauptet – die Risiken der termingerechten Geburt übersteigen.

Nun kann ein Patient weitgehend über seine körperliche Integrität verfügen. Eine über die evtl. Risiken unterrichtete Frau wäre daher in der Lage, auch in solche Risiken für sich einzuwilligen, hierbei käme es auch bei einer verheirateten Frau nicht auf die Einwilligung oder Kenntnis des Vaters und Ehemanns an.

Soweit eine nicht therapeutisch gebotene Verlegung des Geburtstermins Risiken für das Kind enthält, könnte die Mutter hierüber nicht allein befinden. Hierzu wäre auch die Einwilligung des Vaters und Ehemanns erforderlich. Jedoch sind die Pflichten der Eltern, das werdende Kind vor Gefahren oder gar Schäden zu bewahren, recht hoch. Ich würde daher annehmen, daß einer Einwilligung in ernste Risiken für das Kind leicht die Anerkennung versagt werden könnte.

XIII. Noch ein Hinweis zu nicht willensfähigen Patienten.

Vor allem in der Unfallpraxis gibt es Patienten, die infolge von Bewußtlosigkeit oder Schockwirkungen nicht einwilligungsfähig sind. Selbstverständlich darf auch bei diesen Patienten der bekannte oder erkennbare Wille nicht übergangen werden.

Soweit mir bekannt ist, haben diese Fälle in der Praxis nicht zu Problemen geführt.

In solchen Fällen darf der Arzt so handeln, wie es das Interesse des sog. Geschäftsherrn mit Rücksicht auf dessen wirklichen oder mutmaßlichen Willen entspricht. Auch hier kann der Arzt davon ausgehen, daß es dem Interesse und dem wirklichen, mindestens dem mutmaßlichen Willen des Patienten – des Geschäftsherrn – entspricht, bestmöglich versorgt zu werden. Die ärztliche Versorgung braucht sich somit nicht auf die dringenden Maßnahmen zu beschränken. Es kann vielmehr alles erfolgen, was sachgemäß und sinnvoll ist. Steht die Behandlung jedoch mit dem wirklichen oder mutmaßlichen Willen des Geschäftsherrn in Widerspruch, so ist der Arzt auch für eingetretene unvermeidbare Schäden ersatzpflichtig, wenn er den abweichenden Willen erkennen mußte. Allerdings kann ein evtl. entgegengesetzter Wille des Geschäftsherrn unter gewissen Umständen unbeachtlich sein.

XIV. Ein echtes Problem ist nach meiner Ansicht die Behandlung Minderjähriger. Bei ihrer Behandlung wird in der Literatur gelegentlich von besonders modern sein wollenden Schriftstellern – insbesondere bei weiblichen Jugendlichen – eine Einsichtsfähigkeit und alleinige Einwilligungsmöglichkeit ab 13 oder 14 Jahren erörtert. Hier ist Zurückhaltung geboten.

Literatur

Baumgärtel: Handbuch der Beweislast im Privatrecht (Verlag Heymann), Bd. 1, 1981

Dunz: Aktuelle Fragen zum Arzthaftungsrecht, Köln, Kommunikationsforum Recht Wirtschaft Steuern 1980, 9

Franzki: Aufklärungspflicht aus juristischer Sicht, Die Berufsgenossenschaft 1981, 638 ff

Giesen: Arzthaftungsrecht (Giesekrug) 1981, Arzthaftungsrecht im Umbruch, Juristenzeitung 1982, S. 363 ff, S. 391 ff, S. 448 ff

Hahn: Die Haftung des Arztes für nichtärztliches Hilfspersonal, Athenäum-Verlag, Königstein (Ts) 1981

Kleinewefers/Wagner: Programmierte Geburt, Deutsches Ärtzeblatt 1981, S. 1766

Kleinewefers: Gutachterstelle und arztrechtliche Fragen, HNO 6/1979, S. 364 ff

Kleinewefers: Zur zivilrechtlichen Haftung des Arztes, HNO 3/1980, S. 106 ff sowie HNO 5/1980, S. 274 ff

Kleinewefers: Aufklärungspflicht oder Beratungspflicht des Arztes? HNO 2/1982, S. 60 ff

Kleinewefers: Gutachter- und Schlichtungsstelle für Hessen und Rheinland-Pfalz, Hess. Ärzteblatt 12/1981, S. 1127

Kleinewefers: Zur Aufklärung des Patienten, VersR 1981, S. 99 ff

Kleinewefers: Ärztliches Verhalten und seine Rechtsfolgen, Deutsches Ärzteblatt 17/1982, S. 51 ff

Landesärztekammer Hessen: Der Arzt im Labyrinth der Gesetze, Bericht über Fortbildungskongreß 1980 in Bad Nauheim

Laufs: Arztrecht, Verlag Ch. Beck

Narr: Arztrecht, Neue Auflage

Tempel: Aufklärungspflicht, NJW 1980, S. 609

Uhlenbruck: Wenn die Technik Fehler macht; Die Haftung des Arztes, Rheinisches Ärzteblatt, Heft 13/1980, S. 403 ff

Uhlenbruck: Die ärztliche Informationspflicht, Therapie der Gegenwart, Heft 8, Aug. 1980

Uhlenbruck: Unvorhersehbare Änderung eines Operationsplanes, Rheinisches Ärzteblatt, Heft 18/1981, S. 537

Uhlenbruck: Eingriffe durch ärztliche Anfänger, Deutsche Medizinische Wochenschrift v. 12. 2. 1982, S. 235 ff

Uhlenbruck: Aufklärung über agressive Medikamente, Rheinisches Ärzteblatt, Heft 9/1982, S. 445 ff

Ulrich: Die Durchsetzung des Legalitätsprinzips, Zeitschrift für Rechtspolitik 1982, S. 169 ff

Wachsmuth/Schreiber: Aufklärungspflicht, NJW 1981, S. 1985 ff

Überlegungen zur Kosten-Nutzen-Analyse bei ausgewählten gynäkologisch-operativen Eingriffen*

K.-D. Henke

Zur Bedeutung der Kosten-Nutzen-Analyse als Entscheidungshilfe im Gesundheitswesen**

Es ist unumstritten, daß in einer Gesellschaft darüber nachgedacht werden muß, wieviel finanzielle Mittel dem Gesundheitswesen zur Verfügung stehen sollen. Diese Zuordnung von knappen Ressourcen auf verschiedene miteinander „konkurrierende" Aufgabenbereiche (Bildung, Verteidigung, Wohnungsbau, Verkehr, Gesundheit etc.) soll hier als eine *erste* Allokationsentscheidung angesehen werden (Abb. 1).

Daneben tritt die Frage nach der übergreifenden Verwendungsstruktur der Ressourcen, die auf den Gesundheitssektor entfallen sollen. Bei dieser Entscheidung auf der *zweiten* Ebene geht es um die relativen Anteile der Gesundheitsausgaben nach Leistungsarten, also z. B. die Anteile der Behandlung, Ausbildung und Forschung oder Prävention an den gesamten Mitteln.

Auf einer *dritten* Ebene muß innerhalb der einzelnen Leistungsbereiche, z. B. Behandlung, die weitere Verwendungsstruktur der knappen Mittel entschieden werden; in Abb. 1 erfolgte die Strukturierung im Bereich „Behandlung" nach der Ausgabenstatistik, die beim Statistischen Bundesamt verfügbar ist.

Auf einer *vierten* und letzten Ebene nähern wir uns innerhalb der stationären Behandlung dann dem Bereich, innerhalb dessen die präoperative Risikoabgrenzung in Geburtshilfe und Gynäkologie angesiedelt werden kann.

Auf die Frage, in welchem Bereich eine zusätzliche DM investiert werden soll, gibt es aus ökonomischer Sicht eine ebenso klare Antwort wie auf die Frage nach der optimalen Verwendungsstruktur der für das Gesundheitswesen zur Verfügung stehenden Mittel. Demnach ist eine zusätzliche Ausgabe (eine zusätzliche DM) dort einzusetzen, wo sie den höchsten Ertrag im Sinne einer Verwirklichung gesundheitspolitischer Ziele erbringt, und als optimal wird die

---

* Erschienen in: Wissenschaftliche Information, Jahrgang 8, Heft 9 (1982) Milupa AG, Friedrichsdorf/Ts

** Der Verfasser dankt Frau Dipl.-Ökonom Cornelia Kuhn für eine Zusammenstellung der deutschsprachigen Literatur und die Aufbereitung der Materialsammlung. Darüber hinaus verdankt er Herrn Prof. Dr. J. Schneider, Herrn Prof. Dr. H. Weitzel und Herrn Oberarzt Dr. U. Böhme von der Frauenklinik der Medizinischen Hochschule Hannover wertvolle Hinweise und Anregungen zu den medizinischen Aspekten des behandelten Themas. Herr Wiesner vom Landesverband der Ortskrankenkassen Niedersachsen war dem Verfasser bei Fragen des Gebührenrechts behilflich. Auch ihm sei gedankt

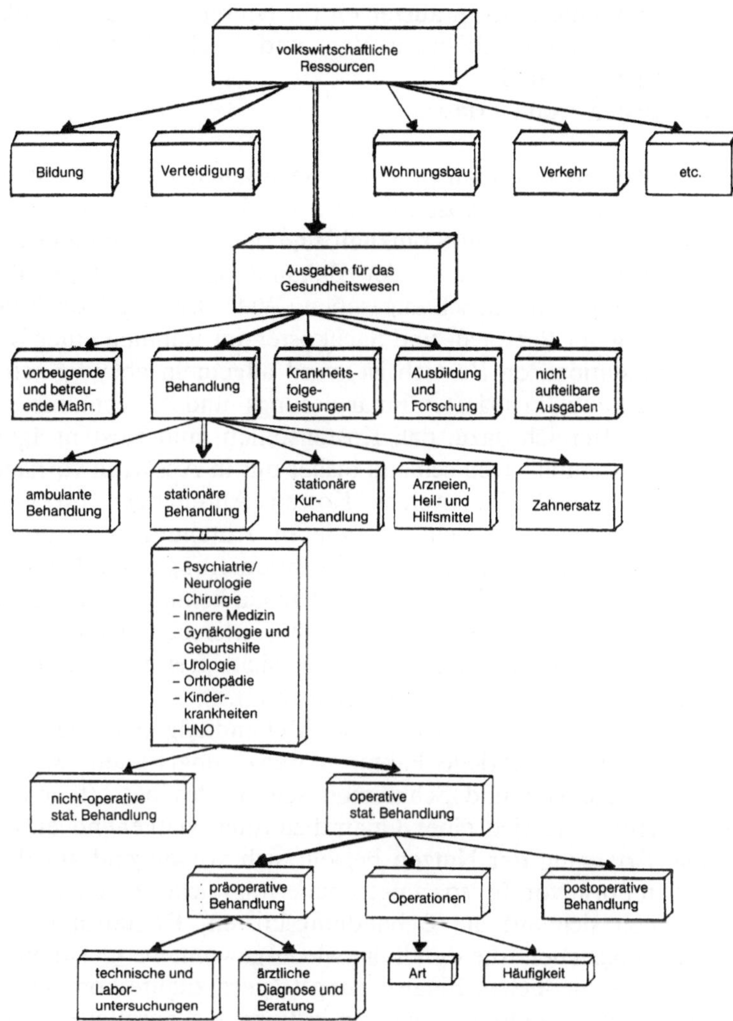

Abb. 1. Zuordnung (Allokation) der Produktionsfaktoren (Ressourcen) auf konkurrierende Verwendungszwecke

Verwendungsstruktur der Gesundheitsausgaben dann angesehen, wenn eine zusätzliche DM in allen Verwendungsarten den gleichen (Grenz-)Ertrag bewirkt. – Es ist offenkundig, daß es sich bei dieser Aussage, die in jedem Lehrbuch der Nationalökonomie nachgelesen werden kann, lediglich um eine idealtypische Formel handelt, deren Operationalisierung mit großen Schwierigkeiten verbunden ist. Die Wirkung einer Ausgabenveränderung auf die Gesundheit der Bevölkerung ist noch weitgehend unbekannt, so daß der Versuch einer gesundheitswirksamen Umstrukturierung der Gesundheitsausgaben schwerwiegende Entscheidungsprobleme mit sich bringt.

Diese gesundheitspolitischen Entscheidungen zu durchleuchten und mehr Rationalität in die Verwendung öffentlicher Mittel zu bringen, ist die Aufgabe von Kosten-Nutzen-Analysen. Sie sollen insbesondere[1]

- Handlungsalternativen aufzeigen (in Hinblick auf alle Allokationsebenen),
- die kurz- und langfristigen Vor- und Nachteile bestimmter Handlungen quantifizieren und
- die Kosten exakt erfassen.

Die Kosten der Inanspruchnahme ärztlicher und somit auch operativer Leistungen werden in Kosten-Nutzen-Analysen dem Nutzen des verhinderten Todes, der vermiedenen Krankheit und/oder des verminderten Leides gegenübergestellt. Die Erfassung der Behandlungs- bzw. Operationskosten wird i. allg. als unproblematisch angesehen. Wie schwierig jedoch im Einzelfall die Berechnung der Personal- und Sachkosten im Rahmen einer Kostenartenrechnung[2] im stationären Bereich ist, wird allgemein geläufig sein. Nicht zuletzt führen die häufig kritisierten Finanzierungs- und Abrechnungsmechanismen im stationären Bereich dazu, daß Kostenstellen- und Kostenträgerrechnungen in der Bundesrepublik Deutschland bisher nur in Ansätzen vorhanden sind. So ist weitgehend unbekannt, welche Kosten Abteilungen für Gynäkologie und Geburtshilfe im Vergleich zu anderen Abteilungen verursachen, weil der pauschalierte Pflegesatz zu einer Subventionierung unter den Abteilungen führt, deren Ausmaß und Richtung niemand genau kennt[3]. Auch die Verwendung von Gebührenordnungspositionen für Laboruntersuchungen zur Ermittlung der präoperativen Behandlungskosten ist nicht frei von diesen Problemen (s. Abschnitt „Kosten-Nutzen-Überlegungen").

Über diese direkten Kosten der Behandlung bzw. der Operation hinaus müssen auch immaterielle Faktoren Bewertung finden, wie z. B. psychische Beeinträchtigungen und Schmerzen seitens des betroffenen Patienten, eine Komponente, die sich einer Quantifizierung weitgehend entzieht.

Die Erfassung der Nutzen bezieht sich vorwiegend auf den sog. *direkten Nutzen* in Form von Einsparungen bei erfolgreicher medizinischer Behandlung. Sie können sich auf die Behandlungskosten, Rentenzahlungen und andere Ausgaben beziehen, die durch die wiedergewonnene Gesundheit entfallen und somit unterschiedlichen Finanzierungsträgern zugute kommen. Schwieriger zu erfassen sind die *indirekten Nutzen* in Form des vermiedenen Produktionsausfalls bei abgewendetem Tod und verhinderter Invalidität. Hier ergeben sich vielfältige Bewertungsprobleme. Allgemein sei auf die Fragen der Bewertung der individuellen Produktionskraft hingewiesen und auf die Probleme der Festsetzung der mittleren Lebenserwartung, eine Größe, die man benötigt, wenn man im Fall des verhinderten Todes Beiträge zum Sozialprodukt errechnen will. Speziell sei im Rahmen der Bewertung des vermiedenen Produktionsausfalls die Hausfrauenarbeit erwähnt, die zwar in der volkswirtschaftlichen Gesamtrechnung nicht enthalten ist und damit nicht in das Bruttosozialprodukt eingeht, aber in Kosten-Nutzen-Analysen bewertet werden muß, z. B. zu den Stundenlöhnen von Hauspersonal[4]. Schließlich gibt es, drittens, *intangible Nutzen,* zu der die Vermeidung von Tod sowie die Verminderung von Schmerzen, Kummer und Beschwerden zählen, Kategorien, die einer ökonomischen Bewertung nur schwer zugänglich sind[5]. Insgesamt zeigt sich bei den Nutzenkategorien, daß sie in unterschiedlichem Ausmaß individuelle und volkswirtschaftliche Komponenten enthalten.

Tabelle 1. Kosten-Nutzen-Elemente operativer Eingriffe

Kosten	Nutzen
1. Direkte Kosten (= Behandlungskosten) – Personalkosten – Sachkosten	1. Direkte Nutzen (= Einsparungen bei erfolgreicher Behandlung) – zukünftige Behandlungskosten – Lohnfortzahlung – Rentenzahlungen – andere direkte Ausgaben beim Patienten
2. Indirekte Kosten – zukünftige Gesundheitsausgaben durch verlängerte Lebenserwartung – etwaige gesundheitliche Beeinträchtigung durch Nebenwirkungen durch die Operation – Einkommensverlust – Zeitverlust	2. Indirekte Nutzen (= verminderter Produktionsausfall) – bei abgewendetem Tod – bei vermiedener Arbeitsunfähigkeit
3. Intangible Kosten – psychische Belastung vor der Operation, Angst, Schmerzen	3. Intangible Nutzen – abgewendeter Tod – vermiedener Schmerz, Kummer etc. – psychische Entlastung

Die Erfassung von Kosten und Nutzen am Beispiel operativer Eingriffe ist in Tabelle 1 wiedergegeben. Bei den einzelnen Kategorien ist – über die angeschnittenen Probleme hinaus – zu berücksichtigen, wann sie im Zeitablauf auftreten und v. a., bei welchen Personen oder Institutionen sie anfallen.

Kosten-Nutzen-Überlegungen im Rahmen der präoperativen Risikoabgrenzung bei Schnittentbindung und Hysterektomie am Beispiel typischer präoperativer Untersuchungen

Aus den Tabellen 2 und 3 gehen die Gebührenordnungspositionen und die Gebührensätze präoperativer Laboruntersuchungen hervor, die im Normalfall bei Schnittentbindungen und Hysterektomien anfallen. Die Gebührensätze sind den Gebührenordnungen entnommen, die im ambulanten und/oder stationären Bereich angewendet werden. Es zeigt sich, daß die Beträge für die einzelnen Laborleistungen erheblich voneinander abweichen. So liegen die Vollkosten des Tarifs für die Abrechnung der stationären Nebenleistungen und der ambulanten Leistungen in Krankenhäusern (DKG-NT '80) im Falle der Schnittentbindung um 33,9% und im Falle der Hysterektomie um 24,5% höher als die Gebühren im Rahmen des Bewertungsmaßstabs Ärzte (BMÄ), jeweils bezogen auf den angenommenen Maßnahmenkatalog.

An dieser Stelle wäre es reizvoll, sich mit der verwirrenden Vielzahl der Gebührenordnungen auseinanderzusetzen und im Detail zu prüfen, wie Laborleistungen im Rahmen der dualistischen Krankenhausfinanzierung (Tren-

Tabelle 2. Präoperative Untersuchungen labortechnischer Art im Falle einer Schnittentbindung, bewertet mit Gebührenpositionen der Gebührenordnung für Ärzte (GOÄ), des Tarifs der Deutschen Krankenhausgesellschaft (DKG-NT '80), der Gebührenordnung für Ersatzkassen (E-GO), des Bewertungsmaßstabs Ärzte (BMÄ), des Tarifs für die Abrechnung mit den Berufsgenossenschaften (BG-NT) und des Tarifs für die in Krankenhäusern ausgeführten ärztlichen Sachleistungen (KBV-NT)

Leistungsart	Gebührenordnung (DM)												
	Gebühren lt. GOÄ[a] Einfachsatz		Vollkosten lt. DKG-NT '80[b]			Gebühren lt. E-GO[a]		Gebühren lt. BMÄ[c]	Gebühren lt. BG-NT[d]			Gebühren lt. KBV-NT[e]	
	Position	Betrag	Position	Betrag		Position	Betrag	Betrag	Position	Betrag		Position	Betrag
				Sachkosten	Vollkosten					ambulant	allgemeine Kosten		
Blutbild:													
Hb (Hämoglobin)	809	3,–	3625	3,20	6,30	3625	5,65	5,01	809	5,90	2,70	3625	2,40
Hk (Hämatokrit)	810	4,–	3624	3,20	6,30	3625	5,65	5,01	810	7,80	3,60	3624	2,40
Erythrozyten	812	4,–	4142	3,50	6,90	4201			812	7,80	3,60		
Leukozyten	812	4,–	4143	3,50	6,90	4201	8,45	7,51	812	7,80	3,60	4201	3,60
Thrombozyten	813	7,–	4155	4,40	8,80	4201			813	13,60	6,30		
Serumanalyse:													
Na (Natrium)	835	12,–	3693	6,30	12,50	3693	11,25	10,01	835	23,30	10,80	3693	4,80
K (Kalium)	835	12,–	3691	6,30	12,50	3693	11,25	10,01	835	23,30	10,80	3691	4,80
Cl (Chlorid)	835	12,–	3702	7,50	15,–	3702	13,50	12,02	835	23,30	10,80	3702	5,70
Kreatinin	835	12,–	3717	7,50	15,–	3717	13,50	12,02	835	23,30	10,80	3717	5,70
Harnstoff	835	12,–	3714	7,50	15,–	3714	13,50	12,02	835	23,30	10,80	3714	5,70
Harnsäure	835	12,–	3715	7,50	15,–	3715	13,50	12,02	835	23,30	10,80	3715	5,70
GOT (Glutamat-Oxalacetat-Transaminase)	835	12,–	3663	6,30	12,50	3663	11,25	10,01	835	23,30	10,80	3663	4,80
GPT (Glutamat-Pyrovat-Transaminase)	835	12,–	3664	6,30	12,50	3664	11,25	10,01	835	23,30	10,80	3664	4,80

Gamma GT (Gamma-Glutamyl-Transferase)	835	12,–	3735	7,50	15,–	3735	13,50	12,02	835	23,30	10,80	3735	5,70
Alkalische Phosphatase	835	12,–	3738	7,50	15,–	3738	13,50	12,02	835	23,30	10,80	3738	5,70
CHE (Cholinesterase)	835	12,–	3748	12,50	25,–	3742	13,50	12,02	835	23,30	10,80	3742	5,70
LDH (Lactat-Dehydrogenase)	835	12,–	3737	7,50	15,–	3737	13,50	12,02	835	23,30	10,80	3737	5,70
Gerinnungsstatus:													
Thromboplastinzeit nach Quick	823	10,–	3970	7,50	15,–	3970	13,50	12,02	823	19,40	9,–	3970	5,70
PTT (partielle Thromboplastinzeit)	823	10,–	3964	7,50	15,–	3964	13,50	12,02	823	19,40	9,–	3964	5,70
PTZ (Plasma-Thrombin-Gerinnungszeit)	823	10,–	3966	7,50	15,–	3966	13,50	12,02	823	19,40	9,–	3966	5,70
Blutgruppenbestimmung	874	30,–	4361	21,90	43,80	4361	39,40	35,04	874	58,20	27,–	4361	16,60
qualitativer Antikörpernachweis	883	6,–	4355	7,50	15,–	4355	13,50	12,02	883	11,70	5,40	4355	5,70
EKG (Elektrokardiogramm)	103	17,50	650	9,50	19,–	650	17,20	15,15	103	42,50	15,80	650	7,60
LSR (Luessuchreaktion)	857	9,–	4345	3,80	7,50	4345	6,80	6,01	857	17,50	8,10	4345	2,90
Σ präoperative Laborkosten bei Schnittentbindung	einfach	258,50		173,20	345,50		290,15	258,01		510,60	232,70		123,10
	sechsfach	1 551,–											

Zusammengestellt nach:

[a] Wezel, H., Liebold, R.: Handkommentar BMÄ und E-GO, 4. Aufl., Stand 1. 4. 1981

[b] Deutsche Krankenhausgesellschaft (Hrsg.): Krankenhaustarif für ambulante Leistungen und stationäre Nebenleistungen (DKG-NT '80), 12. Aufl., Stand 1. 1. 1981

[c] Punktzahlen (RVO-Punkte), entnommen aus Wezel, H., Liebold, R., a. a. O. Als Punktwert wurde der Wert für die Ortskrankenkassen in Niedersachsen verwendet, der mit der Kassenärztlichen Vereinigung Niedersachsen für den Zeitraum vom 1. 1. 1981 bis 30. 6. 1981 vereinbart wurde (Punktwert 10.0124). Die Gebührenordnungspositionen sind identisch mit E-GO.

[d] Hoffman, W. et al.: Ärztliches Gebühren- und Vertragsrecht, Stand 1. 4. 1981

[e] Deutsche Krankenhausgesellschaft (Hrsg.): Kostentarif für die in den Krankenhäusern aufgeführten ärztlichen Sachleistungen als Bestandteil der Rahmenvereinbarung zwischen der Deutschen Krankenhausgesellschaft und der Kassenärztlichen Bundesvereinigung, Köln 1981

Tabelle 3. Präoperative Untersuchungen labortechnischer Art im Falle der vaginalen oder abdominalen Hysterektomie, bewertet mit Gebührenpositionen der Gebührenordnung für Ärzte (GOÄ), des Tarifs der Deutschen Krankenhausgesellschaft (DKG-NT '80), der Gebührenordnung für Ersatzkassen (E-GO), des Bewertungsmaßstabs Ärzte (BMÄ), des Tarifs für die Abrechnung mit den Berufsgenossenschaften (BG-NT) und des Tarifs für die in Krankenhäusern ausgeführten ärztlichen Sachleistungen (KBV-NT)

Leistungsart	Gebührenordnung (DM)													
	Gebühren lt. GOÄ[a] Einfachsatz		Gebühren lt. DKG-NT '80[b]			Gebühren lt. E-GO[a]		Gebühren lt. BMÄ[c]		Gebühren lt. BG-NT[d]			Gebühren lt. KBV-NT[e]	
	Position	Betrag	Position	Betrag		Position	Betrag	Position	Betrag	Position	Betrag		Position	Betrag
				Sachkosten	Vollkosten						ambulant	allgemeine Kosten		
24 Positionen wie in Tabelle 2 (Schnittentbindung)		258,50		173,20	345,50		290,15		258,01		510,60	232,70		123,10
Zusätzlich														
– qualitative Harnanalyse: Eiweiß, Glukose	785	5,–	3500	2,–	4,–	3500	3,55	3500	3,20	792	9,70	4,50	3500	1,50
– Harnsediment	790	3,50	4055	3,20	6,30	4055	5,60	4055	5,01	790	6,80	3,20	4055	2,40
– BKS	26	5,00	400	4,10	8,20	400	7,30	400	6,51	26	12,20	4,60	400	3,20
– Blutzuckertagesprofil (4×)	833	40,–	3601	12,80	25,20	3661	45,–	3661	40,05	833	19,40	9,–	3601	3,10
– Röntgen-Thorax (Übersicht)	957	22,–	5135	18,80	37,50	5135	34,05	5135	30,04	957	33,60	19,80 (Sachkosten)	5135	15,–
∑ Präoperative Laborkosten bei Hysterektomie	einfach	334,–		214,10	426,70		385,65		342,82		592,30	273,80		148,30
	sechsfach	2004,–												

Fußnoten s. Tab. 2

nung von Investitions- und Betriebskosten) abgerechnet werden[6]. Dies soll hier ebensowenig untersucht werden wie die Frage, inwieweit die Beträge der Gebührenordnungen die tatsächlichen Kosten widerspiegeln. Im vorliegenden Tagungs- und Themenzusammenhang führt die Beschäftigung mit den Tabellen 2 und 3 zu folgenden 3 Überlegungen:

a) Kostenerwägungen würden erleichtert, wenn eine kostenmäßige Differenzierung nach unabdingbaren, üblichen und empfehlenswerten Laborleistungen im Normal- und Risikofall möglich wäre. Hierfür konnten jedoch vom Verfasser keine Anhaltspunkte gefunden werden. Alle in den Tabellen 2 und 3 aufgeführten Untersuchungen werden aus ärztlicher, insbesondere aus anästhesiologischer Sicht, als unverzichtbar angesehen.

Werden diese Auskünfte durchgängig im Inland und im Ausland bestätigt, ergibt sich für die Labortests bei 2 ausgewählten Eingriffen prima facie bereits eine Art Leitlinie oder Standardisierung im Bereich der präoperativen Risikoabgrenzung.

b) Eine weitere Kostendifferenzierung, die ebenfalls versucht wurde, um Kosten-Nutzen-Überlegungen vorzunehmen, richtete sich auf Anzahl und Struktur der Labortests in Abhängigkeit von verschiedenen Krankenhaustypen und/oder der Größe der Fachabteilungen. Bei einer Unterscheidung nach kleinen Krankenhäusern mit wenigen Fachabteilungen, Krankenhäusern der Regelversorgung sowie Universitätskliniken konnten im Raum Hannover nach Informationen, die vom Verfasser eingeholt wurden, für die beiden genannten Eingriffe keine ins Gewicht fallenden Abweichungen bei den Laboruntersuchungen entdeckt werden. Entgegen der Erwartung, daß in großen Krankenhäusern und Universitätskliniken umfangreichere Labortests vorgenommen würden als in kleineren Häusern, ergab sich vielmehr, daß einige Krankenhäuser mit einer geringeren Ausstattung zu umfangreicheren Laborleistungen tendierten; dies zielt vielleicht darauf ab, Risikofälle aufzudecken, die eine Überweisung in eine andere Klinik erforderlich machen. Ob diese Aussage einer systematischen Überprüfung standhält, kann nicht eingeschätzt werden. In Hinblick auf den gesamten Labor- und Röntgenbedarf sowie auf die Kosten für Untersuchungen in fremden Instituten ergibt sich aufgrund der Erhebungen der Krankenhausgesellschaft das in Tabelle 4 wiedergegebene Bild[7]. Dort zeigt sich – bezogen auf 3 Krankenhausgruppen –, daß die Intensität technischer Voruntersuchungen mit der Größe der Krankenhäuser einhergeht. Speziell für den Bereich Gynäkologie und Geburtshilfe liegen derartige Berechnungen nicht vor. Besonders aufschlußreich wäre eine Differenzierung derartiger Angaben auch nach Größe und Art der Fachabteilungen bzw. Kliniken.

c) Um eine Aussage über die gesamte Kostenentwicklung bei Schnittentbindungen und Hysterektomien zu treffen, muß neben den Gebührensätzen des Standardprogramms an Laboruntersuchungen auch die Entwicklung der Eingriffshäufigkeiten berücksichtigt werden; diese kann sich beziehen auf die Bundesrepublik Deutschland, auf einzelne Bundesländer oder auf Krankenhäuser. Hier stößt man – zumindest für die USA – auf das hier nicht näher zu untersuchende, ökonomisch jedoch wichtige Phänomen, daß Eingriffshäufigkeiten auch mit dem Versichertenstatus schwanken. Aus Tabelle 5 geht beispielsweise hervor, daß die Anzahl der Mastektomien und Hysterektomien

Tabelle 4. Der medizinische Bedarf 1978 in DM je Berechnungstag nach ausgewählten Kostenarten und Gruppen. Berechnet nach: Deutsche Krankenhausgesellschaft (Hrsg.): Auswertung der Selbstkostenblätter, Grundlagen und Ergebnisse für 1978, Düsseldorf 1979, S. 37

Kostenarten	Krankenhaustyp			
	Bundesdurchschnitt (DM)	Gruppe 1 (Universitätskliniken oder mindestens 12 Fachabteilungen) (DM)	Gruppe 4 (wenigstens 4 Fachabteilungen) (DM)	Gruppe 7 (2 Fachabteilungen) (DM)
Laborbedarf	1,51	3,70	1,21	1,10
Röntgenbedarf	1,21	2,36	1,23	0,80
Kosten für Untersuchungen in fremden Instituten	1,54	2,50	1,62	1,21
alle übrigen Kostenarten	19,29	34,46	19,42	14,14
Medizinischer Bedarf insgesamt	23,55	43,02	23,48	17,25

nicht nur regional stark schwankt, sondern auch zwischen Ländern mit stark unterschiedlichem Finanzierungssystem (USA, England) und bei Versicherten mit voneinander abweichendem Versicherungsschutz (Blue Cross/Blue Shield versus Gruppenversicherung).

Die aus ökonomischer Sicht erforderlichen Berechnungen zur Ermittlung der Gesamtkosten eines Standardprogramms an Laboruntersuchungen stellen bei gegebenen Informationen über Operationshäufigkeiten, getrennt nach Versichertenstatus der Patienten bzw. der angewendeten Gebührenordnung, keine Probleme dar[8]. Aufgrund derartiger Unterlagen ließen sich dann auch unter bestimmten Annahmen diejenigen Kosten ermitteln, die durch eine Variation des Umfangs an präoperativen Untersuchungen entstehen.

Nach einer Berechnung der Kosten in der skizzierten Art stellt sich aus ökonomischer Sicht die Nutzenquantifizierung als schwierigstes Problem. Hier könnte u. U. mit Hilfe der Entscheidungsanalyse anhand sog. Entscheidungsbäume berechnet werden, wie sich Unterschiede in Umfang und Struktur der Laboruntersuchungen in der Sterblichkeits- oder Komplikationsrate niederschlagen bzw. mit ihnen korrelieren. Hierzu wäre es allerdings erforderlich, die Wahrscheinlichkeiten zu kennen, mit denen bestimmte Erkrankungen bzw. Komplikationen auftreten; darüber hinaus müßte man abschätzen können, wie sich beispielsweise die Eintrittswahrscheinlichkeit (das Risiko) einer Komplikation verändert, wenn man den Umfang der präoperativen Untersuchungen variiert[9]. Die Frage bleibt aber offen, ob sich solche marginalen Veränderungen in Art und Umfang der präoperativen Untersuchungen – statistisch-epidemiologisch gesichert – in verbesserten Mortalitäts- und/oder Komplikationsraten und damit z. B. in kürzeren Liegezeiten überhaupt nachweisen lassen.

Tabelle 5. Chirurgische Operationen pro 10000 der Bevölkerung 1969–1971, ausgewählte Bevölkerungsgruppen (jedes Alter). Entnommen aus: Gittelsohn, A. M., Wennberg, J. E.: On the incidence of tonsillectomy and other common surgical procedures. In: Bunker, J. P. et al. (Eds.): Costs, Risks, and Benefits of Surgery, a.a.O., S. 100

Area	T&A	Appendectomy	Prostatectomy (males)	Inguinal hernia (males)	Mastectomy (females)	Hysterectomy (females)	Cholecystectomy (females)
Vermont	46	19	25	45	22	41	29
Saskatchewan	87	32	27	34	21	63	56
USA	63	20	20	51	26	52	na
England und Wales	32	22	9	29	15	21	na
U.S. Employees							
BC/BS	75	22	23	48	28	49	na
Group	20	10	11	30	19	24	na

Age-adjusted rates computed without decrementing population for prior removals

Zusammenfassend läßt sich zu den präoperativen Laboruntersuchungen aus ökonomischer Sicht feststellen, daß Kosten-Nutzen-Analysen gynäkologisch-operativer Eingriffe dadurch erschwert werden, daß die Daten- und Informationsbasis vollkommen unzureichend ist. Der Gedanke, daß Ausgaben für manche Labortests in der Gynäkologie in anderen Bereichen der Gesundheitsversorgung höhere „Erträge" erzielen könnten, erklärt das Verlangen der Epidemiologen und Ökonomen nach mehr Information über Eingriffshäufigkeiten und die Anzahl vorgenommener Labortests und die Wünsche von Gutachtern, Gesundheitspolitikern und Krankenversicherungen nach einer wissenschaftlichen Fundierung und Normierung der Labortests[10].

Kosten und Nutzen einer zweiten ärztlichen Stellungnahme („second opinion") bei der Operationsentscheidung

Die Diskussion über die Zweckmäßigkeit einer zweiten ärztlichen Stellungnahme vor bestimmten operativen Eingriffen geht auf 2 Gründe zurück, die eng miteinander verknüpft sind. So läßt sich in manchen Ländern eine starke Zunahme operativer Eingriffe beobachten (z. B. in den USA eine Zunahme von 24,3% zwischen 1971 und 1979). Gleichzeitig sind die Ausgabensteigerungen in diesem Zeitraum besonders hoch, wobei in den meisten Ländern der Anteil der Ausgaben für den stationären Bereich an den gesamten Gesundheitsausgaben am höchsten ist. Zu den zahlreichen Programmen zur Dämpfung der Ausgabenentwicklung im stationären Bereich gehört auch der Vorschlag zur Einholung einer zweiten ärztlichen Stellungnahme im Falle operativer Eingriffe, die aus medizinischer Sicht nicht zwingend erforderlich sind.

Da zu den Operationen, die hierunter fallen, auch einige gynäkologisch-operative Eingriffe zählen, ließen sich möglicherweise auch in diesem Bereich Ausgabenersparnisse durch eine Veränderung in der präoperativen Diagnostik erzielen. Die erhofften Kostensenkungen könnten erreicht werden, wenn

a) ein empfohlener Eingriff nicht bestätigt wird und unterbleibt,
b) dadurch längerfristig die Tendenz besteht, weniger zu operieren und
c) Empfehlungen ausgesprochen werden, bestimmte Eingriffe ambulant und damit in der Regel preisgünstiger vornehmen zu lassen.

Angesichts der Mittelknappheit stellt sich also aus ökonomischer Sicht die Frage, ob Ausgaben für Eingriffe, die medizinisch nicht unumgänglich geboten sind, nicht einen höheren Nutzen stiften, wenn sie in anderen Gesundheitsprogrammen oder anderen Sektoren eingesetzt würden (s. Abb. 1).

Die einzelnen Vorschläge zu einer derartigen Erweiterung der präoperativen Diagnostik implizieren eine größere Autonomie der Patienten, der privaten und gesetzlichen Krankenkassen. So hat beispielsweise der Staat Massachusetts im Jahre 1976 die Vorschrift erlassen, daß im Falle von

- Gallenblasenentfernungen,
- Nasenbeinoperationen,
- Eingriffen an Bandscheibe oder Wirbelsäule,
- Hämorrhoidenentfernung,
- Mandeloperationen,
- Knieoperationen,
- Entfernung von Krampfadern sowie
- Hysterektomien

eine zweite ärztliche Stellungnahme eingeholt werden muß, bevor Versicherungszahlungen im Rahmen des Medicaid-Programms vorgenommen werden dürfen. Die Versicherung, in diesem Fall die öffentliche Hand, leistet für den Fall, daß die zweite ärztliche Stellungnahme nicht mit der 1. Ansicht übereinstimmt, nur dann, wenn der dritte Gutachter den Eingriff für erforderlich hält[11].

Ohne hier eine vollständige Beurteilung der „Second-opinion"-Programme vorzunehmen, seien einige Ergebnisse vorgestellt, die sich im Rahmen eines 8jährigen Modellversuchs am Cornell-New-York-Hospital ergaben und für Kosten-Nutzen-Abwägungen bei gynäkologisch-operativen Eingriffen interessant sind. In diesem Programm, das von allen in den USA laufenden Modellversuchen am längsten besteht, wird eine Unterscheidung zwischen Personen vorgenommen, die freiwillig eine zweite ärztliche Stellungnahme einholen und solchen, denen es im Rahmen ihres Versicherungsschutzes vorgeschrieben wird. Aus der zusammenfassenden Tabelle 6 geht hervor, daß die Hysterektomie zu den Eingriffen mit den höchsten nichtbestätigenden zweiten Stellungnahmen zählte. Bei den Personen, die sich freiwillig einer zweiten Untersuchung unterzogen, konnten im Falle der Hysterektomie 41,3% der Erstindikationen nicht bestätigt werden, während es im obligatorischen Fall 30,7% waren[12].

Die Kosten-Nutzen-Analysen führten unter Berücksichtigung der gesparten direkten und indirekten Kosten (Nutzen) und der angefallenen Programmkosten zu einer Kosten-Nutzen-Relation von 2,63 $, d. h. für jeden Dollar an Programmkosten wurden 2,63 $ gespart. Da dies eine Durchschnittsangabe ist und sich auf alle operativen bzw. unterbliebenen oder in preisgünstigerer Form vorgenommenen Eingriffe bezieht, wäre die Relation bei Hysterektomie, bei

Tabelle 6. Ausgewählte diagnostische Kategorien bei Personen mit nicht bestätigter Stellungnahme für eine Operation, nach Gruppen mit freiwilliger zweiter Untersuchung und vorgeschriebener zweiter Untersuchung. Entnommen aus: McCarthy, E., Finkel, M. L., Ruchlin, H. S.: Second Opinion Elective Surgery, Boston, Mass. 1981, S. 39

Ausgewählte diagnostische Kategorie	Freiwillig			Vorgeschrieben		
	Gesamt	Nicht bestätigt	(%)	Gesamt	Nicht bestätigt	(%)
Ballenoperation bzw. -entfernung	47	22	46,8	147	48	32,7
Gallenblasenentfernung	215	25	11,6	270	22	8,1
Gebärmutterhals-erweiterung und Ausschabung	144	45	31,3	465	82	17,6
Nasenscheiden-wandoperation	94	32	34,0	185	47	25,4
Bruchoperation	302	44	14,6	599	35	5,8
Hysterektomie	545	225	41,3	397	122	30,7
Knieoperation	190	97	51,1	124	29	23,4
Mastektomie und andere Brustoperationen	299	84	28,1	353	61	17,3
Prostataentfernung	161	66	41,0	90	26	28,9
Grauer Star bzw. Linsentrübung	209	63	30,1	270	41	15,2
Mandel- und Lymph-knotenentfernung	117	35	29,9	315	32	10,2
Krampfaderentfernung bzw. -verödung	104	34	32,7	215	28	13,0
Gesamt	2427	772	31,8	3430	573	16,7

der eine große Differenz zwischen den ursprünglichen und nichtbestätigten Indikationen besteht, höher ausgefallen. Damit erwies sich das untersuchte „Second-opinion"-Programm als ein ausgabensenkendes Mittel im stationären Bereich. Wenn es auch nicht als Patentrezept angesehen werden kann, so läßt sich vielleicht doch ein dauerhafter Beitrag zur Kostendämpfung im Gesundheitswesen durch derartige Programme erzielen.

Die Übertragbarkeit dieser Programme auf die BR Deutschland soll hier nicht in allen Einzelheiten geprüft werden. Es mag sein, daß diesen Programmen in Belegarztsystemen eine größere Bedeutung zukommt und die in der BR Deutschland vorherrschende Trennung von ambulantem und stationärem Bereich eine „eingebaute" zweite ärztliche Stellungnahme impliziert[13]. Diesem Einwand ließe sich entgegnen, daß es in den USA nicht nur Belegarztkrankenhäuser und daß es in der Bundesrepublik auch Belegärzte im Bereich Gynäkologie und Geburtshilfe gibt. Schließlich darf nicht übersehen werden, daß „Second-opinion"-Programme von ihrer ganzen Konstruktion her, den Anreizen[14], die von ihnen ausgehen sollen, sowie der Rolle, die dem Patienten zufällt, nicht identisch sind mit den in der Bundesrepublik in vielen Fällen mit breitem Diagnose- und Therapiespielraum quasi automatisch anfallenden Doppeluntersuchungen.

Damit bin ich am Ende meiner Ausführungen. An 2 Beispielen der präoperativen Risikoabgrenzung bei gynäkologisch-operativen Eingriffen habe ich versucht, die Anwendung kosten-nutzen-theoretischer Überlegungen zu skizzieren[15]. Ich bin der festen Überzeugung, daß die kosten-nutzen-theoretische Durchdringung des Gesundheitswesens im allgemeinen und von operativen Eingriffen (einschließlich der präoperativen und der postoperativen Phase) im besonderen in der BR Deutschland noch am Anfang steht. Für den operativen Bereich möchte ich mich den Empfehlungen anschließen, zu denen eine Gruppe von 47 amerikanischen Chirurgen, Epidemiologen und Ökonomen nach langjähriger Arbeit gelangte und von denen ich annehme, daß sie auch in der Bundesrepublik gültig sind. Unter der Fragestellung, wie sich der größte medizinische Nutzen eines gegebenen Mittelansatzes im Bereich der operativen Eingriffe erzielen läßt, wurden die folgenden 4 Empfehlungen ausgesprochen[16]:

1. In Zukunft sollte insbesondere in den Bereichen, in denen Fachleute nicht zu einmütigen Ansichten gelangen, über die Effektivität und Effizienz von operativen Eingriffen gearbeitet werden.
2. Mehr theoretische und empirische Arbeiten über die Entscheidungsverfahren, den Umfang mit Daten sowie die Anlage und Durchführung von epidemiologisch aussagekräftigen Modellversuchen sollen unser aller Wissen über Kosten und Nutzen operativer Eingriffe verbessern helfen.
3. Die Ausbildung der Mediziner sollte verstärkt Fragen der Epidemiologie und Gesundheitsökonomie umfassen.
4. Schließlich sollte eine noch sachkundigere und weitergehende Aufklärung der Bevölkerung über die Kosten, Risiken und Nutzen von operativen Eingriffen ermöglicht werden.

Anmerkungen

[1] Siehe im einzelnen (einschließlich weiterer Literaturangaben) Henke, K.-D., Kosten-Nutzen-Analysen und Hypertoniebekämpfung. In: Bock, K. D. (Hrsg.): Sozialmedizinische Probleme der Hypertonie in der Bundesrepublik Deutschland, Stuttgart 1978, S. 42, sowie Pliskin, N., Taylor, A. K., General Principles: Cost-Benefit and Decision Analysis. In: Bunker, J. P., Barnes, B. A., Mosteller, F. (Eds.): Costs, Risks, and Benefits of Surgery, New York 1977, S. 5 ff.

[2] Siehe Deutsche Krankenhausgesellschaft (Hrsg.): Auswertung der Selbstkostenblätter, Grundlagen und Ergebnisse für 1978, November 1979, S. 19.

[3] Dieser Sachverhalt führt im übrigen auch zu schwerwiegenden methodischen Problemen bei einer Zurechnung der stationären Ausgaben auf Krankheitsarten.

[4] Zur Vielschichtigkeit der angesprochenen Problematik siehe beispielhaft Social and Economic Implications of Cancer in the United States. In: Vital and Health Statistics, Analytical Studies, Series 3 – Nr. 20, US Department of Health and Human Services, Public Health Service, National Center for Health Statistics, Hyattsville, Md. 1981.

[5] Siehe jedoch Zeckhauser, R. J., Procedures for valuing lives. In: Public Policy 23, 45 (1975).

[6] Siehe dazu im einzelnen Wiesner, G., Abrechnung ambulanter Leistungen unter Berücksichtigung der dualistischen Finanzierung, Manuskript Hannover 1981.

[7] Die anfallenden Laborkosten hängen u. a. mit dem unterschiedlichen technischen Entwicklungsstand eines Labors und der laborinternen Organisation zusammen. Um die Kosten zu ermitteln, bedürfte es besonderer Kostenanalysen oder eines Wettbewerbs unter den Labors, der dafür sorgt, daß die Marktpreise nahe an den tatsächlichen Kosten liegen.

[8] Geht man davon aus, daß auf die 567 622 entbundenen Frauen in der BR Deutschland im Jahre 1979 13,5% Schnittentbindungen entfallen (das ist der Durchschnittswert für 1977 aus der Münchner Perinatalstudie), so ergeben sich 76 628 Fälle, die, multipliziert mit den Laborkosten laut BMÄ

Tabelle A1. Kosten für Schnittentbindung und Hysterektomien bei Benutzung des Bewertungsmaßstabs Ärzte (BMÄ) pro Jahr. Quelle: Eigene Berechnungen auf der Grundlage der in dieser Fußnote angegebenen Literatur

Kostenart	Gynäkologisch-operativer Eingriff	
	Schnittentbindung (Pos. 1032)	Hysterektomie (Pos. 1139)
Operationskosten	DM 17 701 068	DM 62 319 876
Laborkosten (gemäß den Tabellen 2 und 3)	DM 19 770 024	DM 64 078 241
Σ	DM 34 471 092	DM 126 398 117

(Tabelle 2) in Höhe von DM 258, bundesweit Laborkosten in Höhe von DM 19 770 024 ergeben würden. – Überträgt man die Häufigkeit der in den USA besonders oft vorgenommenen Hysterektomien im Jahre 1978 (582 auf 100 000 der weiblichen Bevölkerung), so ergeben sich für die Bundesrepublik (im Jahre 1978 betrug die weibliche Bevölkerung 32 116 000) Laborkosten laut BMÄ (Tabelle 3) in Höhe von DM 64 078 241. Addiert man jeweils die Operationskosten nach BMÄ, ergibt sich das in Tabelle A 1 wiedergegebene Bild. Quellen: Wirtschaft und Statistik, Heft 6, 1981 (Anzahl der entbundenen Frauen); Selbmann, H. K. et al.; Münchner Perinatalstudie 1975–1977, Daten, Ergebnisse, Perspektiven, Deutscher Ärzte-Verlag GmbH 1980 (Häufigkeit der Schnittentbindungen); Detailed diagnoses and surgical procedures for patients discharged from short-stay hospitals, United States 1978, US-Department of Health and Human Services, Hyattsville, Md., 1980 (Anzahl der Hysterektomien); Statistisches Jahrbuch 1980 für die Bundesrepublik Deutschland, Stuttgart und Mainz 1980, S. 29 (Anteil der weiblichen Bevölkerung).

[9] Siehe in diesem Zusammenhang insbesondere Bunker, J. P., McPherson, K., Hennemann, Ph. L., Elective Hysterectomy. In: Bunker, J. P. et al. (Eds.): Costs, Risks, and Benefits of Surgery, a.a.O., S. 262 ff., insbesondere Appendix 17-II, S. 273–275.

[10] Siehe auch Kassirer, J. P., Panker, S. G., Should Diagnostic Testing be Regulated? In: The New England Journal of Medicine, Vol. 299, Oktober 1978, S. 947 ff.

[11] Eine Zusammenstellung aller „second opinion programs" findet sich bei Lance, R., Haug, J. N., An update on second opinion programs, American College of Surgeons, Dezember 1978, sowie Haug, J. N., A review of second surgical opinion programs, American College of Surgeons, 1977.

[12] Über die deutlichen Unterschiede in den Nichtbestätigungsraten zwischen freiwilliger und obligatorischer zweiten Begutachtung könnte folgende Hypothese aufgestellt werden: Aufgrund der sehr weiten Spannbreite der Indikationen zur Hysterektomie gibt es möglicherweise völlig unstrittige Fälle, in denen weder Ärzte noch Patienten eine Alternative zur Operation sehen. Während diese Fälle bei der obligatorischen Zweitbegutachtung berücksichtigt werden, könnte es sein, daß im freiwilligen Fall die Patienten auf einen 2. Gutachter verzichten und somit eine Vorabauslese stattfindet. Diese Erklärung impliziert allerdings, daß die Patienten abschätzen können, ob eine Operation in jedem Fall erforderlich oder aber evtl. verzichtbar ist.

[13] So z. B. Bräutigam, H. H., Weiss, H., Untersuchungen zur Leistungsstruktur und Leistungsbewertung in einer Frauenklinik. In: Fachzeitschrift „Das Krankenhaus", Heft 7, 1979, S. 253 f.

[14] Siehe in diesem Zusammenhang auch Dyck, F. et al., Effect of Surveillance on the Number of Hysterectomies in the Province of Saskatchewan. In: The New England Journal of Medicine, Vol. 296, Juni 1977, S. 1326 ff.

[15] Ein weiterer Anwendungsbereich, der hier ausgeklammert war, bezieht sich auf den Kosten-Nutzen-Vergleich ambulant oder stationär erbrachter Laboruntersuchungen. Siehe generell zu diesem Problem Berk, A. A., Chalmers, T. C., Cost and Efficacy of the Substitution of Ambulatory for Inpatient Care. In: The New England Journal of Medicine, Vol. 304, Februar 1981, S. 393 ff.

[16] Siehe im einzelnen Bunker, J. P. et al. (Eds.): Costs, Risks, and Benefits of Surgery, a.a.O., S. 387–394.

Kosten geburtshilflicher Eingriffe und deren Komplikationen

W. G. Fack

In diesem Aufsatz soll versucht werden, Zusammenhänge zwischen der „Risikoabwägung in Geburtshilfe und Gynäkologie“, dem ersten Themenkomplex dieses Fortbildungskurses, und den Kosten für Geburtshilfe und dabei auftretende Komplikationen aufzuzeigen. *Zunächst einige Vorbemerkungen:* „Das schnelle und kontinuierliche Wachstum der Ausgaben im Gesundheitswesen ist ein zentrales Problem der Gesundheitspolitik in der Bundesrepublik Deutschland. Politik und Administration, Ärzte und Patienten sind angehalten, zur Kontrolle und Dämpfung des Kostenanstiegs beizutragen. Zugleich bestehen Anforderungen, die Qualität der medizinischen Versorgung den ständig veränderten gesellschaftlichen Verhältnissen und Krankheitsbildern anzupassen und die medizinische Leistungsfähigkeit der Institutionen des Gesundheitswesens zu steigern“ [1]. Während die sog. Maßnahmen zur Kostendämpfung mittlerweile zu einer Abflachung des Kostenanstiegs geführt haben, stellt die Kostenentwicklung der Krankenhäuser immer noch einen Grund zur Sorge dar. Die Gründe, die zur sog. Kostenexplosion im Krankenhaus geführt haben, brauchen hier nicht näher analysiert zu werden. Fest steht, daß es sich keineswegs allein um einen Kostenanstieg, sondern ebenfalls um einen adäquaten Leistungsanstieg handelt.

Die Zunahme der Fallzahlen im Krankenhaus, die ungünstiger werdende Alterspyramide der Bevölkerung, das schwerere Krankheitsbild usw. haben – vor allem im Bereich der Krankenhäuser der Maximalversorgung – dazu geführt, daß ihre Leistungen sowohl nach Quantität als auch nach Qualität in den letzten Jahren erheblich zugenommen haben. So konnte auch ein entsprechender Kostenanstieg nicht ausbleiben. Nur am Rande sei erwähnt, daß die bloße Betrachtung der Krankenhauspflegesätze völlig in die Irre führt, da deren absoluter bzw. relativer Anstieg kein aussagekräftiges Maß für die tatsächliche Kostensteigerung darstellt. Maßgeblich für die Betrachtung können allein die tatsächlichen, d. h. die unter betriebswirtschaftlichen Gesichtspunkten ermittelten Fallkosten sein.

Zum medizinischen Aspekt der ambulanten und stationären Krankenbehandlung tritt somit – außer den durch die Entwicklung der Rechtsprechung zur Arzthaftpflicht zunehmend Bedeutung gewinnenden forensischen Problemen – nunmehr verstärkt der ökonomische Aspekt. Es ist keine Frage, daß ärztliches Handeln in Zukunft nicht nur im Hinblick auf seine Effektivität, sondern auch im Hinblick auf seine Effizienz zu beobachten und zu beurteilen ist.

Die Effektivität der medizinischen Versorgung, also die Wirksamkeit diagnostischer und therapeutischer Maßnahmen, wird weitgehend von der

Qualität der ärztlichen Verrichtungen determiniert [2]. Es stellt sich somit die Frage, ob ärztliches Handeln in gleicher Weise auch die Effizienz, d. h. die Wirtschaftlichkeit von therapeutischen und diagnostischen Maßnahmen in der ambulanten und stationären Versorgung determiniert.

Während die Frage der Effektivität der medizinischen Versorgung in Theorie und Praxis in den letzten Jahren zunehmende Beachtung gefunden hat, gilt dies im Hinblick auf die Effizienz nicht in gleichem Maße. Als Beispiele für „Effektivitätsmessung und Qualitätsbeurteilungen im Gesundheitswesen" sind zu nennen: die „Münchner Perinatalstudie", die „Perinatologische Arbeitsgemeinschaft in Niedersachsen", die „Pilotstudien zur Effektivitätsmessung in der Gynäkologie" der Universitäts-Frauenklinik Düsseldorf u. a. [2]. Entsprechende Untersuchungen zur Effizienzmessung und zur Beurteilung in Gynäkologie und Geburtshilfe liegen bisher in größerem Umfang nur in den USA vor. Demgegenüber gibt es insbesondere für den Bereich der Neonatologie zahlreiche einschlägige Untersuchungen, die sich mit dem Nutzen-Kosten-Verhältnis, insbesondere bei neonataler Intensivbehandlung, befassen [3–7].

Die Notwendigkeit, die Effizienz ärztlicher Maßnahmen transparenter zu machen, hat dazu geführt, Nutzen-Kosten-Untersuchungen in allen Bereichen des Gesundheitswesens dort, wo sie sinnvoll und möglich sind, durchzuführen. Überspitzt formuliert sind Nutzen-Kosten-Untersuchungen damit vergleichbar der medizinischen Diagnose, die trotz aller Unsicherheiten erst eine sinnvolle Therapie ermöglicht. „Erst bei Schaffung der Transparenz über die Wirtschaftlichkeit und Leistungsfähigkeit der ambulanten und stationären Krankenversorgung sind Maßnahmen zur Verbesserung von Wirtschaftlichkeit und Leistungsfähigkeit möglich. Nutzen-Kosten-Untersuchungen als ökonomische Diagnoseverfahren sind deshalb auch bei unvollständiger Datenbasis wichtige Voraussetzungen dafür, vernünftige Entscheidungen im Gesundheitswesen treffen zu können . . . Für den medizinischen Bereich kann durch Nutzen-Kosten-Untersuchungen Hilfestellung gegeben werden, mit vorhandenen finanziellen und sachlichen Mitteln die bestmögliche medizinische Leistung für den Patienten zu erbringen. Für die Medizin liegt hier eine Chance, sich nicht ohnmächtig dem Diktat der knappen Mittel zu unterwerfen, sondern aktiv selbst Prioritäten zu setzen" [1].

Aus der ökonomischen Sicht der Kostenträger bieten Nutzen-Kosten-Untersuchungen Unterstützung für die Aufgabe der Verbesserung der Wirtschaftlichkeit, mit geringstem finanziellen und sachlichen Aufwand die medizinische Versorgung sicherzustellen.

Vor dem Hintergrund des Obengesagten ist es keine Frage, daß sich das Problem der Effizienz auch im Bereich von Geburtshilfe und Gynäkologie stellt. Dabei trifft dies sowohl für die ambulante Diagnostik und Therapie als auch für die stationäre Betreuung zu.

Ausgehend von Zielsetzung und prozessualem Ablauf der medizinischen Leistungserstellung ist der Medizinbetrieb immer dann effektiv, wenn es gelungen ist, den Gesundheitszustand der den Medizinbetrieb aufsuchenden Patienten zu verbessern. Die Effektivität der medizinischen Versorgung findet mithin ihren Ausdruck im Behandlungsergebnis, bezogen auf den Gesundheits- und Zufriedenheitszustand des Patienten. Es leuchtet ein, daß dies der primäre

Beurteilungsmaßstab dafür sein muß, ob eine medizinische Leistung effektiv oder ineffektiv ist. Gleichzeitig zeigen sich hier aber auch Problematik und Schwierigkeiten der Effektivitätsbeurteilung, die darin bestehen, daß sich weder das Ziel „Verbesserung des Gesundheitszustands des Patienten" noch der Zielerreichungsgrad exakt definieren und eindeutig in meßbaren Größen ausdrücken lassen [2].

Diese für den gesamten diagnostischen und therapeutischen Bereich gültige Aussage gilt in positiver Hinsicht für den Bereich der Geburtshilfe nicht: denn für diesen Bereich läßt sich das Ziel exakt fassen und somit auch der Zielerreichungsgrad exakt definieren und in meßbaren Größen ausdrücken. Was ist also das Ziel medizinischer Maßnahmen auf geburtshilflichem Gebiet? Die Antwort dürfte nur lauten:

Eine komplikationsfreie, für Mutter und Kind unter optimalen medizinischen und sonstigen äußeren Bedingungen ablaufende Schwangerschaft und Geburt ohne jegliche Folge- bzw. Spätschäden für Mutter und Kind.

Wenn dem so ist, das Ziel also exakt feststeht, kann es sich im Hinblick auf die Effizienz geburtshilflicher therapeutischer und diagnostischer Maßnahmen nur darum handeln, das definierte Ziel mit möglichst geringen Kosten zu erreichen. Im Sinne der wirtschaftswissenschaftlichen Theorie ist somit im

Tabelle 1. Ermittlung der Gesamtkosten im Leistungsbereich Geburtshilfe pro Monat

Kostenstellennummern	Bezeichnung	Kosten Σ	Anteil Frauenheilkunde		Anteil Abteilung Gynäkologie und Geburtshilfe	
		DM	%	DM	%	DM
	Technischer Bereich	269 041	8	21 523	73	15 712
9480005	Allg. KST-Zentrum	390 313	–	–	73	284 929
9480200	Klinisches Labor	8 644	–	–	–	–
9480269	Endokrinologisches Labor	33 636	–	–	–	–
9481001	Allg. KST-Abteilung	130 531	–	–	–	–
9481109	Ultraschall	5 122	–	–	–	–
9481508	Kreißsaal	47 964	–	–	–	–
9481516	Operationsbereich	51 254	–	–	–	–
9481605	Wochenstation 1	40 142	–	–	–	–
9481613	Wochenstation 2	10 516	–	–	–	–
9481656	Kinderzimmer	43 837	–	–	–	–
9481907	Aufnahme und Archiv	6 872	–	–	–	–
Summe		–	–	–	–	–
Summe –	Hochrechnung	–	–	–	–	–

Bereich der Geburtshilfe das Sparsamkeitsprinzip das adäquate theoretische Konzept.

Ausgehend von der Forderung, Geburtshilfe möglichst kostensparend zu betreiben, stellt sich die Frage, wie weit die Bemühungen zur Kostensenkung getrieben werden können, ohne das therapeutische Ziel zu gefährden. Gerade in jüngster Zeit werden sog. „Kostensparende Lösungen", wie z. B. die „Hausgeburt" und die „ambulante Entbindung" propagiert. Dem ohne Zweifel damit verbundenen Kostensenkungseffekt stehen jedoch auf der anderen Seite medizinische und im Ergebnis damit auch ökonomische Risiken gegenüber, die sehr sorgfältig gegeneinander abgewogen werden müssen. Gerade im Bereich der Schwangerenvorsorge und -betreuung zeigt sich, daß Sparen am falschen Platz letztlich zu medizinisch unbefriedigenden Ergebnissen und zusätzlich meist zu Kostensteigerungen führt.

Anhand der nachfolgenden 6 ausgewählten Fälle aus unserer Frauenklinik, die sicherlich in keiner Weise repräsentativ sind, soll nun erläutert werden, in welchem Ausmaß die im Bereich der Geburtshilfe entstehenden Kosten durch ärztliches Tun bzw. Unterlassen determiniert sind. Zunächst soll anhand Gießener Zahlenmaterials geschildert werden, wie die Kosten eines stationären geburtshilflichen Aufenthalts ermittelt werden und wie sich in den geschilderten

Anteil	Geburtshilfe	davon						Verteilungs-schlüssel
		Kreißsaal		Wochenstationen 1 + 2		Kinderzimmer		
%	DM	%	DM	%	DM	%	DM	
50	7 856	10	786	85	6 678	5	392	Planbetten
50	142 464	10	14 246	85	121 095	5	7 123	Planbetten
30	2 593	20	518	80	2 075	–	–	Fälle (gewicht.)
75	25 227	–	–	100	25 227	–	–	Schätzung und Angabe Frauenklinik
30	39 160	25	9 790	50	19 580	25	9 790	Anzahl KST
20	1 024	–	–	100	1 024	–	–	Schätzung
100	47 964	100	47 964	–	–	–	–	Direkte Zuordnung
23	11 788	–	–	–	–	–	–	s. Leistungszahl
100	40 142	–	–	100	40 142	–	–	Direkte Zuordnung
100	10 516	–	–	100	10 516	–	–	Direkte Zuordnung
100	43 837	–	–	–	–	100	43 837	Direkte Zuordnung
41	2 818	–	–	100	2 818	–	–	Fälle
–	375 389	–	73 304	–	229 155	–	61 141	
–	402 000	–	78 000	–	245 000	–	66 000	

Tabelle 2. Kostenanalyse verschiedener Schwangerschaftsverläufe

Fälle	Gesamt summe Kosten	Verlauf					
		Ambulante Vorsorge		Stationäre Vorsorge		Stationäre Behandlung Komplikation	
	DM		DM		DM		DM
1) Normaler Schwangerschaftsverlauf	3 344,–	∅ 10×	280,–	Nein	–	Nein	–
2) Cerclage (normal)	4 384,–	∅ 10×	280,–	∅ 4 Tage 15 min Operation	926,– 114,–	Nein	–
3) 1. Fall: Unterlassene Cerclage	19 398,–	Maximal 3×	84,–	Nein	–	44 Tage 31. Woche Entbindung	10 189,–
4) 2. Fall: rechtzeitige Cerclage (17. Woche)	4 685,–	10×	280,–	4 Tage 15 min Operation	1 040,–	Nein	–
5) Hypertonie (normal)	3 460,–	∅ 10× Medikament	280,– 116,–	Nein	–	Nein	–
6) 1. Fall: Kaum Schwangerschaftsbetreuung	5 878,–	Maximal 5×	140,–	Nein	–	Nein	–
7) 2. Fall: unzureichende Schwangerschaftsbetreuung (Krampfanfälle)	13 902,–	Maximal 2×	56,–	Nein	–	Nein	–
8) Diabetes (normal)	8 565,–	∅ 3×	84,–	∅ 6 Tage + 1 Tag/Woche = 25 Krankenhaustage Insulinpumpe	1 389,– 2 845,– 100,–	Nein	–
9) 1. Fall: Schwerer Diabetes (insulinpflichtig)	22 288,–	3×	84,–	40 Tage + 18 Krankenhaustage	9 263,– 2 084,–	Nein	–
10) 2. Fall: mittlerer Diabetes (insulinpflichtig)	16 430,–	3×	84,–	21 Tage + 14 Krankenhaustage	4 863,– 1 621,–	2 Tage	463,–

Spontangeburt	DM	Kaiserschnitt	DM	Stationäre Behandlung für Entbindung (Mutter)	DM	Stationäre Bahandlung nach Entbindung (Kind)	DM	Verlegung Kinderklinik DM	
Ja (normal)	1 054,–	Nein	–	⌀ 6 Tage	1 389,–	⌀ 6 Tage	621,–	Nein	–
Ja (normal)	1 054,–	Nein	–	⌀ 6 Tage	1 389,–	⌀ 6 Tage	621,–	Nein	–
Nein	–	Normal	684,–	7 Tage	1 621,–	Nein	–	11 Tage	6 820,–
Nein	–	Normal	684,–	8 Tage	1 853,–	8 Tage	826,–	Nein	–
Ja (normal)	1 054,–	Nein	–	⌀ 6 Tage	1 389,–	⌀ 6 Tage	621,–	Nein	–
Nein	–	Normal	684,–	12 Tage	2 779,–	10 Tage	1 035,–	2 Tage	1 240,–
Nein	–	Frühgeburt (Notaufnahme)	684,–	14 Tage (12 Tage Intensivstation)	3 242,–	Nein	–	16 Tage (u. U. geschädigt)	2 920,–
Ja (normal)	1 054,–	Nein	–	⌀ 6 Tage	1 389,–	⌀ 4 Tage	414,–	⌀ 2 Tage	1 240,–
Nein	–	Normal (Kind normalgewichtig)	684,–	35 Tage	8 105,–	8 Tage	828,–	2 Tage	1 240,–
Normal (Kind normalgewichtig)	1 054,–	Nein	–	28 Tage	6 484,–	6 Tage	621,–	2 Tage	1 240,–

Einzelfällen der Behandlungsverlauf auf die Kosten auswirkt. Anhand der Fälle im Vergleich mit sog. Normalfällen soll dargelegt werden, wie kostenträchtig Abweichungen, seien sie medizinisch beeinflußbar oder nicht, sich auf den Kostenverlauf auswirken.

Hier soll zunächst dargestellt werden, wie und auf welchem Wege die Kosten für die stationäre Behandlung im geburtshilflichen Bereich ermittelt werden können. Basis der Kostenermittlung ist die sog. Kosten- und Leistungsrechnung im Krankenhaus, die sämtliche anfallenden Kosten, also Personal-, Sach- und z. T. Investitionskosten, verursachungsgerecht auf die einzelnen Leistungsstellen des Krankenhauses aufteilt. Tabelle 1 zeigt links die sog. Kostenstellen, denen als verursachenden Stellen die Kosten zunächst zugerechnet werden. Die auf diesen Kostenstellen aufgelaufenen Kosten werden, der Struktur der Gießener Frauenklinik entsprechend, den Abteilungen nach bestimmten Schlüsseln zugerechnet. Die Kosten, die auf den stationär geburtshilflichen Bereich entfallen, sind in der Schlußsumme unter „Hochrechnung" mit insgesamt DM 402 000,– pro Monat ausgewiesen. Die Kosten des Kreißsaals betragen DM 78 000,– monatlich, die Kosten der Wochenstation I und II DM 245 000,– monatlich, die Kosten des sog. Kinderzimmers DM 66 000,–. Daraus errechnen sich unter Zugrundelegung der Leistungszahlen der geburtshilflichen Abteilung folgende Kosten:

Die Kosten eines Pflegetages auf der Wochenstation betragen ca. DM 231,–, die Kosten eines Tages im Kinderzimmer betragen DM 103,–, die Kosten der Inanspruchnahme des Kreißsaals betragen pro Geburt ca. DM 1 054,–, die Kosten einer operativen Geburt betragen DM 684,–.

Diese Beträge wurden bei der Kostenermittlung der 6 Beispielfälle zugrunde gelegt. Bei den 6 Fällen handelt es sich um je 2 Fälle von indizierter Cerclage, von Hypertonie bzw. Gestose sowie von Diabetes. Den dargelegten Einzelfällen wurde jeweils der unter dem gegebenen Zustandsbild zum Vergleich heranziehende Normalfall gegenübergestellt.

Die Kostenanalyse verschiedener Schwangerschaftsverläufe zeigt unter Einbeziehung der Kosten für die ambulante Vorsorge folgendes Bild (Tabelle 2):

Fall 1 zeigt den therapeutischen und den Kostenverlauf bei normaler Schwangerschaft ohne jegliche Komplikation. Hieraus folgen unter Einschluß der ambulanten Vorsorge Kosten in Höhe von DM 3 344,–.

In *Fall 2* ist der Modellfall für eine ohne jegliche Komplikation verlaufende Schwangerschaft mit rechtzeitig vorgenommener Cerclage dargestellt. Die einzelnen Mehrkosten in Höhe von ca. DM 1 000,– folgen aus der stationären Vorsorge d. h. dem Eingriff der Cerclage.

Im *3. Fall,* und hier handelt es sich um den ersten Echtfall, ergeben sich Kosten in Höhe von insgesamt über DM 19 000,–. Die, obwohl medizinisch indiziert, nicht rechtzeitig zur Cerclage gekommene Patientin mußte von der 31. Woche bis zur Entbindung stationär behandelt werden. Es war eine Sektion erforderlich, und das Kind mußte 11 Tage in der neonatologischen Abteilung der Kinderklinik behandelt werden. Die unterbliebene Cerclage mit einem

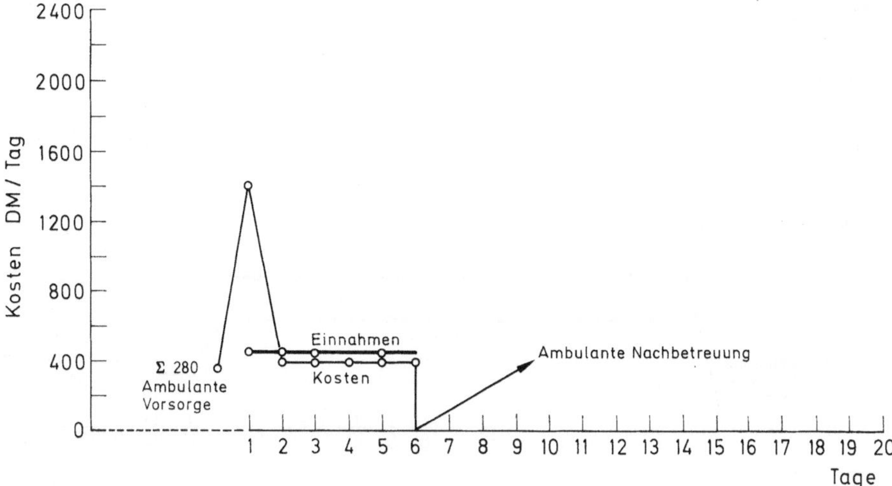

Abb. 1. Kostenverläufe ausgewählter Fälle, Fall 1: Schwangerschaft komplikationslos, Spontangeburt, 6 Tage stationärer Aufenthalt von Mutter und Kind. Kosten: Fallkosten 3 064 DM, Pflegesatzeinnahmen 2 274 DM

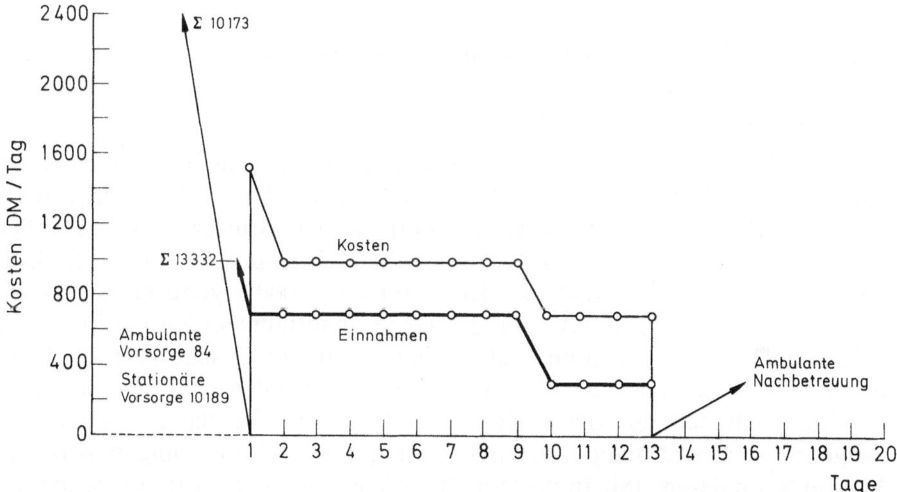

Abb. 2. Kostenverläufe ausgewählter Fälle, Fall 3: komplizierte Schwangerschaft, unterlassene Cerclage, Frühgeburt durch Sektion. Mutter 51 Tage stationär, Kind 11 Tage stationär (neonatologische Abteilung, 8 Tage nach Geburt). Kosten: Fallkosten 19 314 DM, Pflegesatzeinnahmen 18 786 DM

Kostenaufwand von ca. DM 1 000,– hat somit im Ergebnis, außer den medizinischen Folgen, zu Mehrkosten von ca. DM 15 000,– geführt.

Demgegenüber zeigt der *Fall 4,* daß bei rechtzeitiger Cerclage nur Kosten in Höhe von DM 4 685,– entstanden sind.

Fall 5 zeigt den Modellfall einer Schwangerschaft bei Hypertonie, die ausreichend und effektiv medikamentös ambulant behandelt wurde. Die Kosten betragen inkl. der Kosten für die Medikamente DM 3 460,–.

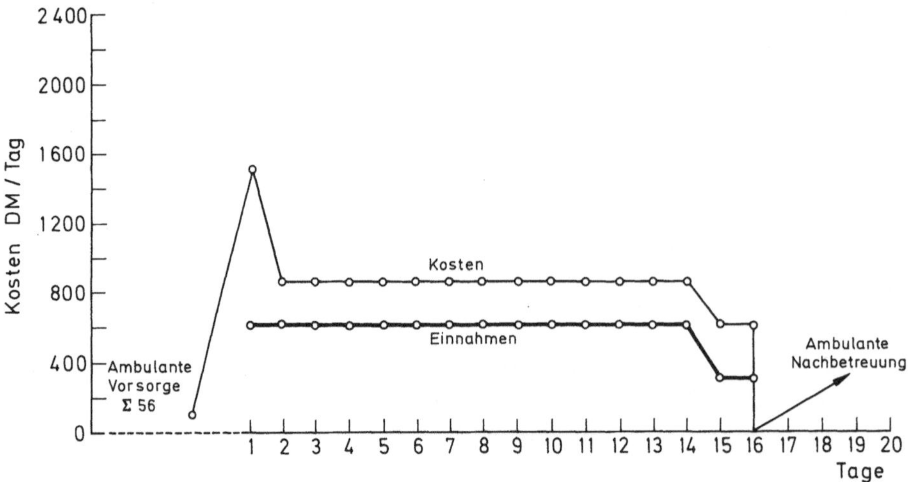

Abb. 3. Kostenverläufe ausgewählter Fälle, Fall 7: Schwangerschaft bei Hypertonie ohne ausreichende Betreuung; Eklampsie, mit Sektion. Mutter 14 Tage stationär, Kind 16 Tage stationär (neonatologische Abteilung), ohne Komplikationen. Kosten: Fallkosten 13 846 DM, Pflegesatzeinnahmen 9 090 DM

Demgegenüber zeigt der *Fall 6,* daß eine ineffektive Schwangerschaftsbetreuung letztlich eine Sektion bei verlängertem Aufenthalt von Mutter und Kind und Mehrkosten von ca. DM 2 500,– verursacht.

Fall 7 zeigt ebenfalls eine ineffektive Betreuung. Hier mußte die Schwangere mit Eklampsie als Notfall stationär aufgenommen werden. Erforderlich waren Sektion, verlängerter stationärer Aufenthalt der Mutter sowie 16 Tage Behandlung des Kindes in der neonatologischen Abteilung der Kinderklinik. Zu letzterem ist anzufügen, daß das Kind mit ca. 2 000 g geboren wurde und reanimiert werden mußte. Es konnte zwar in unauffälligem Zustand entlassen werden, doch ist zu beachten, daß „minimale neurologische Auffälligkeiten mitunter erst Jahre nach der Geburt sicher festzustellen sind und die später bemerkten Schäden auf die verfrühte Geburt und die damit verbundenen passageren Sauerstoffmangelzustände oder gar auf Hirnblutungen zurückgeführt werden müssen" [8]. In diesem Zusammenhang ein Wort zur neonatalen Intensivmedizin. Neonatale Intensivmedizin ist teuer, aber sie zahlt sich aus. So ergeben sich aus den Beispielen von Wolf et al. und Wille/Obladen folgende Berechnungen:

1. Beispiel Wolf [3]: Ein 1 700 g schweres Frühgeborenes mit Atemnotsyndrom muß im Durchschnitt bei 10tägiger Beatmung und weiterem 25tägigem stationären Aufenthalt in der Klinik mit Kosten zwischen DM 11 000,– und 22 000,– (je nach Berechnungsmethode) veranschlagt werden. Durch diese Intensivbehandlung kann eine schwere zerebrale Schädigung vermieden werden, die sonst zu einer Unterbringung in halboffener oder auch geschlossener Einrichtung führen würde, die bei einem angenommenen Tagessatz von DM 80,– allein bis zum 18. Lebensjahr DM 350 000,– Kosten verursachen würde.

2. Noch deutlicher ist das Beispiel von Wille/Obladen [4], die für ihre 12-Betten-Station Kosten pro Pflegetag von über DM 600,– errechnet haben und darauf hinweisen, daß diese enormen Kosten durch das Behandlungsziel völlig gerechtfertigt seien:
„Ein schwer zerebral geschädigtes Kind in Heimpflege kostet den Staat in 50 Jahren über DM 1 Mio., was dem Bruttoeinkommen einer Intensivschwester im gleichen Zeitraum entsprechen würde.“ Werde durch eine Neugeborenenintensivstation mit der Kapazität von 6 Betten auch nur eine einzige zerebrale schwere Schädigung pro Jahr verhindert, so wäre volkswirtschaftlich gesehen der Betrieb dieser Station bereits „finanziert“.

Fall 8 zeigt den optimalen Verlauf einer Schwangerschaft bei insulinpflichtigem Diabetes, bei dem die Mutter rechtzeitig mit einer Insulinpumpe versorgt worden ist. Im günstigsten Fall verläuft die Schwangerschaft ohne jegliche Komplikation und führt zur Spontangeburt eines normalgewichtigen Kindes, das lediglich vorsorglich zur Beobachtung 2 Tage auf die neonatologische Abteilung verlegt werden muß.

Fall 9 zeigt den Fall eines schweren insulinpflichtigen Diabetes, der dank guter Einstellung mit der Insulinpumpe zu einem normalgewichtigen Kind bei Sektion geführt hat.

Fall 10 zeigt ebenfalls den Fall einer Schwangeren mit insulinpflichtigem Diabetes, der, trotz einer zwischendurch notwendigen kurzzeitigen stationären Aufnahme, mit Spontangeburt eines normalgewichtigen Kindes medizinisch voll befriedigend geendet hat.

Gerade die letzten beiden Fälle zeigen, daß die verhältnismäßig hohen Kosten von ca. DM 22 000,– und 16 000,– im Vergleich zu einer normalen Schwangerschaft, Beispiel 1, zwar zu Mehrkosten von ca. DM 19 000,– bzw. 13 000,– geführt haben, das Ziel, in erster Linie ein gesundes Kind zur Welt bringen zu können, jedoch voll erreicht wurde. So gesehen ist der Mehraufwand im Vergleich zu den bei schlechter Einstellung des Diabetes und unzulänglicher Betreuung zu erwartenden Komplikationen, wie z. B. übergewichtiges Kind, mit möglichen Folgeschäden, vollauf zu vertreten.

Als Beispiele für das Verhältnis der Kosten für die ambulante und stationäre Behandlung einerseits und der Einnahmen aus Pflegesatzzahlung mögen die Fälle 1, 3, 7 dienen (s. a. Abb. 1–3).

Auf ein Ergebnis der Betrachtungen ist hinzuweisen

Bei der gegenwärtigen und – wie allgemein bekannt – umstrittenen Pauschalierung des Pflegesatzes kann das Krankenhaus durchaus auch bei komplizierten und länger dauernden stationären Aufenthalten mit Komplikationen einigermaßen Kostendeckung erzielen.

Selbstverständlich würde im Extremfall einer sog. ambulanten Geburt mit 1tägigem stationären Aufenthalt und einer dadurch bedingten Pflegesatzeinnahme von ca. DM 400,–, falls diese Fälle in größerer Zahl auftreten, eine extreme Unterdeckung der entstehenden Kosten (für eine Normalgeburt ca. DM 1 400,– für 1tägigen Aufenthalt) entstehen. Auch an diesem Beispiel zeigt sich deshalb, wie an vielen anderen, daß der Gesetzgeber und die Kostenträger früher oder später sich zu einer sachgerechten Vergütung der einzelnen, bei stationärer Behandlung erbrachten Leistungen, werden entschließen müssen.

Ich hoffe, einen Eindruck davon vermitteln zu können, wie sich geburtshilfliche Komplikationen kostenmäßig niederschlagen. So wie die neonatale Intensivmedizin praktisch im Kreißsaal beginnt, beginnt Geburtshilfe bereits bei der Diagnose der Schwangerschaft, denn hier werden die Weichen gestellt, nicht nur für die weitere medizinische Betreuung der Schwangeren, sondern auch für das ökonomische Ergebnis. Es besteht unter ökonomischen Aspekten überhaupt keine Frage, daß rechtzeitige und effektive Maßnahmen – und seien sie auch kostenspielig wie z. B. die Einstellung einer Diabetespatientin mit der Insulinpumpe – im Ergebnis fast immer zu vertreten sind, weil sie in aller Regel noch höhere Folgekosten zu vermeiden helfen. Um so mehr gilt diese Aussage für den Fall, wie z. B. der effektiven Behandlung der Hypertonie während der Schwangerschaft, bei der der finanzielle Mehraufwand zumeist verhältnismäßig so gering ist, daß ein Verzicht hierauf nicht nur medizinisch, sondern auch ökonomisch in keiner Weise zu vertreten ist. Vor diesem Hintergrund kommt den Geburtshelfern in freier Praxis nicht nur eine wesentliche Steuerungsfunktion für den weiteren Schwangerschaftsverlauf, sondern auch für die Kosten der Geburtshilfe überhaupt zu. Es gibt kaum einen Bereich in der Medizin, wo sich Vorbeugung und Behandlung in gleichem Ausmaß lohnen wie in der Geburtshilfe, sind doch stets 2 Menschenleben betroffen – das der Mutter und das ihres Kindes.

Literatur

1. Mildner, Jarke: Nutzen-Kosten-Untersuchungen zur Verbesserung der Wirtschaftlichkeit und Leistungsfähigkeit im Krankenhaus, in: „das Krankenhaus", Heft 8/1982, S. 341 ff.
2. Der Bundesminister für Arbeit und Sozialordnung (Hrsg.): Effektivitätsmessung und Qualitätsbeurteilung im Gesundheitswesen, Forschungsbericht Gesundheitsforschung Nr. 51, Bonn 1981
3. Wolf, Bürger, Otten: Neonatale Intensivmedizin, in: diagnostik & intensivtherapie, 1/80, S. 5 ff.
4. Wille, Obladen: Neugeborenen-Intensivpflege, Grundlagen und Richtlinien, 2. Auflage, Berlin-Heidelberg-New York 1979
5. Hillemanns, Steiner, Steiner: Kosten-Nutzen-Analyse der anteparalen Intensivüberwachung, in: Deutsches Ärzteblatt, Heft 17/1980, S. 1135 ff.
6. Phipps, Williams, Phipps: Newborn Risk Factors and Costs of Neonatal Intensive Care, in: Pediatrics, Vol. 68, September 1981, S. 313 ff.
7. Koepcke, Seidenschnur: Ökonomische Aspekte der Intensivgeburtshilfe, in: Zbl. Gynäkol. 104 (1982), S. 719 ff.
8. Wolf: Das Schicksal des frühgeborenen Kindes, in: Dtsch. med. Wschr. 104 (1979), S. 1383 ff.

Diagnostisches und therapeutisches Vorgehen beim EPH-Syndrom

Pathophysiologie der Gestosen

V. FRIEDBERG

Ein auch nur einigermaßen vollständiger Aufsatz über die Pathophysiologie der Gestosen wäre durch die Fülle von Untersuchungsergebnissen für den Rahmen dieses Buches viel zu umfangreich. Dies liegt zum einen daran, daß zumindest bei den schweren Gestosen fast alle Organe des mütterlichen Körpers von dieser Erkrankung betroffen werden und somit häufig Abweichungen ihrer physiologischen Funktionen aufweisen, die man in einer vollständigen Darstellung detailliert beschreiben müßte, zum anderen müßte man darüber diskutieren, welche dieser nachweisbaren Organveränderungen möglicherweise als primäre Ursache einer Gestose in Frage kommen und welche pathophysiologischen Organveränderungen nur Folge der Erkrankung sind. Es ist deshalb schwierig und ziemlich subjektiv, welche Prioritäten man in einem kurzen Aufsatz über das große Gebiet der Pathophysiologie der Gestosen setzen soll. Ich sehe daher meine Aufgabe nur darin, in die Vielschichtigkeit der Gestoseproblematik einzuführen, wobei ich mich aus den soeben genannten Gründen überwiegend auf die Kreislaufveränderungen beschränken möchte, die sicher den wichtigsten Teil der Pathophysiologie der Gestosen ausmachen.

Zweifellos steht im Mittelpunkt des ganzen Krankheitsgeschehens *der arterielle Hochdruck*, so daß die angloamerikanischen Kollegen heute kaum noch die uns bekannten Bezeichnungen wie Gestose oder Toxikose anwenden, sondern sehr viel häufiger von Hochdruckerkrankungen in der Schwangerschaft oder vom schwangerschaftsinduzierten Hochdruck sprechen. Doch die Probleme der Nomenklatur sollen hier nicht zur Sprache kommen.

Es ist wohl allgemein bekannt, daß mit Ansteigen des Blutdrucks in der Schwangerschaft der Anteil der „small for date babies", der Frühgeburten und Totgeburten erheblich zunimmt, so daß man heute einen Blutdruck von 140/90 mm Hg als Grenzwert zwischen normal und pathologisch ansieht. Tabelle 1 zeigt z. B. aus eigenen Untersuchungen die Zunahme der „small for date babies" bei den verschiedenen Hypertoniegraden (vgl. Tabelle 1), wobei auch die Hochdruckätiologie eine Rolle spielt, d. h. ob eine essentielle Hypertonie vorliegt (geringeres kindliches Risiko), ein schwangerschaftsinduzierter Hochdruck oder eine Pfropfgestose (hohes kindliches Risiko). Ebenso ist bekannt, daß bei zusätzlichem Auftreten einer Proteinurie das kindliche Risiko erheblich zunimmt (s. Tabelle 2). Demgegenüber besitzen die Ödeme keinen oder nur einen sehr geringen Krankheitswert, man glaubt sogar, leichte bis mittelschwere Ödeme hätten eher eine protektive Wirkung für das Kind, so daß man heute mit der Anwendung von Diuretika bei Schwangerschaftsödemen sehr zurückhaltend ist. Bei allen wissenschaftlichen und klinischen Untersuchungen steht daher

Tabelle 1. Beziehung zwischen dem Grad des Hypertonus und dem Auftreten von „Small for date babies". Anteil der „small for date babies" bei Erhöhung des systolischen (*a*) bzw. des diastolischen (*b*) Blutdrucks

Hypertoniegrade	mm Hg[a]	%
a) Normoton	140	9,8
Grad I	(140–159)	12,5 (nicht signifikant)
Grad II	(160–179)	20,4 (signifikant)
Grad III	(> 180)	39,4 (signifikant)
b) Normoton	90	9,2
Grad I	(90–100)	9,7 (nicht signifikant)
Grad II	(101–110)	20,4 (signifikant)
Grad III	(> 110)	34,3 (signifikant)

[a] 1 mm Hg = 133,322 Pa

Tabelle 2. Perinatale Mortalität in Abhängigkeit von systolischem Druck und Proteinurie (50 000 Geburten)
(National Institute of Health, Toxemia Task Force E. Friedman, L. Chesley, R. R. de Alvarez)

Maximaler systolischer Druck mm Hg[a]	Proteinurie maxima					
	Keine	Spur	1 +	2 +	3 +	4 +
<140	7,2	13,8	6,0	–	–	–
140–145	9,0	7,8	4,8	33,0	42,0	–
145–150	6,0	7,8	6,0	19,2	–	–
150–155	9,0	9,0	24,0	–	22,0	–
155–160	19,2	16,8	27,0	55,8	115,2	143,0
160 +	19,8	28,2	63,0	69,0	125,0	118,0

[a] 1 mm Hg = 133,322 Pa

heute das Blutdruckverhalten einer Schwangeren im Mittelpunkt einer präventiven oder therapeutischen Gestosekontrolle.

Der Blutdruck ist die Resultante aus Herzminutenvolumen und peripherem Gefäßwiderstand. Zweifellos entsteht der Hochdruck in der Schwangerschaft durch eine Erhöhung des *peripheren Gesamtwiderstandes,* da das Herzminutenvolumen bei Gestosen eher vermindert ist (s. u.). Dieser generalisierte Spasmus der Arteriolen und Präkapillaren führt in vielen Organen zu einer Minderdurchblutung. Leider ist die Durchblutung eines Organs in vivo beim Menschen kaum exakt meßbar, so daß man auf den arteriellen Blutdruck als ein klinisch leicht meßbarer Parameter angewiesen ist, von dessen Höhe aus Rückschlüsse auf die periphere Durchblutung nur mit Einschränkungen möglich sind. Dabei muß man aber auch noch berücksichtigen, daß die in der Sprechstunde übliche Messung des Blutdrucks nach Riva-Rocci nur Anhaltswerte gibt, da Studien mit der invasiven, d. h. blutigen Methode der Blutdruckmessung gezeigt haben, daß oft erhebliche Diskrepanzen zwischen

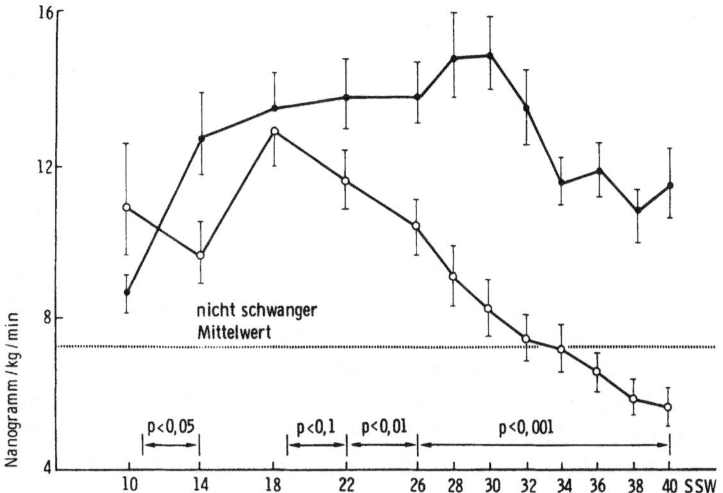

Abb. 1. Wirkung von Angiotensin II bei 192 Erstgebärenden, davon 120 Frauen mit normalem Schwangerschaftsverlauf (●---●) und 72 Frauen, bei denen sich später eine Präeklampsie entwickelte (○---○). Gemessen wurde die Angiotensindosis, die zu einer Erhöhung des Blutdrucks um 20 mm Hg (≈ 2,6 kPa) führte. Die *gestrichelte* Linie entspricht der Angiotensindosis bei nichtschwangeren Personen nach Gant et al.

invasiv und nichtinvasiv gemessenen Blutdruckwerten bestehen, die eine Differenz bis zu 20 mm Hg ausmachen können.

Weiterhin lassen situative Kurzzeitschwankungen des Blutdrucks bei den Gestosen den Blutdruck um 25 mm Hg systolisch und 15 mm Hg diastolisch variieren, wie z. B. der Lagewechsel einer Schwangeren oder psychische Belastungen (Sprechstundensituation), und charakteristisch für den Schwangerschaftshochdruck sind Spitzenwerte in der Nacht, während z. B. bei der essentiellen Hypertonie nachts meist die niedersten Blutdruckwerte gemessen werden. Alle Blutdruckangaben beinhalten also situative und systemische Fehler und sind stets nur als Approximativwerte aufzufassen.

Es ist weiterhin seit den Untersuchungen von Chesley und später von Gant bekannt, daß bei gestosegefährdeten Schwangeren, z. B. im 2. Trimenon, die also noch keine manifeste Hypertonie aufweisen, der Blutdruck nach Injektion und nach Infusion von vasopressorischen Substanzen rascher und intensiver ansteigt als bei nichtschwangeren Frauen, während bei normotonen Schwangeren der Blutdruck auf vasopressorische Substanzen ausgesprochen träge reagiert. Dies zeigt Abb. 1 von Gant. Bei gestosegefährdeten Schwangeren erfolgt demnach schon eine Blutdruckerhöhung mit Angiotensindosen, die bei Schwangeren, die später keine Gestose durchmachen, zu keiner Blutdrucksteigerung führen. Aus diesem hyperreaktiven Verhalten der Arteriolen bei Prägestosen nach Angiotensininfusionen hat Gant einen Screeningtest für gestosegefährdete Schwangere entwickelt, der aber für die Praxis wegen des Zeitaufwands kaum anwendbar ist.

Während die Steigerung des peripheren Gesamtwiderstands der mütterlichen Gefäße bei Gestosen wohl eindeutig ist, ist das Verhalten weiterer

Parameter im kardiovaskulären System noch umstritten. Bekanntlich nimmt das *Herzminutenvolumen* bereits in der Frühschwangerschaft weit über den tatsächlichen Bedarf hinaus um ca. 1,5 l/min zu, während der periphere Gesamtwiderstand entsprechend abnimmt, wodurch der Blutdruck konstant bleibt. Hierdurch kommt es zu der notwendigen Steigerung der Durchblutung des Uterus, die von 30–50 ml/min außerhalb der Schwangerschaft bis > 500 ml/min am Ende der Gravidität zunimmt. Dagegen scheint bei Gestosen, obwohl es auch hier unterschiedliche Publikationsergebnisse gibt, das Herzminutenvolumen abzunehmen. Diese Feststellung führt dazu, daß man bei der Behandlung des Schwangerschaftshochdrucks vorwiegend auf solche Hypertensiva verzichten sollte, deren blutdrucksenkende Wirkung mit einer weiteren Verminderung des Herzminutenvolumens einhergehen könnte, da man hierdurch befürchten muß, daß davon auch die uteroplazentare Durchblutung negativ betroffen wird. Hierzu gehören z. B. die Ganglienblocker, möglicherweise auch die β-Blocker, die besonders beim internistischen Hochdruck weite Verbreitung erfahren haben.

Weitgehend anerkannt ist auch die Verminderung des *Blutvolumens* bei den Gestosen, während in der normalen Schwangerschaft das Blutvolumen um ca. 30% vermehrt ist. Diese Abnahme des Blutvolumens bei Gestosen wird heute bei der Gestoseätiologie wieder stärker in den Mittelpunkt gerückt, so daß ich hierauf etwas näher eingehen muß.

Das Blutvolumen nimmt im Verlauf der normalen Gravidität um 1,5 l zu, das Plasmavolumen proportional mehr als das Erythrozytenvolumen, so daß der Hämatokrit absinkt. Diese relative Hämodilution bewirkt über eine Verringerung der Blutviskosität auch eine bessere Fließeigenschaft der Erythrozyten in den Kapillaren, so daß die Mikrozirkulation verbessert wird. Die Zunahme des Blutvolumens übersteigt aber die Erweiterung des Gefäßbetts, die durch die Vergrößerung des uteroplazentaren Blutstroms in der Schwangerschaft physiologisch eintreten muß. Infolge der sehr viel größeren Dehnbarkeit der Gefäße des Niederdrucksystems kommt es trotzdem zu keiner Veränderung des zentralen Venendrucks in der V. cava superior, im rechten Vorhof und in der rechten A. pulmonalis. Wohl aber macht sich das erhöhte venöse Volumenangebot an das Herz durch dessen vermehrte Kontraktions- und Förderleistung bemerkbar. Systolendauer, linksventrikuläre Austreibungszeit und Präjektionsperiode nehmen zu, wobei diese Befunde indirekt für eine gesteigerte Kontraktilität des Myokards in der Schwangerschaft sprechen.

Bei Gestosen liegen die Verhältnisse zwischen intravasalem Blutvolumen und Gefäßbett genau umgekehrt, wobei zwischen dem Ausmaß dieser Plasmavolumenreduktion und der Schwere der Hypertonie bzw. der intrauterinen Retardierung des Feten bei Gestosen anscheinend gesicherte Korrelation bestehen. Nach Arias (1975) soll sich daher die Bestimmung des Plasmavolumens zur Vorhersage einer fetalen Gefährdung eignen. Sie tritt bei Werten < 60 ml Plasma/kg KG ein. Im Augenblick wird darüber diskutiert, ob die bei den Gestosen nachweisbare Plasmavolumenverminderung Ursache oder Folge der Hypertonie ist.

Nach den Untersuchungen von Blekta (1970) soll die Plasmavolumenverminderung der Hypertonie zeitlich vorausgehen; diese Befunde wurden jetzt

Tabelle 3. Gefäßreaktion und Blutvolumen in der normalen Schwangerschaft und bei Gestosen

Parameter	Normale Schwangerschaft	Gestosen
Peripherer Gefäßwiderstand	↓	↑
Reaktion auf vasopressorische Substanzen	↓	↑
Herzminutenvolumen	↑	↓
Blut- und Plasmavolumen	↑	↓
Hämatokrit	↓	↑
Proteine in Blutplasma (onkotischer Druck)	↓	↓↓

auch von einer australischen Arbeitsgruppe um Gallery (1980) bestätigt. Trotzdem ist noch strittig, ob bei Frauen mit einer späteren Gestose das Plasmavolumen zuerst etwa bis zur Mitte der Schwangerschaft normal zunimmt, um dann bei Gestosen sekundär wieder abzunehmen, oder ob das Plasmavolumen primär nicht ausreichend zunimmt und dadurch erst den Hochdruck auslöst, um evtl. dadurch eine bessere, d. h. eine ausreichende Anpassung des verminderten Blutvolumens an die vergrößerten Blutstromgebiete des uteroplazentaren Bereichs zu bewirken. In diesem Fall wäre der Schwangerschaftshochdruck ein „Erfordernishochdruck“, den man eigentlich nicht medikamentös mit Hypotensiva senken sollte. Es ist demnach noch nicht geklärt, ob die Abnahme des Blutvolumens bei der Gestose nur eine Folge der Vasokonstriktion ist oder ob umgekehrt die Kontraktion der Gefäßperipherie durch die Hypovolämie entsteht.

Infolge der *zunehmenden Hämokonzentration* steigen Hämatokrit und spezifisches Gewicht des Plasmas an. Der onkotische Druck des Plasmas ist infolge des Proteinmangels dagegen erheblich vermindert, wobei diese Hypoproteinämie nicht nur allein durch eine mehr oder weniger starke Proteinurie bedingt ist, denn gleichzeitig entsteht auch ein Proteinverlust durch die Kapillarwände in den extravasalen Raum des Gewebes. Durch diese differenten Veränderungen von korpuskulären und plasmatischen Anteilen des Blutes entsteht nach Bucchaan (1982), Hopps (1982) und Heilmann (1983) eine gesteigerte Erythrozytenaggregation, eine Verminderung der Erythrozytenverformbarkeit und eine Erhöhung der Plasmaviskosität. Die Suspensionsstabilität des Blutes wird herabgesetzt und seine Fließfähigkeit wird beeinträchtigt (Heilmann 1981). Dadurch sind Störungen der Mikrozirkulation zu erwarten und damit auch Veränderungen des maternofetalen Stoffaustausches, die in ihrer Gesamtheit den Feten gefährden. Aber auch bei diesen Untersuchungen ist nicht geklärt, ob diese Veränderungen der rheologischen Eigenschaften des Blutes den klinischen Gestosesymptomen vorausgehen oder erst bei einer manifesten Gestose sekundär auftreten.

In Tabelle 3 werden nochmals diese Veränderungen am Gefäßsystem schematisch zusammengefaßt. Es ist ersichtlich, daß allein am Gefäßsystem erhebliche Unterschiede zwischen normotonen und hypertonen Schwangeren bestehen. Die Bedeutung dieser Veränderungen hinsichtlich der Gestoseätiologie ist aber bis heute kaum zu definieren.

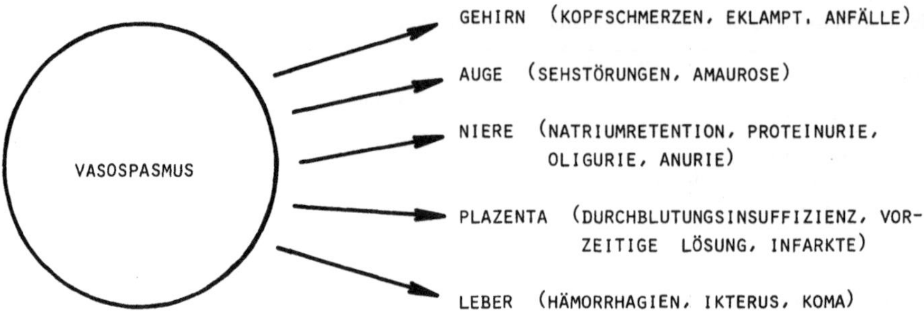

Abb. 2. Pathophysiologische Folgeerscheinungen an einzelnen Organen durch Gefäß- und Durchblutungsveränderungen bei Gestose

Wenn man aber davon ausgeht – und dies dürfte wohl richtig sein – daß die Gefäß- und Durchblutungsveränderungen bei den Gestosen an den einzelnen Organen pathophysiologische Folgeerscheinungen auslösen, so sei auf die folgende Abbildung hingewiesen, die sehr schematisch zeigt, welche der wichtigsten Organe von diesen Durchblutungsveränderungen zumindest sekundär betroffen sind (Abb. 2).

Wie schon einleitend erwähnt, ist es leider nur sehr schwer möglich, die Durchblutung einzelner Organe isoliert beim Menschen exakt zu messen, so daß fast alle diesbezüglichen Untersuchungsergebnisse mehr oder weniger als semiquantitativ, d. h. als Anhaltswerte zu beurteilen sind. Am genauesten dürften wohl noch die Befunde an der Niere sein, da mittels der sog. Clearancemethode die einzelnen Partialfunktionen der Niere unter standardisierten Bedingungen mehr oder weniger genau meßbar sind. So darf man als gesichert ansehen, daß während der normalen Schwangerschaft wahrscheinlich parallel zur Vermehrung des Blutvolumens und des Herzminutenvolumens auch die Nierendurchblutung ansteigt, und zwar etwa um 30%. Bei mittelschweren und schweren Gestosen sinkt dagegen die Nierendurchblutung um > 50% ab als Folge des allgemeinen Gefäßspasmus mit einer besonders ausgeprägten Vasokonstriktion am Vas afferens des Glomerulum, und gleichzeitig treten als Folge der Minderdurchblutung morphologische Veränderungen auf, die mittels der intravitalen Nierenbiopsie exakt nachweisbar sind. Um nur einige typische histologische Charakteristika der Gestoseniere zu nennen, so findet man eine Verengung der Kapillarlumina am Glomerulum, eine Schwellung der Endothelzellen und eine Einlagerung von amorphen Granula in der Kapselmembran, die z. T. Fibrin, z. T. Lipoide enthalten. Man bezeichnet dieses Bild nach Spargo als „glomeruläre Kapillarendotheliose“, die zwar nicht spezifisch für den schwangerschaftsinduzierten Hochdruck ist, aber doch sehr häufig bei dieser Hochdruckform gefunden wird. Auffallend ist in den meisten Fällen die rasche Rückbildungsfähigkeit dieser morphologischen Nierenveränderungen post partum, so daß bei reinen Gestosen Restschäden an der Niere, im Sinne einer chronischen Nephropathie, extrem selten sind.

Durch diese Durchblutungsverminderung der Niere erfolgt ein Absinken des glomerulären Filtrats und in dessen Folge eine gesteigerte tubuläre Natriumrückresorption (sog. glomerulotubuläre Imbalanz), die wiederum die Ödem-

Tabelle 4. Verhalten einzelner Nierenparameter in der normalen Schwangerschaft und bei Gestosen

Parameter	Normale Schwangerschaft	Gestosen
Durchblutung	↑	↓
Glomeruläres Filtrat	↑	↓
Tubuläre Natriumretention	⌀	↑
Proteinurie	(↑)	↑↑
Tubuläre Harnsäureretention	⌀	↑
Urinvolumen	Normal	Oligurie-Anurie

bildung bei Gestosen begünstigt. Eine weitere klinische Folge der Durchblutungsveränderungen bzw. der morphologischen Folgen an der Niere dürfte die Zunahme der Porenweite an der Glomerulummembran sein, die die bekannte Proteinurie auslöst.

Klinisch bedeutsam ist weiterhin, daß aus noch nicht ganz geklärten Gründen neben der Natriumretention in den Nierentubuli auch die Harnsäure vermehrt rückresorbiert wird. Zumindest ist bei Gestosen die Harnsäureclearance herabgesetzt, so daß die Harnsäure im mütterlichen Blut ansteigt, während die übrigen harnfähigen Substanzen, wie Kreatinin und Harnstoff weitgehend konstant bleiben. Diesem Harnsäurewert im Plasma der Schwangeren kommt heute für die Prognose einer Gestose eine sehr große Bedeutung zu, so daß einige Autoren (Redman, Friedberg u. a.) glauben, daß für die Prognose des Gestosegeschehens die Höhe des Harnsäurewerts wichtiger ist als die Höhe des Blutdrucks.

Man sollte daher prinzipiell bei einer Schwangerschaftshypertonie mindestens 2mal pro Woche die Harnsäurewerte kontrollieren.

Bei dieser kurz geschilderten Pathophysiologie der Gestoseniere (s. Tabelle 4) müssen wir aber doch davon ausgehen, daß sie nicht die Ursache der Gestose ist – wie man früher einmal angenommen hat – sondern nur die Folge des Krankheitsgeschehens. Schließlich kann bei schweren Präeklampsien und Eklampsien die Minderdurchblutung der Niere so ausgeprägt werden, daß davon die sehr sauerstoffmangelempfindlichen Tubuluszellen betroffen und schließlich sogar nekrotisch werden, so daß eine schwere Oligurie bis Anurie eintritt, kurz, das Bild des akuten Nierenversagens.

Während man an der Niere und evtl. auch noch am Augenhintergrund die Folgen dieses allgemeinen Gefäßspasmus bei den Gestosen sozusagen intravital und im Verlauf der Erkrankung kontrollieren kann, sind wir bei den weiteren in Abb. 2 aufgeführten Organen weitgehend auf postmortale Sektionsbefunde angewiesen, bzw. an der Placenta post partum.

Dieses Organ interessiert selbstverständlich den Geburtshelfer in besonderem Maße, da von seiner Funktion bzw. von seinen gestosebedingten Veränderungen das Wachstum und das Wohlergehen des Kindes abhängen. Auch hier glaubte man ursprünglich, daß diese morphologischen Veränderungen an der Plazenta nur eine Folge des Hochdrucks seien, und erst in den letzten

Tabelle 5. Plazentamorphologie bei Gestosen

Parameter	I Normale Fälle (n = 10)	II Milde Gestose (n = 10)	III Schwere Gestose (n = 10)
Geburtsgewicht (g)	3 434	3 102	2 430
RR systolisch (mm Hg)[a]	125,0	138,5	151,5
RR diastolisch (mm Hg)	82,5	94,5	104,6
Plazentagewicht (g)	565,5	574,0	404,0
Plazentavolumen (cm^3)	473,0	464,0	332,0
Zottenvolumen (cm^3)	308,0	310,0	242,0
Zottenoberfläche, total (m^2)	12,87	11,89	7,16
Zottenoberfläche, relativ (m^2)	3,21	3,28	2,815
Grad der Zottenverzweigung	41,99	38,50	30,59

[a] 1 mm Hg = 133,322 Pa

Jahren rückt die Plazentafunktion stärker in den Mittelpunkt der Überlegungen über die Ätiologie des Gestosegeschehens. Jedem Kliniker sind die zahlreichen sog. Kalkinfarkte einer Gestoseplazenta bekannt, die post partum recht eindrucksvoll deutlich machen, warum bei einer derart geschädigten Plazenta das Kind als Mangelgeburt geboren bzw. intrauterin verstorben ist.

Genauere Untersuchungen von Dunhill, Shappard und Kaltenbach (s. Tabelle 5) zeigten durch morphometrische Untersuchungen, daß bei Gestosen nicht nur Plazentagewicht, Plazentagröße und Plazentavolumen vermindert sind, sondern auch das Zottenvolumen pro cm^3, die Zottenoberfläche pro m^2 und auch die Zottenverzweigung eingeschränkt sind. Auch diese Veränderungen sprechen noch für eine Folge des Gestosegeschehens bzw. eines Hochdrucks in der Schwangerschaft. Sehr viel kritischer sind die Messungen der Plazentadurchblutung zu beurteilen, die im besten Fall – wie oben schon erwähnt – als semiquantitativ zu bewerten sind. Mit Ausnahme der Einzeluntersuchungen von Assali, der mittels N_2O ziemlich korrekt die Plazentadurchblutung nach dem Fick'schen Prinzip messen konnte, zeigen aber auch hierzu übereinstimmend die zahlreichen Untersuchungen mittels verschiedener Isotopen, daß bei Gestosen die Plazenta- bzw. Uterusdurchblutung um $> 50\%$ vermindert sein können.

Interessant sind nun vor allem die Untersuchungen von Brosens, Wallenburg, Robertson u. a., die in den letzten Jahren folgendes feststellten: Schon während der Frühschwangerschaft gelangen einzelne Zellen des Trophoblasten in die Spiralarterien der Dezidua bzw. in den Bereich des Myometriums und bewirken dort durch Phagozytose eine Verminderung von elastischen Fasern der Gefäßwand, so daß die Elastizität der Gefäße abnimmt, wodurch eine Erweiterung der Spiralarterien in diesem Bereich eintritt; es entstehen weitlumige gewundene Kanäle. Während z. B. der mittlere externe Durchmesser der Spiralarterie im myometranen Abschnitt während der normalen Schwangerschaft ca. 500 µm beträgt, findet man bei Präeklampsien nur einen Durchmesser von ca. 200 µm, kaum größer als der Durchmesser im nichtschwangeren Zustand (s. Abb. 3).

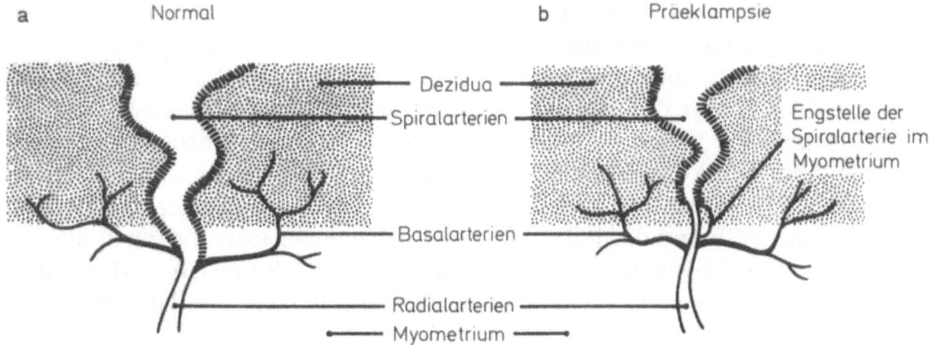

Abb. 3a, b. Spiralarterien in Myometrium und Dezidua bei normotonen **(a)** und hypertonen **(b)** Schwangeren

Diese außerordentlich interessanten Befunde lassen sich folgendermaßen zusammenfassen und klinisch interpretieren: Im nichtschwangeren Uterus wird der Blutstrom zum Endometrium in einem weiten Spielraum durch vasomotorische Einflüsse kontrolliert, die auf die Muskulatur in der Spiralarterienwand einwirken. In der normalen Schwangerschaft wird dagegen die Muskulatur der Spiralarterien im Bereich der myometriodezidualen Zone, anscheinend durch den eindringenden Trophoblasten, stark verändert, es tritt ein Verlust an elastischem Gewebe ein, wodurch das Gefäßlumen erweitert wird. Vermutlich werden hierdurch die mütterlichen Kontrollmechanismen ausgeschaltet und damit wird eine für die Frucht notwendige Blutversorgung sichergestellt.

Fehlt die Invasion des Trophoblasten in die Spiralarterie, so kommt es zu einer nicht ausreichenden morphologischen und funktionellen Umwandlung derselben und damit zu einer verminderten uteroplazentaren Durchblutung. Der Fetus wird somit bereits frühzeitig und nicht erst zum Zeitpunkt des Auftretens präeklamptischer Symptome einer mangelhaften intervillösen Blutversorgung ausgesetzt.

Ungeklärt und noch ziemlich hypothetisch ist die Antwort auf die Frage, ob von einer minderdurchbluteten Plazenta pressorische Substanzen produziert werden, die den Schwangerschaftshochdruck verursachen.

Bei der Suche nach pressorischen Substanzen dachte man zuerst an das Renin-Angiotensin-(Aldosteron-)System, das ganz eindeutig bei einer Drosselung der Blutzufuhr zur Niere einen Hochdruck auslöst. Erstaunlicherweise findet man aber in der normalen Schwangerschaft, also bei normalen Blutdruckwerten, das Renin, das Angiotensinogen und das Angiotensin sowie auch das Aldosteron um das 3–5fache vermehrt im mütterlichen Blut gegenüber den Normalwerten bei nichtschwangeren Frauen. Bei hypertonen Gestosen, bei denen wir also eine weitere Aktivierung dieses pressorischen Systems erwarten müßten, findet man dagegen ziemlich übereinstimmend eher verminderte Werte gegenüber der normalen Gravidität. Dieses vasopressorische System kann demnach für den Gestosehochdruck allein nicht verantwortlich sein. Erst heute wissen wir, daß es aber weitere vasoaktive Systeme gibt, für deren Aktivierung wiederum bestimmte Mediatoren verantwortlich sind. Hierzu gehören u. a. einige Prostaglandine, auf die schon Speroff 1973 bei der Entstehung des Gestosehochdrucks hingewiesen hat. Es gibt ja zahlreiche Prostaglandine, die fast in jedem Organ des Körpers vorkommen, besonders reichlich aber im Uterusmuskel, der Dezidua und im Fruchtwasser. Diese Prostaglandine sind untereinander strukturchemisch sehr verwandt, jedoch besitzen sie eine unterschiedliche biologische Wirksamkeit. Um nur einige zu nennen, so sind besonders das PGF und das PGE bekannt, die wehenauslösend wirken, aber es gibt noch weitere Prostaglandine, wie das PGA, das PGB und das PGI und ihre jeweiligen Untergruppen 1–3 (Doppelbindungen) und weitere Differenzierungen in α- und β-Gruppen.

Die Prostaglandine sind aber nicht nur für die Kontraktionen der Uterusmuskulatur von Bedeutung, sondern sie sind auch für die Organdurchblutung verantwortlich, wobei zumindest das PGA, das PGE und PGI stark vasodilatorisch wirken, während das PGE 2, PGF-2-alpha sowie die Prostaglandinendoperoxide, wie z. B. das Thromboxan A2 eher vasokonstriktorisch wirken und damit auch den Blutdruck erhöhen.

Noch komplexer wird diese Vorstellung durch die Interaktion des PG-Systems mit anderen pressorischen Systemen, wie zum Renin-Angiotensin und den Katecholaminen, aber auch zu depressorischen Systemen, wie dem Kallikrein-Kinin-System. Genauere Zusammenhänge zwischen diesen Faktorengruppen sind noch nicht geklärt, vor allem z. B. inwieweit die Prostaglandinsynthese die Angiotensinsensibilität an der Gefäßwand zu modulieren vermag.

Durch ihre vorwiegend lokale Wirkung am Entstehungsort und z. T. auch durch ihre sehr kurze Halbwertszeit ist es bis heute aber kaum möglich, diese große Zahl von vasoaktiven Substanzen im Blut oder im Urin exakt zu bestimmen. Es liegen zwar schon einige Befunde beim Gestosehochdruck vor, die z. B. eine signifikant verminderte Produktion des vasodilatatorisch wirksamen PGI-Spiegels in den Nabelschnur- und Plazentagefäßen bei Gestose zeigten oder Mitteilungen, in denen ein direkter Zusammenhang zwischen PGI-Verminderung im mütterlichen Plasma und Verschlechterung der Gestosesymptomatik festgestellt wurde. Diese Befunde müssen aber noch durch weitere Untersuchungen geklärt werden, wobei – wie oben schon erwähnt – nur ihre Konzentration am Ort ihrer Wirkung aussagekräftig wäre.

So kann man bis heute auch über die Ätiologie des Schwangerschaftshochdrucks nur Hypothesen aufstellen: Vorstellbar sind folgende Mechanismen an der Gefäßwand, die die Gewebsperfusion der Plazenta und möglicherweise auch die Hypertonie erklären:

1. Erhöhte Natriumkonzentration in der Gefäßwand,
2. Verminderung der gefäßerweiternden Prostaglandine PGA, PGE und PGI,
3. vermehrte Produktion von vasokonstriktorischen Substanzen, wie z. B. Thromboxan A_2,
4. Stimulation der α-Adrenorezeptoren in der Gefäßwand,
5. Änderungen des enzymatischen Abbaus von Angiotensin II.

Doch damit wären wir schon wieder bei Spekulationen und Theorien über den Schwangerschaftshochdruck angelangt, die schon seit Jahrzehnten dem Gestosegeschehen bzw. seiner Ätiologie anhängen. Immerhin sind diese neuesten Untersuchungen über die lokalen vasoaktiven Substanzen im uteroplazentaren Bereich bei der Ätiologie des Hochdrucks so interessant, daß hierüber wenigstens kurz berichtet werden sollte.

Wie schon eingangs in diesem Aufsatz über die Pathophysiologie der Gestosen ausgeführt, kann dieser durch die Fülle von Einzelbefunden kaum vollständig sein. Auf diesem knappen Raum konnten aus dem Gesamtthema daher nur einige Schwerpunkte ausgewählt werden, von denen aber noch nicht einmal gesagt werden kann, ob ihnen bei dem Gestosegeschehen spezifische Prioritäten zukommen.

Risikoselektion nach klinischen Gesichtspunkten

D. BERG

Aus der Pathophysiologie der EPH-Gestose sollen die in Tabelle 1 genannten möglichen Ursachen dieser Erkrankung herausgegriffen werden. Eine ausführliche Übersicht findet sich bei Friedberg (1981). Insgesamt entsteht die EPH-Gestose wahrscheinlich auf der Basis eines multifaktoriellen Geschehens mit der Folge einer unzureichenden Anpassung der uteroplazentaren Durchblutung an die Erfordernisse des graviden Uterus. Erkennbar bei der Mutter finden wir einerseits häufig vorbestehende vaskuläre Erkrankungen mit allgemeinem Vasospasmus, bzw. eine (familiäre) Neigung zu derartigen Erkrankungen. Andererseits, und meist nicht meßbar, findet sich bei retrograder Betrachtung eine uterine Gefäßhypoplasie mit verminderter Throphoblastinvasion und möglicherweise verminderte Prostaglandin-E-Spiegel (PG-E-Spiegel). Im Gegensatz zu anderen Prostaglandinen wirkt PG-E vasodilatatorisch. Bei Schwangerschaften mit erhöhter Wandspannung, z. B. Hydramnion oder Mehrlingsschwangerschaften, ist die uteroplazentare Durchblutung aus mechanischen Gründen eingeschränkt und damit die Neigung zur EPH-Gestose erhöht.

Diese Betrachtungsweise läßt erkennen, warum bei der EPH-Gestose nicht nur die Mutter, sondern auch der Fet gefährdet ist: Sowohl die EPH-Gestose wie die Plazentainsuffizienz basieren auf einer Verminderung der uteroplazentaren Durchblutung. Als diagnostische Ziele sind daher Mutter und Fetus zu bezeichnen.

Beim Untersuchungsziel „Mutter" sind 2 Gruppen von diagnostischen Maßnahmen zu unterscheiden, nämlich einmal die Status-quo-Diagnostik und zum anderen die sog. prädiktive Diagnostik, die das spätere Auftreten einer EPH-Gestose schon frühzeitig erkennen helfen soll.

Beim Untersuchungsziel „Fetus" kennen wir ebenfalls 2 Gruppen von diagnostischen Maßnahmen, nämlich solche mit der Fragestellung nach einer

Tabelle 1. Mögliche Ursachen der EPH-Gestose

Allgemeiner Vasospasmus	Uteroplazentare Durchblutungsstörung
Essentielle Hypertonie	Uterine Gefäßhypoplasie
Diabetes	Verminderte Trophoblastinvasion
Nierenkrankheiten	Erhöhte Wandspannung
Psyche?	Verminderte Prostaglandin-E-Spiegel

Insgesamt handelt es sich um ein multifaktorielles Geschehen mit unzureichender Anpassung der uteroplazentaren Blutstrombahn an die Erfordernisse des graviden Uterus somatischen Retardierung und solche mit der Fragestellung nach einer möglichen hypoxischen Gefährdung.

An einem aktuellen Fall werden die diagnostischen Maßnahmen, wie sie in der Praxis des niedergelassenen Arztes anfallen, erläutert (s. die folgende Aufstellung):

Patientin mit EPH-Gestose, mütterliche Diagnostik
B.B., 31 J. I-para 58 kg/158 cm
Aufnahme 34 + 6, BEL
Reduzierter Allgemeinzustand
RR 140/90
Proteinurie +++
Ödeme (+)
Hb 14,8; Hkt 0,45; Gesamteiweiß 4,3
Harnsäure 7,4
Elektrolyte normal, Leberfermente gering erhöht
Kreatinin normal, Gerinnung normal
Harnausscheidung unauffällig

Status-quo-Diagnostik

Alter und Parität: Bezogen auf diese beiden Parameter hat die Häufigkeit der EPH-Gestose eine U-förmige Verteilung: Sie ist häufiger bei sehr jungen Frauen, erreicht ein Minimum im Alter zwischen 20 und 30 Jahren und nimmt dann an Häufigkeit wieder zu. Erstgebärende haben häufiger EPH-Gestosen als Mehrgebärende. In diesen Fällen handelt es sich häufiger um essentielle EPH-Gestosen, während bei älteren Patientinnen in Abhängigkeit vom Lebensalter (und damit häufig von der Parität) Propfgestosen häufiger sind. Bei der nichteklamptischen EPH-Gestose ist die Relation von Erst- zu Mehrgebärenden 60 : 40, bei der Eklampsie sogar 85 : 15.

Bei älteren Patientinnen treten EPH-Gestosen wegen der zunehmenden Häufigkeit von vaskulären und Nierenerkrankungen vermehrt im Sinne von Propfgestosen auf. Auch die Adipositas dürfte in diesem Lebensalter eine größere Rolle spielen. Häufig wird die Neigung zu vaskulären Erkrankungen in der Schwangerschaft demaskiert. Reine, essentielle EPH-Gestosen werden mit zunehmender Parität wahrscheinlich deshalb seltener, weil der Uterus infolge der vorausgegangenen Schwangerschaften hinsichtlich seiner Durchblutung besser an den kommenden Bedarf adaptiert ist.

Körpergewicht: Die Häufigkeit von EPH-Gestosen ist bei Übergewicht deutlich gesteigert (s. u.).

Tragzeit: Je früher eine EPH-Gestose in der Schwangerschaft auftritt, desto ernster ist die Prognose zu stellen, denn desto häufiger handelt es sich um eine Propfgestose. Da die therapeutische Beeinflußbarkeit der fetalen Situation relativ gering ist, ist auch die fetale Prognose um so ernster, je länger die Gestose besteht.

Allgemeinbefinden: Im vorliegenden Fall bestanden Schläfrigkeit, Kopfschmerzen und Sehstörungen als Ausdruck einer bevorstehenden Eklampsie. Es handelt sich hierbei um die typischen Prodromale, die ernster zu bewerten sind als Meßwerte.

Hypertonie: Die Prognose von Mutter und Kind ist von der Höhe der Hypertonie abhängig. Sie ist beim Auftreten einer Proteinurie schlechter als bei reiner Hypertonie, während eine zusätzliche Ödementstehung ohne Proteinurie eher eine gewisse Schutzwirkung entfaltet – außer bei exzessiven Ödemen. Abgesehen von den absoluten Blutdruckwerten ist auch der relative Blutdruckanstieg, bezogen auf die Werte in der Frühschwangerschaft, von Bedeutung. Ein relativ niedriger Blutdruckwert (wie im vorliegenden Fall) ist ernster zu bewerten, wenn die in der Frühschwangerschaft gemessenen Werte hypoton waren. Auffallend ist auch das Ausbleiben einer relativen Hypotonie im mittleren Trimenon. Die fetale Morbidität und Mortalität steigen von Werten ab 140/90 mm Hg an. Ein Anstieg des diastolischen Werts ist prognostisch ungünstiger, als ein alleiniger des systolischen, der letztlich auch bei Angst und Aufregung anläßlich des Arztbesuchs erhöht sein kann. Allerdings ist die natürliche Aufregung beim Arztbesuch im Sinne eines Belastungstests zu werten, der eine latente Hypertonieneigung anzeigt. Keinesfalls darf ein erhöhter systolischer Wert mit dem Hinweis auf Angst und Erregung bagatellisiert werden!

Proteinurie: Bei leichten Formen der Proteinurie handelt es sich um den Verlust von niedermolekularen Eiweißen wie Albuminen (selektive Proteinurie). Bei schwereren Formen der Proteinurie sind alle Eiweißkörper betroffen. Zugrunde liegt eine allgemeine Permeabilitätsstörung der Kapillarwände, denn auch in der Ödemflüssigkeit lassen sich Eiweiße nachweisen. Die perinatale Mortalität ist beim Auftreten von Eiweiß im Urin erhöht, allerdings fast nur bei Hypertonien, selten bei reiner Proteinurie bzw. bei der Kombination von Proteinurie und Ödemen.

Ödeme: Die perinatale Mortalität ist nur bei exzessiver Ödemneigung erhöht. Leichte Ödeme sind harmlos, üben eher eine Schutzfunktion aus und sind kein Hinweis auf das Auftreten einer EPH-Gestose. Sie bedürfen auch keiner Behandlung.

Hb und Hämatokrit: Häufig liegt der EPH-Gestose eine hypovolämische Situation mit erhöhtem Hämoglobin- und Hämatokritwert zugrunde. Die Ausschwemmung von gleichzeitig bestehenden Ödemen würde die Hypovolämie verstärken und ist deshalb zu unterlassen. Im vorliegenden Fall waren die erhöhten Hb- und Hkt-Werte Ausdruck einer längerbestehenden schweren EPH-Gestose mit ernster Prognose.

Gesamteiweiß: Als Ausdruck des Eiweißverlusts ist das Gesamteiweiß, insbesondere die Albumine, in der Regel erniedrigt.

Harnsäure: Die Pathogenese der erhöhten Harnsäurewerte im mütterlichen Serum ist nicht restlos geklärt. Die prognostische Bedeutung erhöhter Harnsäurewerte ist groß, so daß diese Bestimmung in keinem Fall einer EPH-Gestose fehlen sollte. Kritische Grenzwerte sind nach Riedel bis zur 32. Woche 3,6 mg/dl und nach der 32. Woche 5,0 mg/dl. In der Regel ist jede schwere EPH-Gestose mit einem erhöhten Harnsäurespiegel verbunden, desgleichen etwa 80% der leichten bis mittelschweren Gestosen. Allerdings führen $^1/_4$ bis $^1/_3$ der Hyperurikämien nicht zu einer EPH-Gestose.

Andere Laborparameter: Weitere Laboruntersuchungen fallen in der Regel in der Praxis des niedergelassenen Arztes nicht an. In der Klinik sollten jedoch die Leber- und Nierenfunktion sowie die Blutgerinnung überprüft werden. Unerläßlich ist auch eine exakte Flüssigkeitsbilanzierung.

Die diagnostischen Maßnahmen mit der Zielrichtung „Fet" sind in der folgenden Übersicht zusammengefaßt:

Patientin mit EPH-Gestose, fetale Diagnostik und Verlauf

B.B., Ö-3 und HPL im Normbereich
US: geringes Hydramnion
geschätztes Kindsgewicht 1350 g (< 10. Perzentile)

Nach sedierender, hypotensiver Therapie kommt es in der Nacht nach der Aufnahme zum vorzeitigen Blasensprung:
Fetale Bradykardie um 60 Schläge/min
Verdacht auf vorzeitige Lösung (bestätigt)
Sectio: Mädchen, 1080 g Apgar 5/6/7
NA-pH: 7,26
Ösophagusatresie, operiert, überlebt

Hormonelle Parameter: Im vorliegenden Fall waren Östriol und HPL normal – was jedoch erst nach 3 Tagen zur Kenntnis gelangte. Nach eigenen Erfahrungen und nach den Angaben der neueren Literatur sind diese Parameter zur Beurteilung des fetalen Zustands bei der EPH-Gestose von stark eingeschränkter Bedeutung, insbesondere dann, wenn nur einmalige oder nur wöchentliche Untersuchungen durchgeführt werden (s. hierzu Beitrag Keller, S. 129).

Ultraschall: Wichtiger ist die exakte Bestimmung des fetalen Gewichts durch die Ultrasonographie. Im vorliegenden Fall bestand eine schwere somatische Retardierung. Schließlich ist nach dem Bestehen einer vorzeitigen Lösung, die sehr häufig subklinisch verläuft, zu fahnden. Die vorzeitige Plazentalösung ist eine häufige Komplikation der EPH-Gestose.

Bestimmung der fetalen Reife: Ist eine vorzeitige Entbindung vor der 37. Schwangerschaftswoche zu erwarten, sollte die fetale Lungenreife mittels Phospholipidbestimmung im Fruchtwasser festgestellt werden.

Kardiotokogramm: Zur Prüfung des fetalen Befindens ist ein Kardiotokogramm unerläßlich. Es zeigt am besten Bestehen und Ausmaß einer akuten hypoxischen

Gefährdung. Im vorliegenden Fall kam es nach dem vorzeitigem Blasensprung zu einer fetalen Bradykardie als Folge einer – richtig vermuteten – vorzeitigen Plazentalösung.

Das CTG sollte in Abhängigkeit vom Ausmaß der Erkrankung mehr oder weniger häufig, oft mehrfach täglich durchgeführt werden. Die Untersuchungsdauer darf 30 min nicht unterschreiten. Als „Non-Streß-Test" bezeichnen die Amerikaner die Beurteilung des CTG unter besonderer Beachtung der fetalen Rekation auf Kindsbewegungen. Es handelt sich dabei um nichts anderes, als das, was Hammacher schon 1966 publiziert hat. Bei pathologischem CTG sollte ein Oxytocinbelastungstest (OBT) durchgeführt werden.

Die diagnostischen Möglichkeiten sind im folgenden zusammengefaßt. Für die Praxis ist der Hinweis wichtig, daß die exakte Durchführung der

EPH-Gestose, Untersuchungsziel: Mutter

---

a) Routineuntersuchungen nach Mutterschaftsrichtlinien:
   Gewicht, Ödeme
   Urinstatus
   Blutdruck

b) Ergänzende Untersuchungen (bei Verdacht, Routine ??):
   Hämatokrit
   Gesamteiweiß (Albumine)
   Augenhintergrund
   Harnsäure i.S.
   MAP-2-Wert
   Lagerungstest (?)

c) Gezielte Diagnostik:
   Gerinnung
   Leberfunktion
   Nierenfunktion
   Nierenultrasonogramm
   Zentralvenendruck
   Faktor-VIII-Verbrauch
   Angiotensinbelastungstest (?)
   Plazentaperfusion (?)
   DCMP-Desaminase (??)
   DHEAS-Clearance (??)

EPH-Gestose, Untersuchungsziel: Fetus

---

a) Routineuntersuchungen nach Mutterschaftsrichtlinien:
   Leibesumfang
   Symphysen-Fundus-Abstand
   Gewicht
   Ultraschall

b) Ergänzende Untersuchungen bei Verdacht:
   Ultraschall
   HPL, Ö-3?
   CTG: „Non-Streß-Test"
   OBT

Schwangerschaftsberatung entsprechend den Mutterschaftsrichtlinien von größter Wichtigkeit ist. Genauso wichtig ist jedoch auch die Kenntnis möglicher Ursachen einer EPH-Gestose und ihrer Koninzidenz mit anderen Merkmalen. Die folgende Aufstellung faßt die schon teilweise genannten prädisponierenden Faktoren zusammen.

EPH-Gestose: Prädisponierende Faktoren

Erstgebärende	(EPH 1–3: 60 : 40/EC: 85 : 15)
Alter	(Minimum 20–30 Jahre)
Hochdruckdisposition	(EPH = Demaskierung der Disposition)
Rasse, sozioökonomische Faktoren	
Mehrlinge, Hydrops, Hydramnion	(vermehrte Wandspannung)
Gefäßkrankheiten	(Hypertonien, Diabetes)

Eine eigene Erhebung im Rahmen der Bayerischen Perinatalerhebung (BPE) an den über 84 000 Schwangeren des Jahres 1981 ist in den Tabellen 2 und 3 dargestellt. Deutlich prädisponiert eine Adipositas zur EPH-Gestose. Überraschenderweise waren Sozialstatus, früher Erstuntersuchungstermin und die Anzahl der Untersuchungen ohne Einfluß auf die Häufigkeit der Gestose. Das mag daran liegen, daß im bayerischen Kollektiv nicht zwischen leichter und schwerer Gestose, sowie zwischen essentieller und Propfgestose differenziert werden kann. Es ist jedoch geläufig, daß ein niederer Sozialstatus mit niedriger Motivation der Patientin und deshalb mangelhafter Schwangerschaftsvorsorge

Tabelle 2. BPE 1981: Schwangerschaft und EPH-Gestose

Einflußgrößen	Mit EPH (%)	Ohne EPH (%)
Adipositas	13,0	1,6
Sozialstatus	ohne Einfluß	
Erstuntersuchungstermin	ohne Einfluß	
Zahl der Untersuchungen	ohne Einfluß	
Kein stationärer Aufenthalt	51,2	78,5
Ultraschall	97,6	95,4
CTG a.p.	76,8	60,7
Ö3	27,7	11,9

Tabelle 3. BPE 1981: Geburt und EPH-Gestose

	Mit EPH (%)	Ohne EPH (%)
Klinikgröße	ohne Einfluß	
Tragzeit < 37. Woche	11,4	9,3
Geburtsgewicht < 2500 g	11,1	5,3
Sektionsfrequenz	22,4	11,9
Vaginal operative Geburt	14,1	10,9
Pädiater anwesend	13,3	10,5
Kind verlegt	15,1	9,6
Perinatale Mortalität	1,8	0,95

das Auftreten schwerer EPH-Gestosen begünstigt, weil leichte Formen nicht rechtzeitig erkannt und behandelt werden können.

Die Betreuung der EPH-Gestose-Patientinnen ist, wie Tabelle 2 zeigt, deutlich intensiviert. Fast die Hälfte der Frauen wird stationär behandelt, und ultrasonographische, kardiotokographhische und hormonelle Untersuchungen sind deutlich häufiger. Die Behandlung der EPH-Patientin erfolgte gleichmäßig verteilt in kleinen und großen Kliniken – was bedenklich stimmt, da es offenbar an der notwendigen Zentralisation noch fehlt. Dabei ist die Gefährdung des Kindes deutlich erhöht: Es finden sich vermehrt Frühgeburten, untergewichtige Kinder (durch Frühgeburtlichkeit und gleichzeitige somatische Retardierung), und die neonatale Morbidität, ausgedrückt in „Pädiater anwesend" und „Kind verlegt" ist erhöht. Gleichzeitig ist die perinatale Mortalität doppelt so hoch wie im EPH-Gestose-freien Kollektiv.

Die operative Frequenz ist sowohl bei abdomineller als auch bei vaginaler Operation erhöht. Die Häufigkeit der EPH-Gestose betrug 1981 in Bayern 5,9% und liegt damit im Rahmen der Literaturangaben.

Prädiktive Diagnostik

Im Sinne der modernen Präventivmedizin ist auch die Früherkennung der EPH-Gestose von Bedeutung. Drei prädiktive Tests sollen besonders besprochen werden.

Lagerungstest: Der Test geht auf Gant zurück und wird wie in der folgenden Übersicht wiedergegeben, durchgeführt. Die Ergebnisse des Tests in der Praxis

Lagerungstest nach Gant

1) Linke Seitenlagerung für 25 min
2) Messung des Ruheblutdrucks
3) RR-Kontrolle nach 5 min
4) Rückenlagerung, sofern diastolischer Druck konstant
5) RR-Kontrolle nach 1 min
6) RR-Kontrolle nach 5 min

Dauer etwa 40 min
Pathologischer Befund: Anstieg des diastolischen Drucks um $\geq$ 20 mm Hg

zeigt Tabelle 4. Während Gant et al. noch von optimalen Testergebnissen berichten, haben Nachuntersucher eher schlechte Erfahrungen mitgeteilt. Betrachtet man die Relation zwischen Aufwand und Dauer des Tests mit diesen ungünstigen Ergebnissen, so dürfte er für die ambulante Routineuntersuchung keine Bedeutung haben.

Bestimmung des MAP-2-Werts: Die Bestimmung des mittleren arteriellen Blutdrucks erfolgt nach der in Tabelle 5 angegebenen Formel (Page u. Christiansen 1976). Als Grenzwerte für das spätere Entstehen einer EPH-Gestose gelten MAP-2-Werte von 85 bzw. 90. Robrecht et al. (1980) haben 285

Tabelle 4. Lagerungstest und EPH-Gestose. Studien 1974–1977

Autor (Studie)	n	Testergebnis	Hypertonien (%)	Keine Hypertonie (%)
Gant et al. (AJOG 120, 1974)		Pathologisch	93	
		Unauffällig		91
Didolkar et al. (Ob Gyn 54, 1979)	224	Pathologisch	15	
		Unauffällig	22	
		Abfall des diastolischen Drucks	42	
O'Grady et al. (Gyn. Invest. 5, 1977)	282	Falsch-positiv	83	
		Falsch-negativ	12,5	

Tabelle 5. Bestimmung des mittleren arteriellen Drucks (MAP-2-Wert)

$$\text{MAP-2-Wert} = \frac{p_{syst.} + 2 \cdot p_{diast.}}{3}$$

Grenzwerte: MAP-2 > 85 mm Hg (≈ 11,3 kPa)
> 90 mm Hg (≈ 12 kPa)

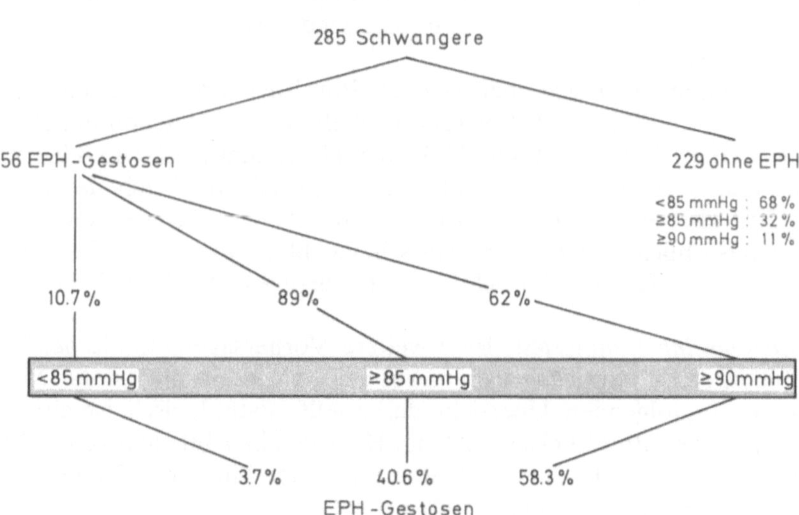

Abb. 1. MAP-2-Wert und EPH-Gestose. (Nach Robrecht et al. 1980)

Schwangere untersucht und das Entstehen einer EPH-Gestose verfolgt (Abb. 1). Sie fanden 56 Gestosen. Bei 10,7% von ihnen war der MAP-2-Wert unauffällig geblieben, bei 89% (bzw. 92%) war er > 85 (bzw. 90) und damit pathologisch. Bei 229 Fällen ohne EPH-Gestose war der Test in 68% richtig-negativ und in 32% falsch-positiv. Auch bei Zugrundelegung des härteren Limit von MAP-2 = 90 blieben 11% falsch-positive Ergebnisse zu

Tabelle 6. MAP-2-Grenzwerte bei verschiedenen Druckkombinationen

Diastolischer Blutdruck (mm Hg)	Systolischer Blutdruck	
	(mm Hg) MAP-2-85	(mm Hg) NAP-2-90
≥ 85	≥ 85	≥ 100
80	95	110
75	105	120
70	115	130
65	125	140
60	135	150
55	145	160

verzeichnen. Untersucht man nun (untere Hälfte der Abbildung) die Vorhersagekraft des Tests, so findet man bei unauffälligem Test noch 3,7% Gestosen (falsch-negative Quote). Bei einem MAP-2-Wert > 85 (bzw. 90) entstehen 40,6% (bzw. 58,3%) EPH-Gestosen. Ich habe aus den Daten von Robrecht die Sensitivität, Spezifität und die Prädiktabilität errechnet und komme zu folgenden Ergebnissen: Die Sensitivität ist mit 92% relativ hoch, d. h. bei EPH-Gestosen finden sich meist auch pathologische MAP-2-Werte. Die Spezifität ist mit 62% schon deutlich schlechter, d. h. auch bei normalen Befunden treten nicht selten EPH-Gestosen auf. Die Prädiktabilität ist mit 41% noch geringer: Auch bei pathologischen Befunden treten häufig keine EPH-Gestosen auf.

Überlegt man sich, bei welchen Blutdruckkonstellationen MAP-2-Werte von 85 oder 90 gefunden werden (Tabelle 6), so ist schon ein Blutdruck von 105/75 mm Hg (≈ 14/10 mm Hg) oder 115/70 mm Hg (≈ 13,3/9,3 mm Hg) für das spätere Auftreten einer EPH-Gestose verdächtig. Nach diesem Test müssen > 50% aller Schwangeren als EPH-gefährdet angesehen werden. Verglichen mit der tatsächlichen Auftretenswahrscheinlichkeit von etwa 6% ist das ein sehr ungünstiges Resultat hinsichtlich der Aussagekraft dieses Tests.

Angiotensinbelastungstest: Eine weitere Vorhersagemethode benützt die Sensibilität des Blutdruckverhaltens auf eine Angiotensininfusion. Der Testablauf ist in der folgenden Übersicht dargestellt. Pathologisch ist ein Anstieg des diastolischen Blutdrucks um 20 mm Hg nach einer Infusion von < 10 ng/kg/min Angiotensin-II. Der Test läßt sich nur unter klinischen Bedingungen durchführen, gilt aber als relativ sicher.

Angiotensinbelastungstest nach Gant

1) Linke Seitenlagerung 5% Glukoseinfusion
2) RR-Kontrollen bis $p_{diast.}$ stabil (20–30 min)
3) Angiotensin-II-amid 0,5 mg/500 ml mittels Infusor
4) Steigerung der Infusionsrate bis $p_{diast.}$ um 20 mm Hg angestiegen ist

Pathologischer Befund:
Anstieg des $p_{diast.}$ < 10 ng/kg KG/min Angiotensin-II

Tabelle 7. Fehlerquoten verschiedener Tests zur Früherkennung von EPH-Gestosen. (Mod. nach Öney et al. 1980)

Testart	Falsch-positiv (%)	Falsch-negativ (%)
MAP-2-Test (> 90)	64	2
Lagerungstest	66	10
Harnsäurebestimmung	69	10
Angiotensin-Belastungstest	48	7

Testvergleich: Vergleicht man falsch-positive und falsch-negative Ergebnisse der genannten Tests sowie der Harnsäurebestimmung, so kommt man zu der in Tabelle 7 dargestellten Übersicht. Am zuverlässigsten ist offensichtlich der Angiotensinbelastungstest, der wegen seines hohen Aufwands jedoch in der Praxis des niedergelassenen Arztes nicht praktikabel ist. Die Bestimmung des MAP-2-Werts hat eine zu hohe falsch-positive bei einer erträglichen falsch-negativen Trefferquote. Der Aufwand des Tests ist minimal, wenn man die Tabelle 6 benutzt. Der Lagerungstest schließlich hat im Vergleich zu seinem enormen zeitlichen Aufwand eine unerträglich hohe Fehlerquote. Die Harnsäurebestimmung ist hier nur hinsichtlich ihres prädiktiven Werts aus Vergleichsgründen aufgeführt. Er liegt im Bereich der anderen Testverfahren. Die diagnostische und vor allem die prognostische Bedeutung der Harnsäurebestimmung ist ungleich größer.

Therapie der leichten Präeklampsie

Zur Therapie der EPH-Gestose verweise ich auf den Beitrag Zumkley (s. S. 150). Zur Abrundung meines Themas, das sich auf die Tätigkeit des niedergelassenen Arztes bezieht, sei hier nur kurz auf die Therapie der leichten EPH-Gestose eingegangen. Unter Vorwegnahme der nachfolgenden Diskussion und des späteren Podiumsgesprächs sei hier die einhellige Meinung aller Referenten involviert und in folgenden Merksätzen wiedergegeben:

1. Die rechtzeitige Erkennung einer EPH-Gestose im Rahmen einer sorgfältigen Schwangerschaftsbetreuung hat das Entstehen mittelschwerer und schwerer Verläufe drastisch verringert. Offenbar ist eine frühzeitig einsetzende Behandlung imstande, die Erkrankung zu verhindern oder ihre Progredienz zu mildern.
2. Die wichtigste Maßnahme der ambulanten Schwangerschaftsbetreuung ist im Falle einer drohenden EPH-Gestose die rechtzeitige Ruhigstellung der Schwangeren durch die Bescheinigung der Arbeitsunfähigkeit und/oder der Verordnung von häuslicher Schonung und Bettruhe.
3. wichtig ist die Verordnung einer eiweißreichen und kohlenhydratarmen Diät. Eine drastische Kalorienreduktion ist zu vermeiden.

4. Ob eine Kochsalzrestrektion sinnvoll ist, ist umstritten. Eine natriumarme Ernährung ist jedenfalls nicht schädlich. Von internistischer Seite wird wohl zurecht auf die günstigen Erfolge mit Kochsalzentzug bei der allgemeinen antihypertensiven Therapie hingewiesen.
5. Medikamentöse Maßnahmen kommen bei der Behandlung der leichten EPH-Gestose nicht in Betracht.
6. Führen diese einfachen Maßnahmen nicht zum erwünschten Ziel, muß die Patientin – zumindest vorübergehend – hospitalisiert werden. Auch wenn in der Klinik nichts anderes getan wird als in der Praxis, so hat die Hospitalisation für die Patientin doch die Wirkung einer Akzentuierung der drohenden Gefahr mit den Folgen einer gesteigerten Motivation zur Befolgung ärztlicher Ratschläge und zum Einhalten vermehrter Ruhe.
7. Mittelschwere und schwere EPH-Gestosen müssen hospitalisiert bleiben. Mit einer baldigen Entbindung ist grundsätzlich zu rechnen, da die fetale Prognose zum Zeitpunkt der Diagnosestellung bereits feststeht und durch therapeutische Maßnahmen kaum verbessert werden kann.

Literatur

Didolkar, S. M., Sampson, M. B., Johnson, W. L., Petersen, L. P. Predictability of gestational hypertension. Obstet. Gynecol 54 (1979), 224

Friedberg, V. Spätgestosen. In: Käser, O., Friedberg, V., Ober, K. G., Thomsen, K., Zander, J. Gynäkologie und Geburtshilfe, Band II, Teil 2. Thieme, Stuttgart 1981

Gant, N. F., Chand, S., Worley, R. J., Whalley, P. J., Crosby, U. D., MacDonald, P. C. A clinical test useful for predicting the development of acute hypertension in pregnancy. Amer. J. Obstet. Gynecol. 120 (1971), 1

Hammacher, K. Die kontinuierliche elektronische Überwachung der fetalen Herzfrequenz vor und während der Geburt. In: Käser, O., Friedberg, V., Ober, K. G., Thomsen, K., Zander, J. Gynäkologie und Geburtshilfe, Band II. Thieme Stuttgart 1967

Öney, T., Kaulhausen, H. Vergleichende Untersuchung zur Aussagekraft von verschiedenen Methoden zur Frühdiagnose der schwangerschaftsbedingten Hypertonie und Gestose. Arch. Gynec. 232 (1981), 80

Page, E. W., Christiansen, R. The impact of mean arterial blood pressure in the middle trimester upon the outcome of pregnancy. Amer. J. Obstet. Gynecol 125 (1976), 740

Riedel, H., Eisenbach, G. M., Henkel, F., Witzel, B., Haeckel, R. Hyperurikämie und Prognose bei der EPH-Gestose. Fortschr. Med. 96 (1978), 58

Robrecht, D., Schriever, M., Rasenack, R., Steiner, H., Kaltenbach, F. J. Der mittlere Blutdruck im 2. Trimenon (MAP-2) als wertvolle Hilfe bei der Früherkennung von hypertoniebedrohten Schwangerschaften. Geburtsh. Frauenheilk. 40 (1980), 121

Die Wertigkeit hormonanalytischer Untersuchungen

P. J. KELLER

Hormonanalysen zur Beurteilung der Plazentafunktion bei Risikoschwangerschaften haben zweifellos nicht mehr die frühere Bedeutung, lassen sich doch heute mit biophysikalischen Methoden zahlreiche Probleme rascher und sicherer erfassen. Dabei darf allerdings nicht übersehen werden, daß zunächst immer biochemische Veränderungen im Vordergrund stehen und apparativ nur deren Spätfolgen, wie etwa eine Mangelentwicklung, erkannt werden können. Aus diesen Überlegungen heraus dürfte die hormonale Überwachung ihren Platz auch in Zukunft behaupten, besonders wenn einmal eine adäquate Therapie frühzeitig erkannter Störungen möglich werden sollte.

Zum besseren Verständnis der hormonalen Diagnostik in der Schwangerschaft sollen einleitend zunächst ganz kurz einige Grundzüge der Biosynthese von Proteo- und Steroidhormonen durch die fetoplazentomaternelle Einheit in Erinnerung gerufen werden. Östrogene können vom Trophoblasten aus Vorläufern, wie Dehydroepiandrosteron gebildet werden, wobei das allerdings nur für Östron (E1) und Östradiol (E2) gilt (Abb. 1). Die Biosynthese von

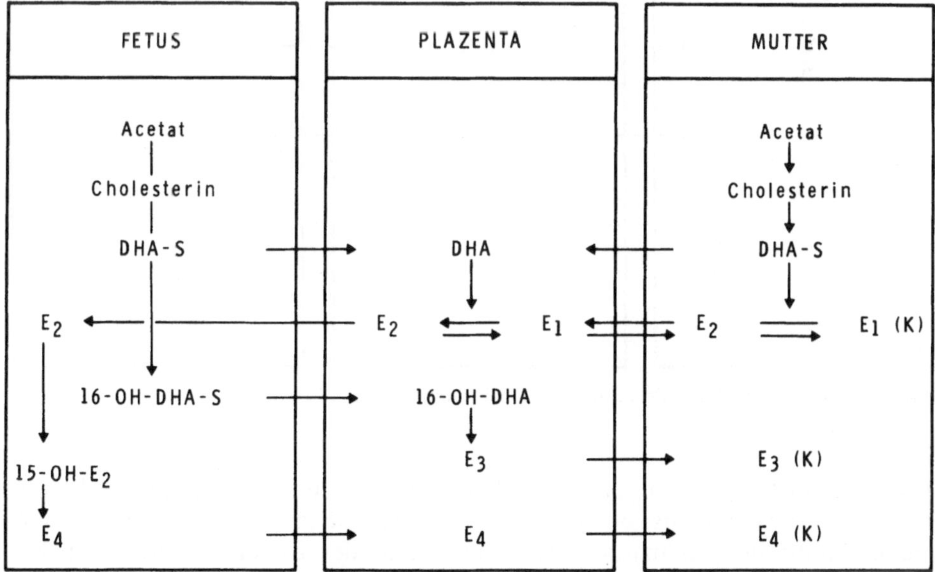

Abb. 1. Grundzüge der Östrogenbiosynthese durch die fetoplazentomaternelle Einheit in der Schwangerschaft

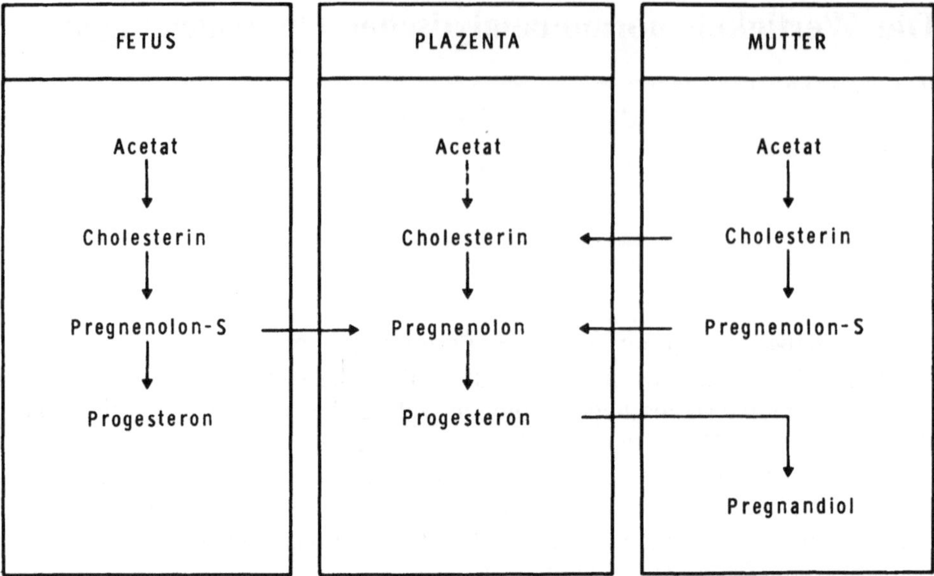

Abb. 2. Grundzüge der Biosynthese von Progesteron in der Schwangerschaft

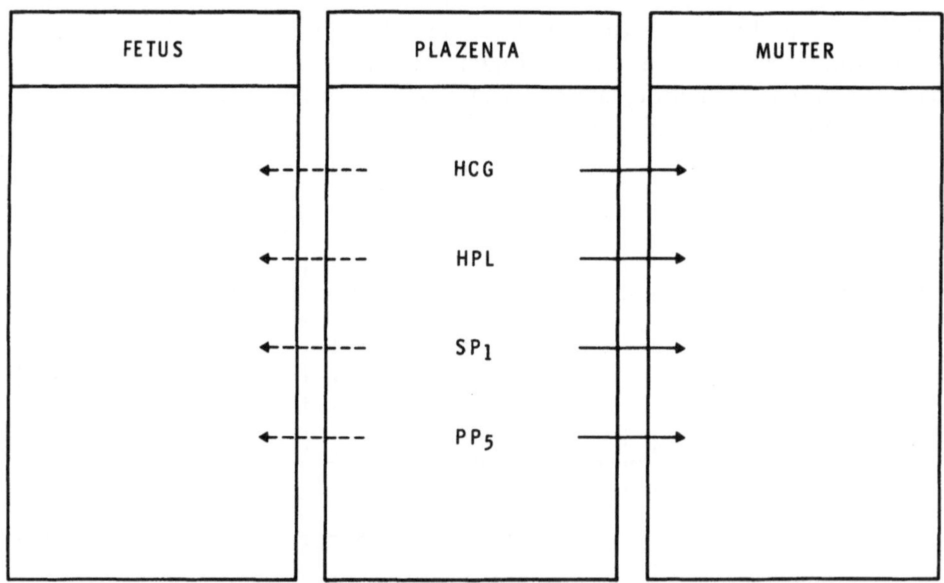

Abb. 3. Bildung plazentarer Proteine in der Schwangerschaft

Östriol (E3) ist dagegen in größerem Umfang nur unter Mitwirkung des Feten möglich, der seinerseits einen Teil der notwendigen Prekursoren in der Nebennierenrinde produziert und außerdem in der Leber die erforderliche 16-Hydroxylierung vornimmt. Ebenso bedarf die Bildung von Östetrol (E4) einer fetalen 15-Hydroxylierung, so daß diese beiden Steroidhormone vorwie-

gend Gradmesser des kindlichen Befindens darstellen. Demgegenüber erfolgt die Biosynthese von Progesteron in der Plazenta weitgehend autonom, die dafür auch über die notwendigen Enzymsysteme verfügt, immerhin sind auch Mutter und Kind dazu in der Lage (Abb. 2). Proteohormone wie Choriongonadotropin (HCG) und plazentares Laktogen (HPL) werden ausschließlich im Trophoblasten gebildet und vorwiegend in den mütterlichen, in sehr geringem Maße aber auch in den fetalen Kreislauf abgegeben. Dasselbe gilt auch für andere Proteine, wie das schwangerschaftsspezifische Protein 1 (SP_1), welches keine gesicherte endokrine Aktivität aufweist (Abb. 3).

Wenn im folgenden der Wert der Hormonanalytik beim EPH-Syndrom diskutiert werden soll, dann stellt sich zunächst die Frage nach dem geeigneten Parameter. Vom Labor her sind praktisch alle genannten Aktivitäten bestimmbar (s. die folgende Übersicht), wobei jedoch aufgrund zahlreicher Untersuchungen die Östrogene und hier wiederum das Östriol im Vordergrund stehen. Die Werte sind in der Regel bei monosymptomatischen Formen, insbesondere bei Hypertonie, wenig aussagekräftig, insgesamt aber doch etwas tiefer als normal (Abb. 4). Bei ausgeprägter EPH-Gestose ist der Unterschied wesentlich auffälliger, während bei Präeklampsie und Eklampsie der Großteil der Resultate im pathologischen Bereich liegt und damit die schwere plazentare Dysfunktion mit Einschränkung der choriodezidualen Zirkulation fast immer frühzeitig erkannt wird. Klinisch wird in diesen Fällen denn auch regelmäßig eine mehr oder weniger ausgeprägte Infarzierung der Plazenta und bei längerer Dauer eine Mangelentwicklung gefunden.

Hormonale Parameter zur Überwachung von Risikoschwangerschaften

Östrogene

Gesamtöstrogene
- E_2
- E_{3F}
- E_{3T}
- E_4

Progesteron

Plazentare Proteine
- HCG
- HPL
- SP_1
- PP_5

DHEAS-Belastungstest
- Aromatisierung
- Halbwertszeit

Entgegen den theoretischen Erwägungen ist dabei die Wahl der Methode nicht entscheidend. Zweifellos ist das freie Östriol der direkteste Parameter, während das totale Östriol und die Gesamtöstrogene im Urin zusätzlich durch die Konjugationsfähigkeit der mütterlichen Leber, den enterohepatischen Kreislauf und die Rückresorption im Darm sowie die renale Clearance entscheidend mitbeeinflußt werden, Funktionen die gerade bei Gestosen oft erheblich eingeschränkt sind (Abb. 5). In der Praxis besteht jedoch eine

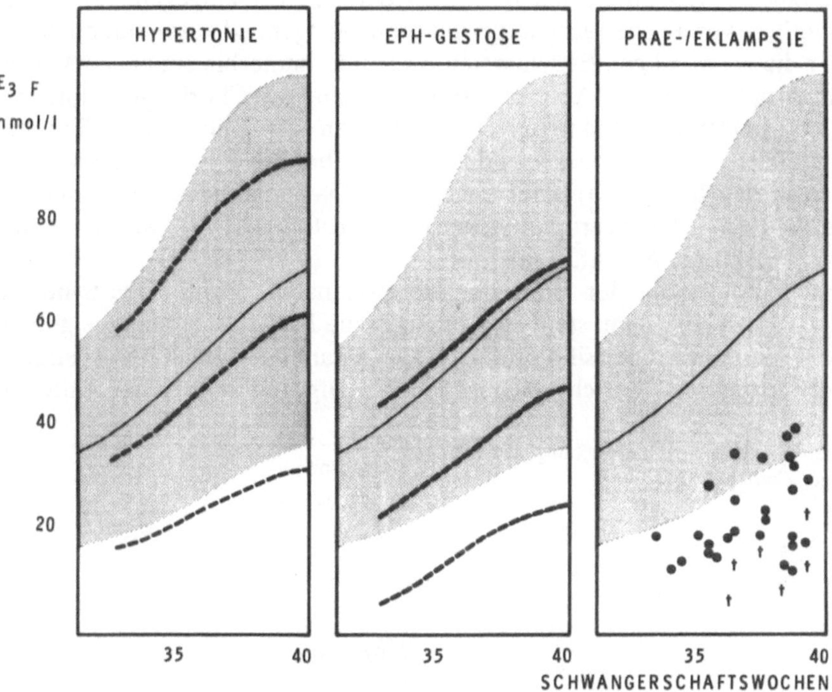

Abb. 4. Östriolwerte bei Hypertonie, EPH-Gestose, Präeklampsie und Eklampsie

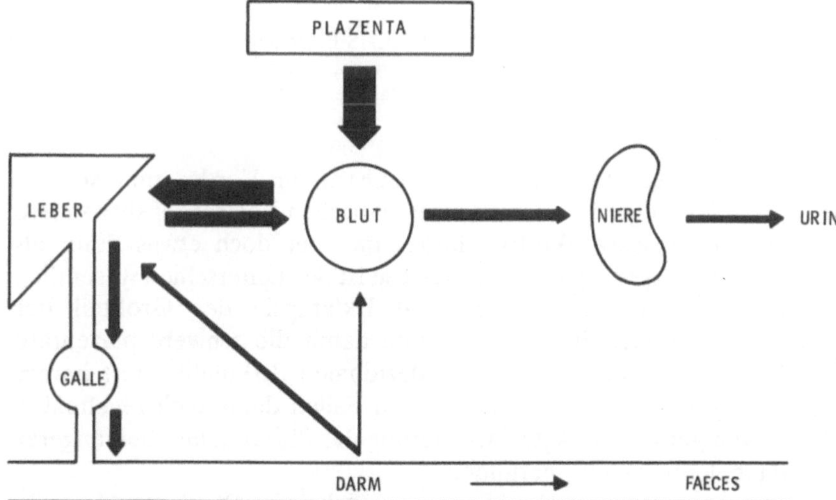

Abb. 5. Grundzüge des Östrogenabbaus im mütterlichen Organismus. Die in der Plazenta gebildeten Steroidhormone treten vorwiegend in freier Form in den mütterlichen Kreislauf über und werden in der Leber glukoronisiert. Die so entstandenen Konjugate gelangen z. T. ins Blut zurück, z. T. mit der Galle in den Darm, wo sie entweder mit den Fäzes ausgeschieden oder durch die Darmflora hydrolisiert und rückresorbiert werden. Die hauptsächliche Elimination erfolgt schließlich über die Nieren, harngängig sind in erster Linie die hydrophilen konjugierten Östrogene

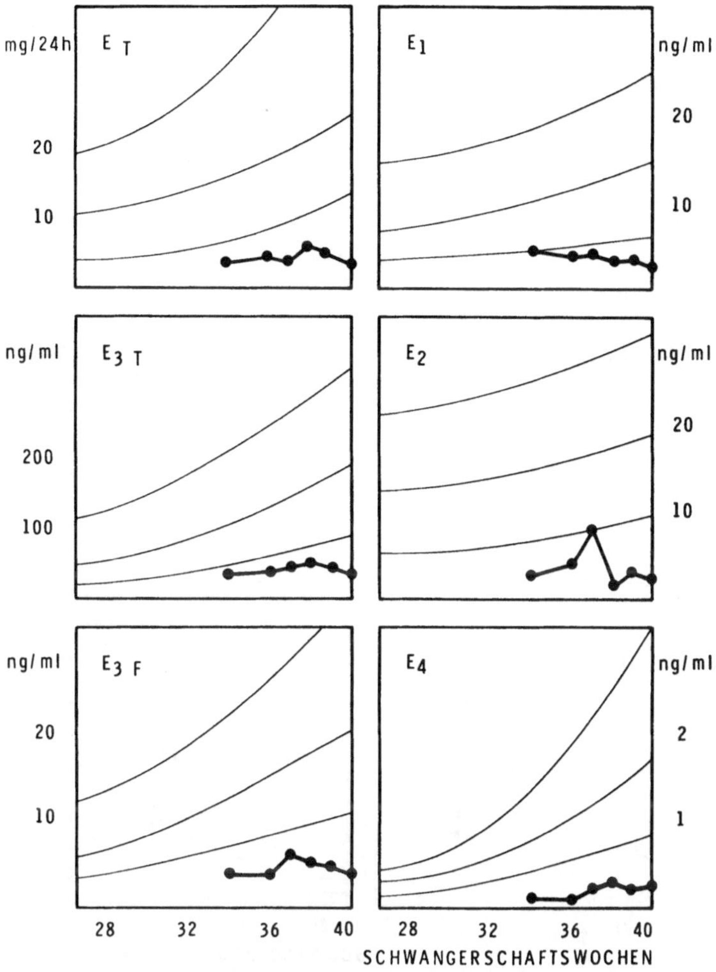

Abb. 6. Östrogenwerte bei mittelschwerer EPH-Gestose. *ET* = Totalöstrogene (Urin), E_3T = Totalöstriol (Serum), E_3F = freies Östriol (Serum), E_1 = Östron (Serum), E_2 = Östradiol (Serum), E_4 = Östetrol (Serum)

überraschende Übereinstimmung zwischen den einzelnen Hormonanalysen, wobei dies selbst für die selten verlangten Östron- und Östradiolwerte gilt (Abb. 6). Immerhin sind Trendänderungen anhand des unkonjugierten Östriols oft rascher und deutlicher erkennbar (Abb. 7 und 8).

Die früher verbreitete Bestimmung von Progesteron, bzw. seines Ausscheidungsprodukts Pregnandiol ist heute weitgehend zugunsten anderer, rascher reagierender Parameter verlassen worden. Auch HCG ist im 2. und 3. Trimenon wegen der starken Streuung der Einzelwerte kaum verwendbar, hingegen eignet sich das HPL zur Beurteilung der Plazentafunktion beim EPH-Syndrom recht gut. Die diesbezüglichen Ergebnisse sind im ganzen mit denen der Östrogenbestimmung vergleichbar, sichere Aussagen lassen sich aber auch hier nur bei den schwereren Formen machen (Abb. 9). Die Bestimmung von SP_1 ergibt ebenfalls brauchbare Resultate, bringt indessen wenig neue Information.

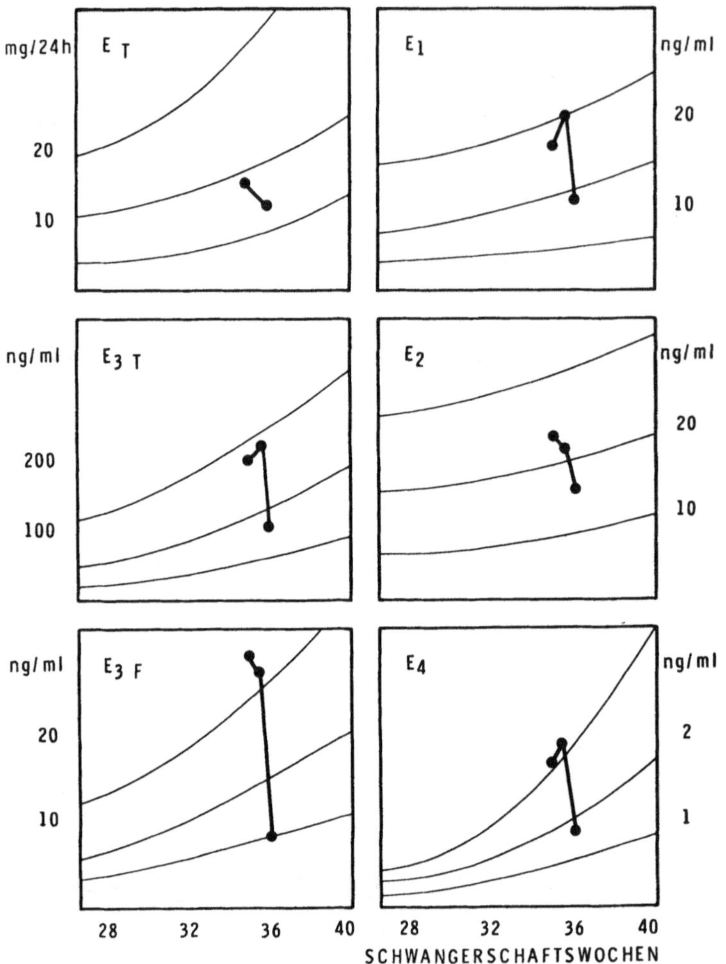

Abb. 7

Abb. 7 und 8. Östrogensturz bei 2 Fällen von Präeklampsie. *ET* = Totalöstrogene (Urin), E_3T = Totalöstriol (Serum), E_3F = freies Östriol (Serum), E_1 = Östron (Serum), E_2 = Östradiol (Serum), E_4 = Östetrol (Serum)

In diesem Zusammenhang müssen auch die sog. Belastungstests kurz erwähnt werden. Im Bestreben, die Plazentafunktion nicht nur statisch, sondern dynamisch zu evaluieren, wurde versucht, Östrogenprekursoren wie Dehydroepiandrosteronsulfat parenteral zu applizieren und die zirkulatorische Halbwertszeit bzw. die Transformation in Östron oder Östradiol zu messen. Beide Verfahren sind vom theoretischen Standpunkt her attraktiv, praktisch ist der Aussagewert aber beschränkt. Selbst ausgeprägte Mangelentwicklungen werden nicht immer mit Sicherheit erkannt (Tabelle 1).

Wesentlicher als die Frage des besten Parameters ist wohl die Durchführung der hormonalen Überwachung und die Interpretation der Ergebnisse. Einzelbestimmungen sind in jedem Fall wenig sinnvoll, ein niedriger Wert kann aus rein statistischen Gründen außerhalb des Normbereichs liegen oder tatsächlich

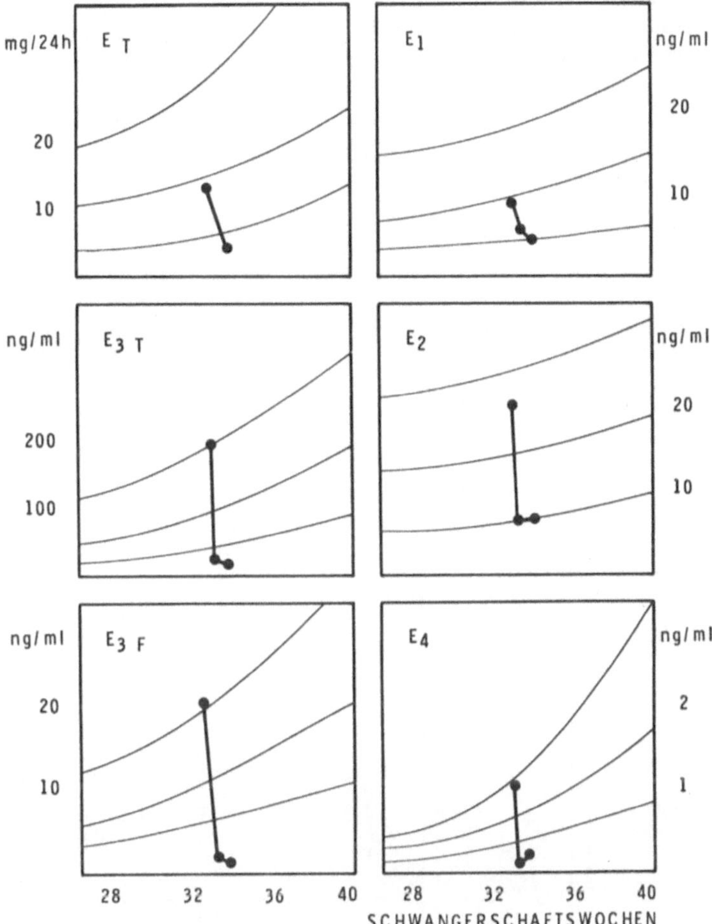

Abb. 8

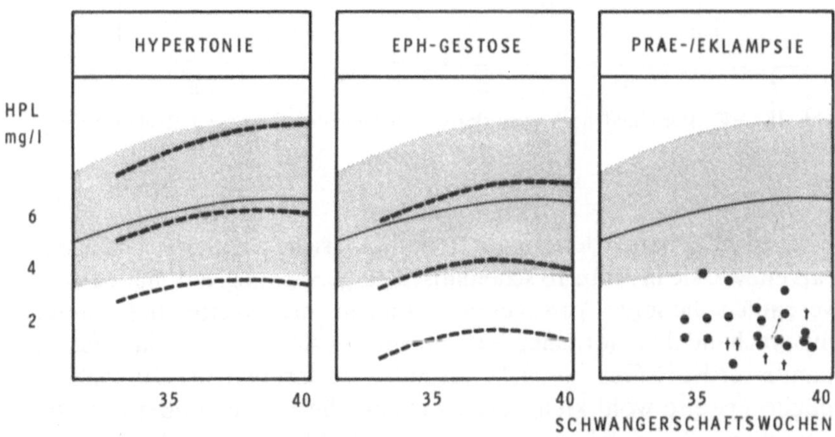

Abb. 9. HPL-Werte bei Hypertonie, EPH-Gestose, Präeklampsie und Eklampsie

Tabelle 1. DHEAS-Halbwertszeit bei normaler Schwangerschaft und bei Mangelentwicklung (vgl. Text)

	Normale Schwangerschaft [h]	Mangelentwicklung < 10. Perzentile [h]
	7,42	5,29
	4,48	6,43
	5,17	6,46
	4,94	4,76
	6,56	4,72
	4,50	5,50
	4,26	4,06
	4,43	5,25
	5,25	6,92
	4,73	4,62
	5,20	5,20
	4,48	
	5,08	
	5,63	
Mittelwert	5,18	5,38
Streuung	(± 0,84)	(± 0,89)

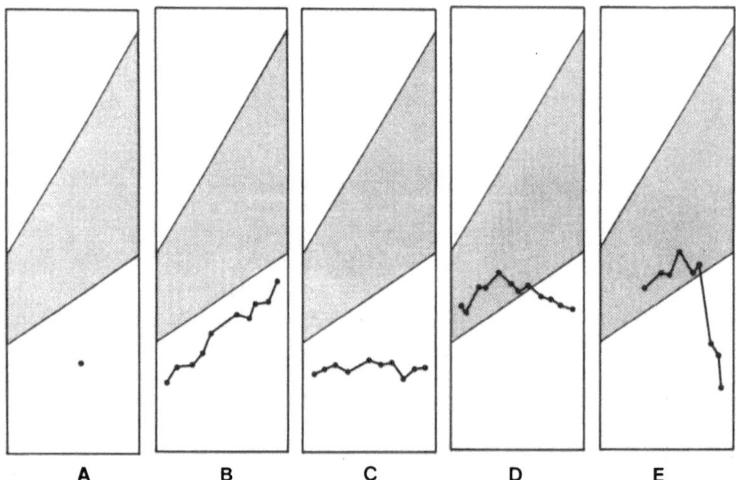

Abb. 10A–E. Verschiedene Verlaufskurven hormonaler Werte bei Risikoschwangerschaft (vgl. Text)

einen nicht genauer definierbaren pathologischen Zustand anzeigen. Verlaufskurven, wie sie in Abb. 10 schematisch aufgezeichnet sind, haben deswegen eine wesentlich höhere Aussagekraft. Liegen die Werte tief, steigen jedoch entsprechend dem normalen Verlaufsmuster stetig an (B), dann ist dies auch bei manifester EPH-Gestose nicht besonders beunruhigend. Die Plazenta ist dabei möglicherweise wohl klein, die biochemische Leistung aber entsprechend den Erwartungen, so daß kaum mit schweren Problemen zu rechnen ist. Ganz anders weisen Kurven, welche bei tiefen Ausgangswerten nicht ansteigen oder aus dem

Normalbereich allmählich absinken (C, D) auf eine chronische, sich akzentuierende nutritive Insuffizienz hin, während ein eigentlicher Hormonsturz (E) eine akute fetale Bedrohung anzeigt, die in den meisten Fällen eine rasche Beendigung der Schwangerschaft erfordert. Entsprechend diesen Tatsachen sind nur Serienbestimmungen wirklich aussagekräftig.

Zusammenfassend lassen sich damit folgende Schlußfolgerungen ziehen

1) Hormonalanalysen sind adjuvante Parameter zur Beurteilung der Plazentafunktion, die auch beim EPH-Syndrom nützliche Informationen liefern, aber nur gezielt und nicht als Screening eingesetzt werden sollten.
2) Die plazentare Dysfunktion wird in der Regel früher angezeigt als durch die heute verfügbaren biophysikalischen Methoden, die nur eine bereits manifeste Schädigung zu erkennen vermögen. Der klinische Aussagewert ist dagegen zweifellos geringer.
3) Nur wiederholte Bestimmungen erlauben eine schlüssige Beurteilung, der Trend ist dabei wichtiger als das Einzelergebnis.
4) Der beste Einzelparameter ist derzeit auch aus theoretischen Überlegungen das unkonjugierte Östriol. Nachdem die Werte durch Kortikosteroide, Sulfatasemangel und fetale Endokrinopathien verfälscht werden können, erbringt die gleichzeitige Bestimmung trophoblastspezifischer Proteine wie HPL oder SP_1 hohe Sicherheit.
5) Andere Parameter, insbesondere Östron, Östradiol, Östetrol, Progesteron und HCG sowie plazentare Belastungstests erbringen nur ausnahmsweise zusätzliche Information und eignen sich deshalb nicht für Routinezwecke.

Pathophysiologische Grundlagen zur Interpretation des fetalen Kardiotokogramms (CTG) beim EPH-Syndrom

W. Künzel und A. Jensen

Etwa 15 Jahre nach Einführung der Kardiotokographie in die Geburtshilfe und 10 Jahre nach dem Erscheinen der ersten Lehrbücher der Kardiotokographie wird die Beurteilung des Kardiotokogramms einer Patientin mit schwerer Präeklampsie kaum noch Schwierigkeiten bereiten. In den folgenden Ausführungen werden deshalb auch nicht die kardiotokographischen Veränderungen beim EPH-Syndrom im klinischen Alltag dargestellt, es sollen vielmehr die pathophysiologischen Grundlagen dieser kardiotokographischen Veränderungen aufgezeigt und in einen klinischen Bezug gesetzt werden.

Intrauteriner Fruchttod und perinatale Mortalität beim EPH-Syndrom

Beim intrauterinen Fruchttod ist in 32,5% der Fälle die EPH-Gestose ursächlich beteiligt, eine Amnionitis ist in 12,5% und Placenta praevia sowie Abruptio plazentae sind in je 5% beim intrauterinen Fruchttod nachweisbar (Gerstner u. Grünberger 1980) (s. Tabelle 1). In 20% der Fälle ist jedoch die Ursache des Fruchttods unbekannt. Die Häufigkeit dieser Ereignisse ist in der Regel zur Schwere der Gestose korreliert.

Es wurde deshalb bereits vor 18 Jahren ein Vorschlag unterbreitet, den Schweregrad der Schwangerschaftsgestose anhand eines Index zu beurteilen und einzustufen (Goecke u. Schwabe 1965).

Bei 0 Punkten sind nach diesem Score keine Ödeme nachweisbar, es besteht eine Proteinurie nach Esbach von < 0,5‰, der Blutdruck ist systolisch < 140

Tabelle 1. Ätiologie von 40 Fällen von intrauterinem Fruchttod. (Nach Gerstner und Grünberger 1981)

Komplikation	[%]
EPH-Syndrom	32,5
Eklampsie	7,5
Abruptio placentae	5,0
Amnionitis	12,5
Placenta praevia	5,0
Zwillinge	5,0
Rh-Inkompatibilität	2,5
Übertragung	2,5
Nabelschnurkomplikationen	2,5
Mißbildungen	5,0
Unbekannte Ursachen	20,0

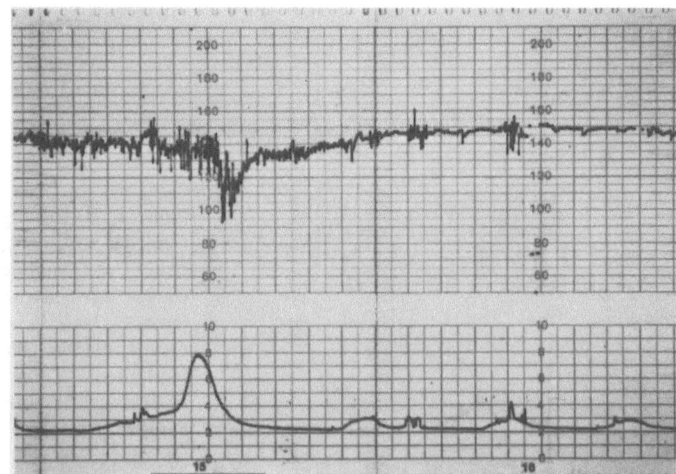

Abb. 1. Fetale Herzfrequenz beim EPH-Syndrom in der 32. Woche der Gravidität. Bei stärkeren Kontraktionen treten Dezelerationen auf, die vom Verlust der Oszillation und vom Anstieg der basalen fetalen Herzfrequenz gefolgt sind

mm Hg und diastolisch < 90 mm Hg. Bei 6 Punkten sind generalisierte Ödeme nachweisbar, die Proteinurie beträgt > 2,5‰ Esbach, der systolische Blutdruck beträgt 160–180 mm Hg und der diastolische Blutdruck 100–110 mm Hg.

Bei dieser Punktezahl besteht also bereits die volle Ausprägung des Symptombildes der EPH-Gestose. Klinische Untersuchungen zeigen, daß die perinatale Mortalität mit dem Gestoseindex ansteigt. Der Anstieg erfolgt von 1,8% (Index 0) über 2,4% (Index 4–6) auf 7,7% (Index > 6) (Seidl u. Dadak 1980). Auch eine Zunahme von im Wachstum retardierten Feten ist nachweisbar. In der vollen Ausprägung des Symptombildes beträgt die Häufigkeit wachstumsretardierter Feten 33,3%. In der Regel ist bei Vorliegen einer schweren Gestose in Verbindung mit einer Wachstumsretardierung ein Kardiotokogramm zu registrieren, das die Zeichen eines intrauterinen Sauerstoffmangels aufweist. Es geht mit einer erhöhten basalen Herzfrequenz einher, und es bestehen wehenabhängige Dezelerationen (Abb. 1), eine Einengung bzw. ein Oszillationsverlust der fetalen Herzfrequenz und ein Fehlen der durch Kindsbewegung ausgelösten Akzelerationen.

Die Fragen, die uns bei der statistischen Analyse des EPH-Syndroms bewegen, beziehen sich auf die Häufigkeit der Wachstumsretardierung beim EPH-Syndrom und auf die Frage, warum nur in einem Teil der Fälle eine ausgeprägte Azidose mit einem PH-Wert von < 7,10 im arteriellen Blut des Feten bei Geburt vorhanden ist und in anderen Fällen annähernd normale PH-Werte vorliegen.

Es ist zudem nicht geklärt, warum in einem Teil der wachstumsretardierten, aber auch normalgewichtigen Feten die Geburt spontan erfolgen kann, da Dezelerationen der fetalen Herzfrquenz nicht nachweisbar sind, in einem anderen Teil der Fälle jedoch die Entbindung operativ wegen schwerer Dezelerationen vorzeitig beendet werden muß.

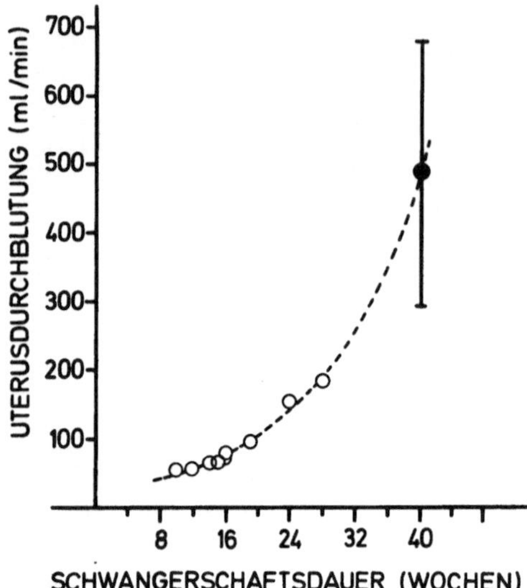

Abb. 2. Beziehung zwischen der Durchblutung des Uterus und der Schwangerschaftsdauer beim Menschen. Die Kreise sind Messungen mit einem elektromagnetischen Flowmeter. (Nach Assali et al., Amer. J. Obstet. Gynec. 79 [1960] 86), die Messungen in der 40. Schwangerschaftswoche wurden mit einer Indikatorverdünnungsmethode (N_2O) durchgeführt (Metcalfe et al., J. Clin. Invest. 35 [1955] 1632). Die Durchblutung des Uterus steigt mit der Schwangerschaftsdauer exponentiell an

Uterusdurchblutung und Wachstumsretardierung

Die Vorstellungen über die Pathogenese fetalen Wachstums und über die Abweichung kardiotokographischer Befunde von der Norm ist eng verknüpft mit der Durchblutung des Uterus und mit dem Sauerstoffverbrauch des Feten. Unter physiologischen Bedingungen nimmt die Durchblutung des Uterus während der Schwangerschaft exponentiell zu (Abb. 2).

Untersuchungen beim Menschen wurden in den 60er Jahren von Assali et al. (1960) an Frauen, die sich einem Abbruch der Schwangerschaft unterzogen, durchgeführt. Am Ende der Schwangerschaft wurde die Durchblutung des Uterus von Metcalfe et al. (1955) mit einer Indikatorverdünnungsmethode gemessen. Während der Schwangerschaft erfolgt kein linearer Anstieg der Durchblutung. Zu Beginn der Schwangerschaft steigt die Uterusdurchblutung zunächst nur langsam an. Mit fortschreitender Schwangerschaft erfolgt gegen Ende ein steiler Anstieg der Durchblutung. Der Anstieg der Uterusdurchblutung und die Zunahme des fetalen Gewichts sind eng miteinander verknüpft.

Wie tierexperimentelle Befunde zeigen, ist die Uterusdurchblutung ein entscheidender Parameter für das fetale Wachstum. Ein inzwischen klassisches Experiment von Wigglesworth (1964) an Ratten zeigt in sehr eindrucksvoller Weise, welchen Einfluß die Ligatur einer A. uterina auf das Wachstum des Feten haben kann (Abb. 3). Der Rattenuterus ist ein Uterus bicornis, bei dem beide Hörner durch eine uterine Arkarde versorgt werden, wobei A. uterina und A. ovarica anastomosieren. In diesem Experiment diente das rechte schwangere Horn als Kontrolle. Bei Ligatur einer A. uterina kommt es entlang der uterinen Arkarde zu einem Blutdruckabfall, wie auch in einer anderen Tierspezies nachgewiesen werden konnte (Moll u. Künzel 1971).

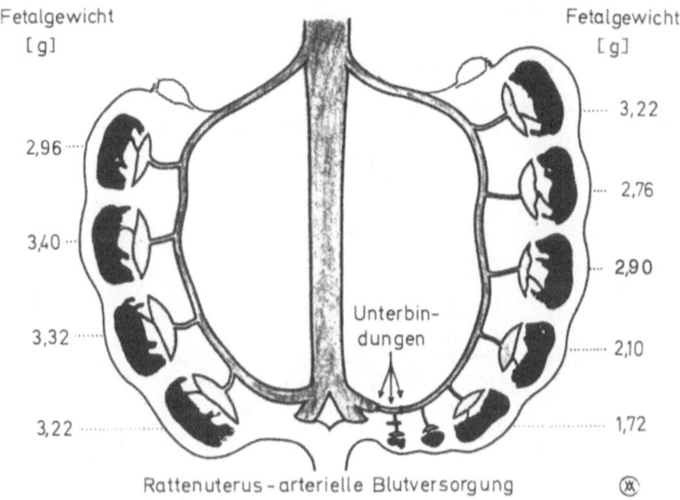

Abb. 3. Experimentelle Wachstumsretardierung am Uterus der Ratte. Bei Ligatur der A. uterina am 17. Tag der Gravidität tritt bis zum Ende der Gravidität (21 Tage) entlang der uterinen Arkarde eine Retardierung des Fetalgewichts auf. Die Feten im kontralateralen Horn zeigen keine Wachstumsveränderungen. (Nach Wigglesworth 1964)

Tabelle 2. Experimentelle Wachstumsretardierung beim Schaf durch Embolisation der A. uterina mit Mikropartikeln. (Nach Creasy et al. 1973)

Parameter	Kontrolle	Embolisiert
Gewicht der Feten (kg)	4,54	3,20
Organgewichte (g)		
Gehirn	55	48
Leber	149	91
Plazenta	472	279
Umbilikale Durchblutung (ml/kg/min)	158	109
Organdurchblutung (ml/100 g/min)		
Gehirn	96	158
Herz	126	238
Lunge	82	26

Durch diesen Blutdruckabfall entlang der uterinen Arkarde nimmt die Perfusion der einzelnen Plazenten ab. Als Folge der Perfusionsabnahme war das fetale Gewicht entlang des uterinen Horns reduziert.

Tierexperimentelle Befunde von Creasy et al. (1973) (s. Tabelle 2) untermauern die These von der Reduktion der uterinen Durchblutung als Ursache für die Verminderung des fetalen Gewichts. Durch Implantation eines Katheters in eine A. uterina beim Schaf konnte die Uterusdurchblutung durch Injektion von Mikropartikeln in die uterine Strombahn reduziert werden. Gegenüber einer Kontrollgruppe betrug das fetale Gewicht bei den emboli-

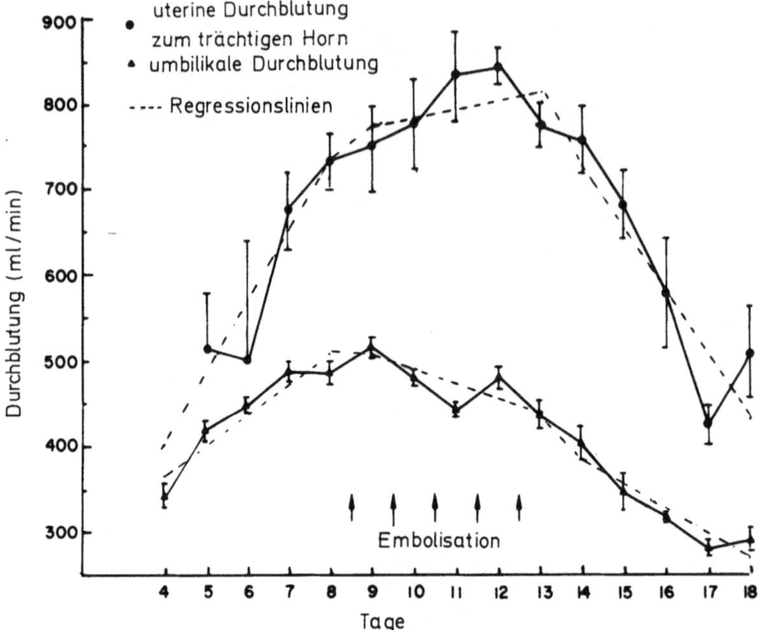

Abb. 4. Uterine und umbilikale Durchblutung beim Schaf während der Gravidität nach Embolisation der uterinen Strombahn mit Mikropartikeln. (Nach Clapp et al. 1980)

sierten Tieren 3,2 kg. Durch die Embolisation verringerte sich das Organgewicht von Gehirn, Leber und Plazenta. Die umbilikale Durchblutung nahm ab, jedoch zeigte sich eine relative Zunahme der Hirndurchblutung und der Durchblutung des Herzens, während die Durchblutung der Lunge pro Gewicht abnahm. Clapp et al. (1980) haben in einer ebenfalls an Schafen durchgeführten Studie den Einfluß der Embolisierung auf die uterine und umbilikale Durchblutung zeigen können (Abb. 4). Mit fortschreitender Schwangerschaft nehmen zunächst die uterine und auch die umbilikale Durchblutung zu. Durch die Embolisation der Plazenta erfolgt eine allmähliche Reduktion beider Parameter, denen je nach Ausmaß der Durchblutungsreduktion die Wachstumsretardierung oder der intrauterine Fruchttod folgt.

Klinische Befunde beim EPH-Syndrom

Welche Beziehungen bestehen nun zwischen diesen tierexperimentellen Untersuchungen und den kardiotokographischen Veränderungen beim EPH-Syndrom?

Betrachten wir zunächst das Wachstum der Kinder. Miltner et al. (1977) konnten in einer klinischen Studie zeigen, daß von 197 Müttern mit 20,4% wachstumsretardierten Feten 60% die klinischen Zeichen der Präeklampsie, Hypertonie oder chronischen Hypertonie zeigten. In etwa 10% der Fälle konnte ein abnormer Uterus, eine abnorme Plazenta oder eine abnorme Nabelschnur

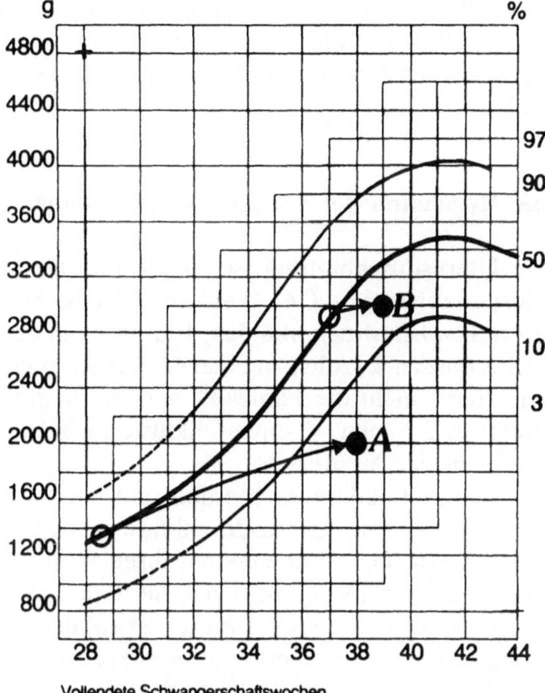

Abb. 5. Modellvorstellung über die Abhängigkeit des Geburtsgewichts vom Schwangerschaftsalter unter dem Einfluß der EPH-Gestose. Treten die Störungen, die zur Retardierung fetalen Wachstums führen, früh auf (*A*), so ist dies am Gewicht bei Geburt ablesbar. Späte Störungen der uterinen Durchblutung machen sich am fetalen Gewicht bei Geburt nicht bemerkbar (*B*)

nachgewiesen werden. Vaginale Blutungen, die durch eine vorzeitige Ablösung der Plazenta bedingt sein können, waren ebenfalls in 10% der Fälle vorhanden.

Diese klinischen und tierexperimentellen Befunde machen deutlich, daß das fetale Gewicht bei der Geburt nicht nur vom Alter der Schwangerschaft abhängig ist, d. h. ob die Entbindung in der 32. oder 40. Woche der Gravidität erfolgt, sondern sie zeigen, daß das Wachstum des Feten auch von der Durchblutung bestimmt ist. Die Einschränkung der plazentaren Durchblutung während der Schwangerschaft wird jedoch nur dann am Gewicht ablesbar sein, wenn die Durchblutung zu einem sehr frühen Zeitpunkt der Gravidität reduziert wird (Abb. 5), da nur diese mit einer Wachstumseinschränkung des Feten einhergeht (A). Eine spätere akute Einschränkung der plazentaren Perfusion ist am fetalen Gewicht bei der Geburt nicht abzulesen (B). So lassen sich allein vom Gewicht des Feten keine Rückschlüsse auf das Ausmaß der fetalen O_2-Versorgung ziehen.

Die Untersuchungen von Brosens et al. (1971) zeigen, daß bei einer Eklampsie eine Einengung der uterinen Strombahn im Bereich der Spiralarterien vorliegt. Diese Einengung der Spiralarterien bedeutet eine Erhöhung des Strömungswiderstands in den Uterusgefäßen, aus denen eine Abnahme der uterinen Durchblutung folgt. Das Auftreten dieser Veränderungen an den Spiralarterien ist für die O_2-Versorgung des Feten von wesentlicher Bedeutung. Es kann mit Sicherheit angenommen werden, daß die Reduktion der Uterusdurchblutung auch beim Menschen das Wachstum des Feten verzögert und daß die häufigen pathologischen kardiotokographischen Befunde, die bei der Wachstumsretardierung und beim Vorhandensein eines EPH-Syndroms registriert werden, mit der Reduktion der uterinen Durchblutung eng verknüpft sind.

Die Regulation der uterinen Durchblutung

Die Uterusdurchblutung ist vom Blutdruck, besser vom Perfusionsdruck am Uterus abhängig. Der Perfusionsdruck ist die Differenz zwischen dem arteriellen Blutdruck und dem Blutdruck in der V. uterina. Eine Reduktion des Perfusionsdrucks führt zu einer linearen Abnahme der Uterusdurchblutung, da der Uterus nicht die Fähigkeit der Autoregulation besitzt (Greiss 1966). Dies erfolgt z. B. beim V.-cava-Okklusionssyndrom durch den Anstieg des Blutdrucks in der V. uterina.

Wehentätigkeit geht ebenfalls mit einer Reduktion der uterinen Durchblutung einher. Die Uterusdurchblutung nimmt mit der Kontraktion ab und erreicht mit der Wehenakme ihren tiefsten Punkt. Nach Reduktion des Amniondrucks normalisiert sich die Uterusdurchblutung, wobei den stärkeren Kontraktionen der Gebärmutter ebenfalls stärkere Durchblutungseinschränkungen zugeordnet sind und umgekehrt. Uteruskontraktionen verursachen jedoch neben der Abnahme des Perfusionsdrucks gleichzeitig auch eine Zunahme des uterinen Gefäßwiderstands. Die Uterusdurchblutung nimmt bei der Wehe daher nicht proportional zum Amniondruck ab, sondern wird stärker

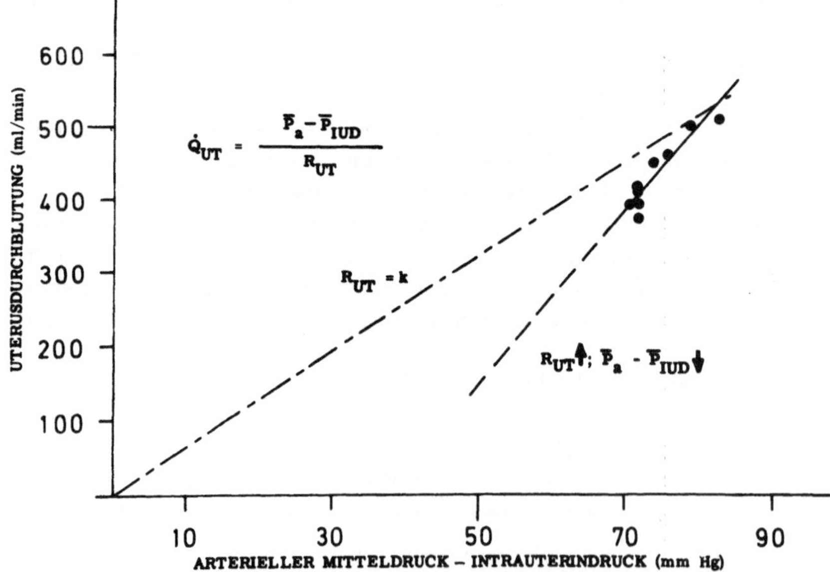

Abb. 6. Beziehung zwischen Uterusdurchblutung ($\dot{Q}_{UT}$) und Perfusionsdruck ($\bar{P}_a$-$\bar{P}_{IUD}$) während einer Uteruskontraktion. Die Uterusdurchblutung fällt stärker ab, als nach der Abnahme des Perfusionsdrucks zu erwarten wäre. Die zusätzliche Reduktion der Durchblutung wird durch die Zunahme des Gefäßwiderstands (R_{UT}) in den Spiralarterien verursacht

reduziert als nach der Reduktion des Perfusionsdrucks zu erwarten wäre (Abb. 6).

Die Kenntnis des Zusammenhangs zwischen Uterusdurchblutung und Wehe ist wichtig für das Verständnis und die Interpretation kardiotokographischer Befunde beim EPH-Syndrom. Die Häufung pathologischer CTG-Befunde bei diesem Krankheitsbild wird zudem noch verständlich, wenn man die Beziehungen, die zwischen der uterinen Durchblutung und dem Sauerstoffpartialdruck in den Nabelschnurgefäßen und der uterinen O_2-Aufnahme besteht, betrachtet.

Uterusdurchblutung und fetale Sauerstoffversorgung

Unter physiologischen Bedingungen erfolgt während der Kontraktion des Uterus nur eine geringe Abnahme des Sauerstoffpartialdrucks in den Nabelvenen und Nabelarterien, wenn die Uterusdurchblutung vor der Kontraktion hoch genug ist (Abb. 7). Beträgt beispielsweise die uterine Perfusion vor der Kontraktion des Uterus 180 ml/kg/min, dann führt eine Reduktion der uterinen Durchblutung um 80 ml/kg/min nur zu einer geringen Abnahme des Sauerstoffpartialdrucks in beiden Nabelschnurgefäßen. Erst wenn die Durchblutung des Uterus stärker sinkt, erfolgt auch eine deutliche Abnahme des Sauerstoffpartialdrucks im umbilikalen Kreislauf. Offenbar besteht im Bereich des uterinen und umbilikalen Kreislaufs ein sinnvoller zirkulatorischer Puffermechanismus mit dem Ziel, die O_2-Versorgung des Feten während der Uteruskontraktionen konstant zu halten.

Neben dem Ausmaß der Durchblutungsreduktion der uterinen Perfusion ist auch die Zeit bedeutsam. Bei vollständiger Reduktion der uterinen Durchblutung sinkt die O_2-Sättigung im fetalen Blut in etwa 60–90 s auf 0% ab. Eine Verminderung der uterinen Durchblutung um 30% bzw. 70% führt nur zu einem

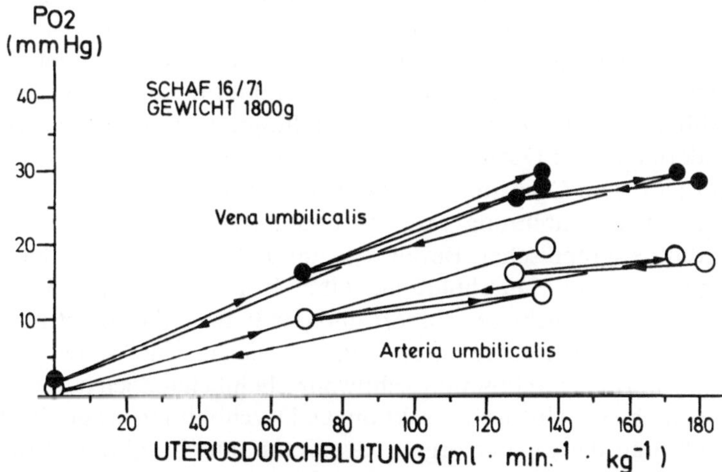

Abb. 7. Sauerstoffpartialdruck (pO_2) in der Nabelvene und in der Nabelarterie bei Reduktion der uterinen Durchblutung

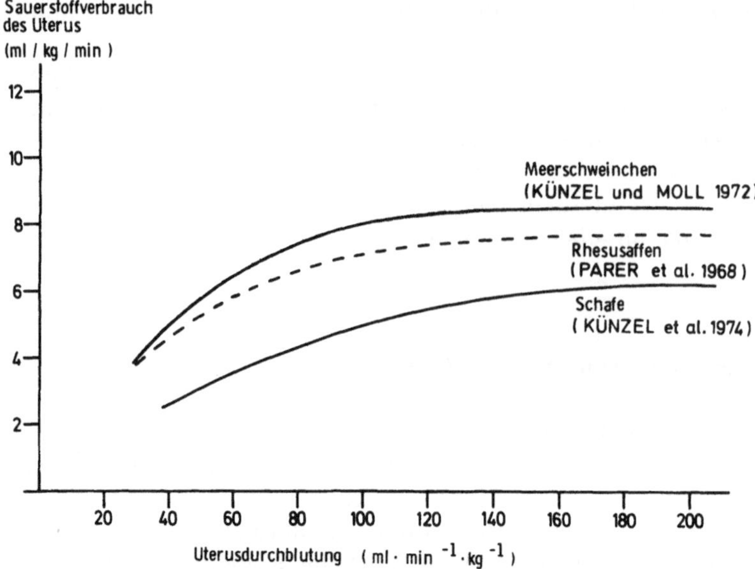

Abb. 8. Beziehung zwischen O_2-Verbrauch des Uterus und der uterinen Durchblutung beim Rhesusaffen (Parer et al. 1968) beim Schaf (Künzel et al. 1974) und beim Meerschweinchen (Künzel u. Moll 1972). Die O_2-Aufnahme des Uterus fällt ab, wenn eine kritische Grenze der uterinen Durchblutung von etwa 80–100 ml/kg/min unterschritten wird

langsamen Abfall der O_2-Sättigung, wobei die kritische Grenze der O_2-Sättigung im fetalen Blut von etwa 30–40% erst bei 70%iger Reduktion der Uterusdurchblutung unterschritten wird.

Diese beiden Faktoren, Dauer und Ausmaß der Durchblutungsreduktion, sind von Wichtigkeit um ein Kardiotokogramm während einer uterinen Kontraktion beurteilen zu können. Auch die Beziehung zwischen uteriner Durchblutung und der O_2-Aufnahme des Feten macht dies verständlich. Da diese Messungen nicht am Menschen durchführbar sind, sind wir auf vergleichende tierexperimentelle Studien angewiesen.

Bei Meerschweinchen, Rhesusaffen und Schaf findet sich eine gleiche Beziehung zwischen uteriner Durchblutung und uteriner O_2-Aufnahme (Abb. 8). Bei hoher uteriner Durchblutung von 100–200 ml/kg/min bleibt bei Änderungen der Durchblutung des Uterus die uterine O_2-Aufnahme annähernd konstant. Die O_2-Aufnahme sinkt jedoch ab, wenn eine kritische Grenze der uterinen Durchblutung erreicht und unterschritten wird. Für die Deutung kardiotokographischer Befunde beim EPH-Syndrom bedeutet das, daß bei hoher uteriner Durchblutung eine Kontraktion des Uterus die uterine O_2-Aufnahme nicht vermindert und der Fetus daher nicht mit einer Änderung seiner Herzfrequenz reagiert. Beim Vorliegen eines schweren EPH-Syndroms ist die uterine Durchblutung sehr wahrscheinlich jedoch bereits soweit reduziert, daß durch eine Uteruskontraktion die Durchblutung unter eine kritische Grenze abfällt und die O_2-Versorgung des Feten einschränkt. Auf die Reduktion der O_2-Versorgung reagiert dann der Fetus mit einer Änderung seiner Herzfrequenz, einer Dezeleration.

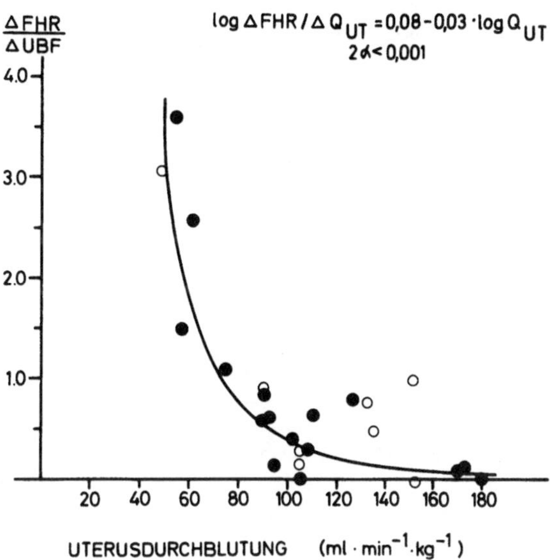

Abb. 9. Abhängigkeit der fetalen Herzfrequenzreaktion (*FHR*) von der Durchblutung des Uterus ($\dot{Q}_{UT}$). Änderungen der uterinen Durchblutung führen zu keinen oder nur geringen Herzfrequenzreaktionen (Δ FHF/ $\Delta\ \dot{Q}_{UT}$), wenn die Durchblutung des Uterus hoch ist. Stärkere Änderungen der fetalen Herzfrequenz werden erst bei niedriger Durchblutung des Uterus (*UBF*) beobachtet

Uterusdurchblutung und fetale Herzfrequenz

Dieser Zusammenhang zwischen uteriner Durchblutung und fetaler Herzfrequenz läßt sich an einem Experiment verdeutlichen, bei dem die Uterusdurchblutung um 30%, 70% und um 100% für 2 min reduziert wurde. Bei einer Reduktion der Durchblutung von 30% waren Herzfrequenzalterationen nicht bei allen Experimenten nachweisbar, sie traten gewöhnlich erst auf, wenn die Uterusdurchblutung um 70% bzw. 100% reduziert wurde (Junge et al. 1977).

Das Ausmaß der Frequenzreaktion war abhängig von der Uterusdurchblutung, die vor der Reduktion bestand (Abb. 9). Die Änderung der Herzfrequenz pro Änderung der Uterusdurchblutung ist als Quotient zur Durchblutung des Uterus vor Reduktion in Beziehung gesetzt. Zwischen beiden Parametern besteht keine lineare Beziehung. Bei hoher uteriner Perfusion folgt selbst bei großer Änderung der Uterusdurchblutung nur eine geringe Abnahme der Herzfrequenz. Der Quotient von Herzfrequenz und Durchblutungsänderung ist unter diesen Bedingungen klein. War jedoch vor Reduktion der uterinen Perfusion die Durchblutung bereits erniedrigt, dann war eine geringe Abnahme der Durchblutung bereits von Änderungen der Herzfrequenz gefolgt, d. h. das Verhältnis aus Abfall der Durchblutung und Herzfrequenz stieg an. Die durch eine Kontraktion verursachte Reduktion der Uterusdurchblutung ist daher geeignet, die Leistungsfähigkeit der Plazenta zu testen. Es ist somit möglich, die fetale Gefährdung beim EPH-Syndrom mit Sicherheit abzuschätzen. Eine Blockade der Wehentätigkeit durch Infusionen von β-Mimetika ist deshalb wenig sinnvoll, da die Kontraktion des Uterus als plazentarer Funktionstest eliminiert wird.

Mit einer Beobachtung aus der Anfangszeit der kardiotokographischen Überwachung sei demonstriert, daß die Oszillationsbreite und die basale fetale

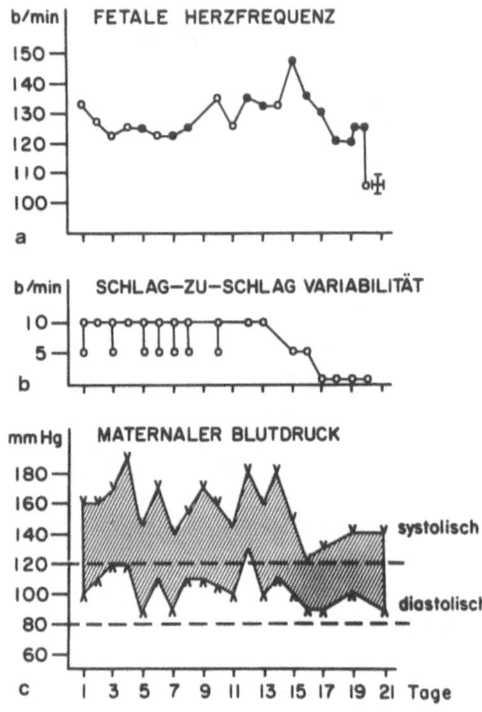

Abb. 10 a–c. Maternaler Blutdruck (**c**), fetale Herzfrequenz (**a**) und Schlag-zu-Schlag-Variabilität (**b**) bei schwerer EPH-Gestose von der 29.–31. Woche. Die basale fetale Herzfrequenz steigt mit dem Auftreten von Dezelerationen an, erreicht 5 Tage vor dem intrauterinen Tod des Feten etwa 150/min und fällt danach kontinuierlich ab. Gleichzeitig verschwinden die Oszillationen der fetalen Herzfrequenz

Herzfrequenz beim EPH-Syndrom nicht sehr zuverlässige Parameter sind, um den fetalen O_2-Mangel sicher beurteilen zu können (Abb. 10). Die fetale Herzfrequenz wurde bis zum Absterben des Feten registriert. Mit dem Auftreten von Dezelerationen stieg die basale fetale Herzfrequenz von 130 auf 150 Schläge/min an. Die Oszillationsbreite der fetalen Herzfrequenz nahm etwa 7 Tage vor dem intrauterinen Fruchttod langsam ab, begleitet von Dezelerationen und einem Abfall der fetalen Herzfrequenz.

Dieses Beispiel zeigt, daß vor dem Oszillationsverlust und vor dem Anstieg der basalen fetalen Herzfrequenz Dezelerationen bereits nachweisbar sind.

Zusammenfassung

Das Wachstum des Feten ist von einer adäquaten Perfusion des Uterus abhängig. Ausmaß der Durchblutungseinschränkung und Manifestwerden der Störung bestimmen beide das Wachstum des Feten und das Gewicht bei der Geburt.

Die unterschiedliche Reaktion der fetalen Herzfrequenz auf eine uterine Kontraktion, auch bei schwerer Gestose, ist nicht immer eine Dezeleration. Das bedeutet, daß die Durchblutung pro Gewicht des Fetus in jenen Fällen, bei denen keine Dezelerationen während der Geburt beobachtet werden, immer noch ausreichend hoch ist.

Zeichen des fetalen O_2-Mangels beim EPH-Syndrom sind in der Regel an den wehenabhängigen Dezelerationen zu erkennen. Eine Elimination dieses diagnostischen Kriteriums durch die Verabreichung wehenhemmender Substanzen ist beim EPH-Syndrom vor der 34. Schwangerschaftswoche daher problematisch und ab der 35. Woche kontraindiziert.

Literatur

Assali, N. S., L. Rauramo, T. Peltonen: Measurement of uterine blood flow and uterine metabolism. Amer. J. Obstet. Gynec. 79: 86 (1960)

Brosens, J. A., W. B. Robertson, H. G. Dixon: The role of the spiral arteries in the pathogenesis of pre-eklampsia. J. Pathol. 101 (1970) PVI

Clapp, J. F., H. H. Szeto, R. Larrow, J. Hewitt, L. I. Mann: Umbilical blood flow response to embolization of the uterine circulation. Am. J. of Obstet. Gynec. 138: 1: 60–67 (1980)

Creasy, R. K., M. De Swiet, K. V. Kahanpää, W. P. Young, A. M. Rudolph: Pathophysiological changes in the foetal lamb with growth retardation. In: Foetal and Neonatal Physiology. Cambridge University Press 1973

Gerstner, G. J., Grünberger, W.: Etiology of 40 cases of intrauterine fetal death. In: Kurjak, A., Rippmann, E. T., V. Suluvic: Current Status of EPH-Gestosis. Experta Medica, International Congress Series 534 (1981)

Goecke, C., G. Schwabe: Vorschlag einer Stadieneinteilung der Gestose. Zbl. Gynäkol. 87: 1439–1443 (1965)

Greiss, F. C., jr.: Pressureflow relationship in the gravid uterine vascular bed. Am. J. Obstet. Gynec. 96: 41 (1966)

Junge, H. D., W. Künzel, F. K. Klöck: Acute reduction of uterine blood flow and fetal heart rate changes in pregnant sheep near term. J. Perinat. Med. 5: 39 (1977)

Künzel, W., W. Moll: Uterine O_2 consumption and blood flow of the pregnant uterus. Z. Geburtsh. Perinat. 176: 108 (1972)

Künzel, W., F. K. Klöck, H. D. Junge, W. Moll: Uterine blood flow, oxygen uptake and vascular resistance of pregnant sheep near term. J. Perinat. Med. 2: 1 (1974)

Metcalfe, J., Rommey, S. L., Ramsey, L. H., Reid, D. E., Burwell, C. S.: Estimation of uterine blood flow in normal human pregnancy at term. I. Clin. Invest. 34: 1632 (1955)

Miller, H. C., K. Hassanein, P. Hensleigh: Effects of behavioral and medical variables on fetal growth retardation. Am. J. Obstet. Gynec. 127: 643 (1977)

Moll, W., Künzel: Blood pressures in the uterine vasculare system of anaesthelized pregnant guinea pigs. Pflügers Arch. 330: 310 (1971)

Parer, J. T., D. W. De Lannoy, A. S. Hoversland, J. Metcalfe: Effect of decreased uterine blood flow on uterine oxygen consumption in pregnant macaques. Am. J. Obstet. Gyn. 100: 813 (1968)

Seidl, A., Ch. Dadak: Perinatal factors correlated with EPH-gestosis. An analysis of 5 000 computer-collected case reports. In: Kurjak, A.; Rippmann, E. T.; Sulovic, V. Current status of EPH-gestosis. Experta Medica, International Congress Series 534 (1981)

Wigglesworth, J. S.: Experimental growth retardation in the fetal rat. Journal of Pathology and Bacteriology 88/I, 1–13 (1964)

Therapie des Bluthochdrucks während der Schwangerschaft

H. Zumkley

Der erhöhte Blutdruck in der Schwangerschaft wird heute von vielen Autoren in gleicher Weise wie bei Nichtschwangeren als erhöhtes Morbiditäts- und Mortalitätsrisiko, insbesondere bezüglich der Entwicklung Herz-Kreislauf-Erkrankungen angesehen. Durch eine rechtzeitige Senkung oder Normalisierung des Blutdrucks durch antihypertensive Maßnahmen läßt sich dieses Risiko reduzieren. Hierbei scheint der erhöhte Blutdruck nicht nur für die hochdruckkranke Mutter, sondern in gleicher Weise auch für den Feten ein erhöhtes Morbiditäts- und Mortalitätsrisiko darzustellen. Zwischen diastolischem Blutdruckwert der Mutter und perinataler Mortalitätsrate des Kindes konnte eine direkte Abhängigkeit nachgewiesen werden [1, 2]. Grundsätzlich scheint somit die Indikation zu einer antihypertensiven Behandlung des Hochdrucks während der Schwangerschaft gegeben zu sein. Vor Therapiebeginn ist jedoch weit mehr als bei Nichtschwangeren die Möglichkeit der gleichzeitigen Schädigung durch eine Hochdruckbehandlung bei Mutter und Kind in Erwägung zu ziehen. Nur nach kritischer Abwägung von zu erwartender Wirkung auf den Blutdruck und Vermeidung eventueller Hochdruckfolgen einerseits sowie die möglichen Nebenwirkungen durch die Behandlung andererseits sollte die Behandlung eingeleitet werden.

Definition der Hypertonie

Aufgrund epidemiologischer Untersuchungen hat die WHO folgende Empfehlungen gegeben: Als normaler Blutdruck werden Werte < 140/90 mm Hg, als erhöhter Blutdruck Werte > 160/95 mm Hg bezeichnet. Die dazwischenliegenden Blutdruckwerte werden als Grenzwerthypertonie aufgefaßt. Für die ärztliche Alltagspraxis haben sich diese Angaben nicht immer als praktikabel erwiesen.

So können bei jungen Patienten Blutdruckwerte von 130–160 mm Hg systolisch und 90–95 mm Hg diastolisch bereits eindeutig zu hoch sein, insbesondere, wenn diese Werte unter Ruhebedingungen gemessen wurden. Die Deutsche Liga zur Bekämpfung des hohen Blutdrucks hat daher vorgeschlagen, als obere Normgrenze des Blutdrucks bei Erwachsenen für den systolischen Blutdruck gleich Zahl der Lebensjahre + 100, maximal jedoch nicht > 160 mm Hg, und für den diastolischen Blutdurck = 90 mm Hg für alle Lebensalter anzusehen. Von diesen Werten ist bei der Beurteilung eines erhöhten Blutdrucks auch in der Schwangerschaft auszugehen.

Therapie der Hypertonie

Ein allgemeingültiges Schema für eine Hochdrucktherapie gibt es nicht [7]. Trotzdem hat es sich als zweckmäßig erwiesen, sich an bestimmte Richtlinien auch bei der Therapie der Schwangerschaftshypertonie zu halten. Grundsätzlich sind bei der Wahl des therapeutischen Vorgehens mütterliche und fetale Nebenwirkungen, bedingt durch die Hochdrucktherapie, zu berücksichtigen.

Allgemeinmaßnahmen

Leichtgradige Blutdruckerhöhungen lassen sich bereits durch Allgemeinmaßnahmen normalisieren. Daher sollte auch bei der Behandlung der Schwangerschaftshypertonie hierauf nicht verzichtet werden. Dosis und damit Ausmaß der Nebenwirkungen einer spezifischen blutdrucksenkenden Therapie lassen sich hierdurch oft erheblich vermindern.

Zu den Allgemeinmaßnahmen zählen neben der Regelung der Lebensführung und der Psychotherapie vor allem die Ruhebehandlung sowie Einhaltung einer kochsalzarmen Diät. Gerade in der Schwangerschaft lassen sich durch Einhaltung von Bettruhe (in linker Seitenlage) häufig ohne weitere therapeutische Maßnahmen eine Normalisierung des Blutdrucks erzielen. Bei Blutdruckwerten von diastolisch > 100 mm Hg bei ambulanter Vorstellung ist eine stationäre Aufnahme zu erwägen. Neben der körperlichen sind seelische Belastungen, die Anlaß für eine zusätzliche Blutdrucksteigerung sein können, streng zu meiden. Arbeitsunfähigkeit ist bei Schwangerschaftshypertonie obligat. Gelingt es mit diesen Maßnahmen nicht, den diastolischen Blutdruck unter 90 mm Hg zu senken, muß entweder eine ambulante Einstellung mit Antihypertensiva oder eine stationäre Aufnahme erfolgen [3].

Unter den diätetischen Empfehlungen sind die Reis-Obst-Tage in den Hintergrund getreten, sie sollten jedoch gelegentlich durchgeführt werden. Die Einhaltung einer kochsalzarmen Diät ist nach wie vor für die Basistherapie sinnvoll. Bekanntlich spielt Natrium, wie zahlreiche klinische und tierexperimentelle Untersuchungen, u. a. unserer Arbeitsgruppe gezeigt haben, in der Pathogenese verschiedener Hochdruckformen eine entscheidende Rolle [8]. Auch bei der Schwangerschaftshypertonie, insbesondere der Gestose, wird eine erhöhte Natriumretention angenommen [4]. Die Vorstellungen der meisten Autoren gehen heute dahin, daß die mit Natrium angereicherten Muskelzellen der kleinen Gefäße für den Anstieg des Blutdrucks mit von Bedeutung sind. Durch einen Entzug dieses vermehrt intrazellulär gelegenen Natriums durch diätetische Maßnahmen wird nicht nur ein pathogener Faktor für die Hochdruckentstehung beeinflußt oder beseitigt, sondern gleichzeitig die Voraussetzung dafür geschaffen, daß andere blutdurcksenkende Substanzen besser ansprechen. Ferner ist darauf hinzuweisen, daß fast alle Antihypertensiva zu einer erhöhten Natriumretention führen können. Hierdruch wird der therapeutische Effekt dieser Medikamente oft erheblich vermindert. Auch aus diesem Grund ist die Einhaltung einer kochsalzarmen Diät unbedingt erforderlich.

Im Gegensatz zu der früher empfohlenen, jedoch nicht praktikablen strikten Kochsalzrestriktion < 1 g/Tag wird heute eine kochsalzarme Diät, die zwischen 3 und 5 g/Tag schwankt, als ausreichend für die Hochdrucktherapie angesehen. Das praktische Vorgehen gestaltet sich so, daß den Patienten empfohlen wird, ihre Speisen nicht zuzusalzen bzw. solche Nahrungsmittel zu meiden, von denen bekannt ist, daß sie sehr natriumhaltig sind. Auch natriumhaltige Mineralwässer oder Milch sind zu meiden. Neben der natriumarmen Kost sollte eine ausreichende Kaliumzufuhr erfolgen. Untersuchungen der letzten Jahre haben gezeigt, daß eine Abnahme der Kaliumkonzentrationen den Blutdruck zusätzlich erhöhen können bzw. die Zufuhr von Kalium zu einer Abnahme der Blutdruckhöhe führt [9].

Spezifisch blutdrucksenkende Substanzen

Falls die aufgezeigten Allgemeinmaßnahmen nicht zu einer Normalisierung des Blutdrucks führen, sind zusätzlich spezifisch blutdrucksenkende Antihypertensiva einzusetzen. Bei nichtschwangeren Patienten käme als nächste Maßnahme im Stufenschema der antihypertensiven Therapie die Gabe von Saluretika in Frage.

Saluretika

In der Schwangerschaft wird die Behandlung mit Saluretika jedoch unter der Vorstellung, daß hierdurch infolge einer Verringerung des Blutvolumens intrauterine Zirkulationsstörungen auftreten können, die eine zusätzliche Schädigung bedingen, i. allg. abgelehnt. Ferner sollen Nebenwirkungen durch diese Substanzen in der Schwangerschaft erhöht auftreten [4]. Aufgrund dieser Beobachtungen wird auf die Gabe von Saluretika in der Schwangerschaft verzichtet. Im Einzelfall, bei dringender vitaler Indikation, ist von diesem Grundsatz abzugehen. Derartige Situationen liegen vor bei massiver Wassereinlagerung sowie bei therapierefraktären schweren Hypertonien.

Bei drohender Eklampsie sind natürlich zusätzliche Maßnahmen, wie insbesondere eine Sedierung notwendig. Hierzu eignen sich besonders Magnesiumpräparate (Magnesiumsulfat). Eine Magnesiumtherapie ist nur dann kontraindiziert oder nur mit äußerster Vorsicht durchzuführen, wenn bereits eine Einschränkung der Nierenfunktion besteht (cave: Magnesiumintoxikation) [10].

Reichen die bisher aufgezeigten therapeutischen Möglichkeiten zur Senkung des Blutdrucks nicht aus, sind spezifisch blutdrucksenkende Substanzen zu verabreichen. Antihypertensiva, die bisher in größerem Umfange in der Schwangerschaft angewandt wurden sind: α-Methyldopa, Dihydralazine, β-Rezeptorenblocker, Rauwolfia-Alkaloide.

α-Methyldopa

Alpha-Methyldopa wird vor allem im angelsächsischen Raum bei Schwangerschaftshypertonie verabreicht. Es liegen inzwischen zahlreiche kontrollierte Studien mit dieser Substanz vor. Die umfangreichste stammt von Redman et al. [5]. Wie bei allen Sympathikushemmern läßt sich auch unter α-Methyldopa ein mehr oder weniger ausgeprägter orthostatischer Blutdruckabfall beobachten. Aus diesem Grund sollte der Blutdruck daher stets im Liegen und Stehen gemessen werden. Bei bettlägerigen Patientinnen ist eine Hochlagerung des Oberkörpers zur Ausnutzung des orthostatischen Effekts empfehlenswert. Weitere Nebenwirkungen sind: Sedierung, Parkinsonismus, gesteigerte Drüsensekretion im Nasen-Rachen-Raum, Durchfälle. In England wurde gelegentlich ein positiver Coombs-Test, selten eine hämolytische Anämie beobachtet. Wie bei vielen anderen Antihypertensiva tritt auch unter α-Methyldopa eine Natrium- und Wasserretention auf, die zu einer Abschwächung oder Aufhebung des blutdrucksenkenden Effekts führen kann. Bei großen Dosen wurden Laktations- und Menstruationsstörungen beschrieben.

Dihydralazine

Zu den blutdrucksenkenden Substanzen, die vornehmlich über eine Vasodilatation wirken, zählen neben Diazoxid und Minoxidil vor allem Dihydralazine. Letzteres wird besonders häufig zur Behandlung der Schwangerschaftshypertonie in Deutschland verwandt. Als Nebenwirkungen können Kopfschmerzen, Palpitationen, Tachykardie, pektanginöse Beschwerden auftreten. Bei einer Dosierung oberhalb von 200 mg/Tag kann ein Lupus erythematodesähnliches Krankheitsbild sich entwickeln. Ferner ist auch unter Dihydralazintherapie mit einer Natrium- und Wasserretention zu rechnen, die den therapeutischen Effekt erheblich einengen kann. Für die Akutbehandlung in der Schwangerschaft ist die Behandlung mit Dihydralazin z. Z. das Mittel der Wahl.

β-Rezeptorenblocker

β-Rezeptorenblocker wurden in den letzten Jahren zunehmend bei mittelschwerer aber auch schwerer chronischer arterieller Hypertonie angewandt. Auch in der Schwangerschaft liegen zahlreiche Publikationen über eine Therapie mit β-Rezeptorenblockern bei Hochdruck vor. Unter den Nebenwirkungen sind insbesondere ein Bronchospasmus, Bradyarrhythmien, Herzinsuffizienz, Obstipation und Raynaud-Syndrome zu nennen. Die Wahl eines kardioselektiven β_1-Rezeptorenblockers scheint von Vorteil zu sein [1, 6].

Die β-Rezeptorenblocker eignen sich insbesondere gut zu einer Kombinationstherapie mit Dihydralazin, da hierdurch der blutdrucksenkende Effekt gesteigert wird, gleichzeitig jedoch die durch Dihydralazine hervorgerufene Tachykardie durch den bradykardisierenden Effekt der β-Rezeptorenblocker aufgehoben wird.

Weitere Antihypertensiva

Die übrigen Antihypertensiva wie Diazoxid, Reserpin, Clonidin, Prazosin spielen bei der Schwangerschaftshypertonie aufgrund ihrer Nebenwirkungen eine untergeordnete Rolle. Ihr Einsatz ist nur im Einzelfall nach strenger Indikationsstellung in Erwägung zu ziehen. Über Kalziumantagonisten und Angiotensin-II-Inhibitoren liegen bisher unseres Wissens keine ausreichenden Untersuchungen bei Schwangerschaftshypertonie vor.

Literatur

1. Dame, W. R.: Probleme des Hochdrucks in der Schwangerschaft. In: Gegensätzliche Auffassungen in Gynäkologie und Geburtshilfe. Hrsg.: F. K. Beller, K. W. Schweppe. Braun, Karlsruhe 1982
2. Friedman, E. A., Neff, R. K.: Pregnancy hypertension. A systemic evaluation of clinical diagnostic criteria. PSG Publishing Company, Littleton/Mass. 1977
3. Gille, J.: Neue klinische Aspekte der EPH Gestose. Med. Klinik 77: 644 (1982)
4. Lindheimer, M., Katz, A. I.: The renal response to pregnancy. In: The Kidney, 2nd ed. B. M. Brenner and F. C. Rector, jr. eds. Saunders, Philadelphia, 1981, p 1762
5. Redman, C. W. G., Beilin, L. Y., Bonnar, J.: Treatment of hypertension in pregnancy with methyldopa: Blood pressure control and side effects. Br. J. Obst. Gynec. 84: 419 (1977)
6. Sandström, B.: Antihypertensive treatment with adrenergic betareceptor blocker metoprolol during pregnancy. Gynec. Obst. Invest. 9: 195 (1978)
7. Zumkley, H.: Therapie des Hochdrucks. Der Kassenarzt 18: 197 (1978)
8. Zumkley, H.: Hochdrucktherapie. Therapiewoche 30: 787 (1980)
9. Zumkley, H., Losse, H.: Intracellular Electrolytes and Arterial Hypertension. I. International Symposium Münster. Thieme, Stuttgart, New York, 1980
10. Zumkley, H., Losse, H., Wessels, F., Vetter, H., Zidek, W.: Intrazelluläre Elektrolyte and arterielle Hypertonie. notabene medici 1: 11 (1983)
11. Zumkley, H., Wessels, F., Winter, R., Palm, D.: Magnesiumintoxikation bei Niereninsuffizienz. Med. Klinik, 69: 587 (1974)

Das EPH-Syndrom (Podiumsdiskussion)

Teilnehmer: V. Friedberg, Mainz; D. Berg, Amberg;
P. J. Keller, Zürich; H. Zumkley, Münster und A. Jensen, Gießen

Friedberg: Im Namen von Herrn Kollegen Oehlert, dem Präsidenten unserer Gesellschaft, darf ich Sie sehr herzlich zu dieser Nachmittagsdiskussion mit dem Thema „EPH-Gestose" begrüßen. Wir werden das Thema aufgliedern und im Rahmen der jeweiligen Abschnitte versuchen, die einzelnen Fragen, die gestellt wurden, zu beantworten.

Welche Ursache liegt der Gestose zugrunde?

Zu Beginn möchte ich noch einmal sagen, daß wir heute mit Absicht den Begriff EPH-Gestose nicht definiert haben.

In Deutschland wird immer noch die Bezeichnung – ich habe es heute morgen nur angeschnitten – „EPH-Gestose" verwendet. Man muß immer wieder betonen, daß dies eine mehr oder weniger deutsche Bezeichnung ist. Sie lesen im englischen Schrifttum diese Bezeichnung praktisch überhaupt nicht mehr, aber wir gebrauchen sie immer noch. Ein Kollege beanstandete: „In Ihrem Buch sprechen Sie immer noch von hypertensiven Erkrankungen in der Schwangerschaft, und hier sprechen Sie immer von EPH-Gestose."

Auf die Frage der Ätiologie des EPH-Syndroms möchte ich ganz kurz eingehen. Herr Berg hat heute morgen gesagt, es ist wahrscheinlich ein multifaktorielles Geschehen. Auch das ist natürlich ein etwas umschreibender Begriff.

Tierexperimente haben gezeigt, daß aufgrund einer Drosselung der Durchblutung zum Uterus ein Hochdruck entsteht und nach einer Zeit von etwa 6–8 Tagen (abhängig von der Tierspezies) eine Proteinurie auftritt. Das ist jedoch noch nicht beweisend als Ursache für die Gestose.

Eingehende Untersuchungen von Cavanagh zeigen nach Drosselversuchen beim Hund an den Nieren die gleichen Veränderungen wie beim Menschen: es entsteht eine glomeruläre Endotheliose, und der periphere Gefäßwiderstand steigt an. Dies entspricht vollkommen den Befunden bei der Gestose.

Sehr wahrscheinlich liegt als ätiologischer Faktor des Gestosehochdrucks eine Minderdurchblutung der Plazenta vor. Verschiedene Ursachen sind hierfür verantwortlich, so z. B. Gemini, Hydramnion usw.

Sehr beeindruckend sind die Untersuchungen von Brosens. Er konnte nachweisen, daß die Dilatationen der Spiralarterien bei Fällen von Präeklampsie nicht ausreichend war und diesen möglicherweise eine unzureichende Trophoblasteinwanderung in die Spiralarterien zugrunde liegt. Nicht die Einwanderung des Trophoblasten ist wesentlich, sondern die Trophoblastzellen führen als Botenzellen zu einer Phagozytose der Elastica interna der Gefäße und dementsprechend auch nicht mehr zu einer ausreichenden Ansprechbarkeit gegenüber Blutdruckschwankungen im großen Kreislauf. Die Uterusdurchblutung wird damit mehr oder weniger passiv geregelt. Es ist keine autonome Druckregulation mehr vorhanden. Wenn diese Trophoblastzellen nicht oder nicht ausreichend vorhanden sind, dann scheint doch eine Autoregulation der Spiralarterien vorzuliegen, die dann vielleicht entsprechend über Drosselungsmechanismen zu diesem Hochdruck führen. Somit kommt man zur Frage: Warum kommt es dann bei einer „gedrosselten“ Plazentadurchblutung zum Hochdruck?

Dafür werden pressorische Substanzen verantwortlich gemacht, die möglicherweise aus dem Uterus stammen.

Wie hoch ist das Wiederholungsrisiko beim EPH-Syndrom?

Das Wiederholungsrisiko spielt für die Praxis eine sehr große Rolle. Wir wissen, daß der Schwangerschaftshochdruck oder die Gestose ein Konvolut verschiedener Grundkrankheiten darstellt. Dazu gehören der schwangerschaftsinduzierte Hochdruck. Das ist der Hochdruck, der *nur in der Schwangerschaft* besteht. Das sind bei Erstgebärenden wahrscheinlich etwa 70–80% der Fälle; 20% gehören zu den essentiellen Hypertonien oder chronischen Nephropathien, während bei den älteren Mehrgebärenden die Situation fast umgekehrt ist. Etwa $^2/_3$ der Fälle sind chronische Nephropathien oder essentielle Hypertonien und nur etwa $^1/_3$ sind schwangerschaftsinduzierte Fälle. Das Wiederholungsrisiko bei den Fällen, bei denen es sich um einen chronischen Hochdruck handelt, ist für die essentielle chronische Nephropathie sehr hoch. Aus Untersuchungen von Cheseley wissen wir, daß in diesen Fällen das Wiederholungsrisiko etwa 70% beträgt. Beim rein schwangerschaftsinduzierten Hochdruck, bei dem überhaupt keine familiäre Disposition zu Hochdruck oder Nierenerkrankung besteht, liegt das Wiederholungsrisiko nach den Untersuchungen von Chesley etwa bei 10%. Für die Praxis möchte ich folgendes sagen:

Jeder Hochdruckfall gehört nach der Entbindung in eine internistische Hochdruckambulanz, um abzuklären, ob ein chronischer Hochdruck mit entsprechendem Wiederholungsrisiko bei weiteren Schwangerschaften vorliegt oder ob es sich um einen schwangerschaftsinduzierten Hochdruck handelte. Was hier besonders interessiert, ist das Problem der Schwangerschaftsüberwachung. Welche Parameter sollen untersucht werden? Wann kann man überhaupt von einer beginnenden Gestose sprechen? Welche Blutdruckwerte, Eiweißwerte, Grenzwerte bedingen eine intensive Untersuchung der Patientin? Vor allem stellt sich das Problem, inwieweit kann eine Patientin, die diese Grenzwerte überschreitet, ambulant in der Praxis überwacht werden und ab wann ist eine Überwachung in der Klinik unabdingbar notwendig? Ich möchte Herrn Berg bitten, noch einmal dezidierter zu sagen, wann eine Behandlung notwendig ist.

Ich möchte dies deswegen sagen, weil ich zur Zeit 2 Gutachten vorliegen habe, wo 2 Kinder intrauterin an der schweren Gestose der Mutter verstorben sind. Es stellt sich die Frage: Hätte man dies nicht früher erkennen können? Der Mutterpaß wurde von diesen 2 Fällen vorgelegt. In einem Fall hatte die Patientin einen Wert von 150/100 mm Hg, beim 2. Fall einen Wert von 145/95 mm Hg, und sie blieb weiterhin in ambulanter Behandlung. Es wurde nur geraten, in 14 Tagen wieder zur Schwangerschaftskontrolle zu kommen. Das ist nicht ausreichend, und das dürfte bei diesen beiden Gutachten, die bei mir liegen, doch als mangelnde Sorgfaltspflicht ausgelegt werden.

Diagnostische und therapeutische Maßnahmen beim EPH-Syndrom

Berg: Zunächst möchte ich noch etwas vorausschicken. Ich bin an sich Pragmatiker genug, um zu wissen, daß das, was wir hier tun, sich nicht in den wenigen einfachen Sätzen sagen läßt, sondern daß die Probleme viel vielschichtiger sind. Wenn wir hier gewissermaßen „Kochrezepte verkaufen wie im Laden“ und fragen, was tut man, wenn, dann ist das alles simplifiziert.

Ich möchte Sie daher um Verständnis bitten, bin mir aber bewußt, daß die Biologie, mit der wir es zu tun haben, sehr vielfältig ist.

Wir müssen immer versuchen, den gesamten Fall zu überschauen, und wir sollten uns nicht an einzelnen Meßwerten, die wir jetzt hier oder dort erzielen, klammern. Das ist schon einmal wichtig bei der Betrachtung der sog. Grenzwerte der Hypertonie. Man muß sich fragen, wann ist die Hypertonie aufgetreten und wie waren die Werte vorher? Wie ist also der relative Blutdruckanstieg? Wann ist er aufgetreten, in welcher Schwangerschaftswoche? Wir haben das heute morgen schon besprochen. Und so darf ich Sie bitten, das, was ich jetzt zu sagen habe, auch aufzufassen als Regeln. Regeln, die aber Ausnahmen zulassen, die Sie in Kenntnis des Falles selbstverständlich ändern, beeinflussen und variieren können, wofür Sie natürlich für die Veränderung auch die Verantwortung tragen. Das tun Sie aber doch in jedem Fall, und wenn Sie sich innerhalb eines gewissen Rahmens bewegen, wird Ihnen kein Mensch irgendeinen Vorwurf daraus machen können. Es geht immer nur um die Dinge, die Herr Friedberg eben genannt hat, die „prozeßwürdig“ werden, wo wir dann die Gutachten zu machen haben, nachdem wirklich ganz extreme Fehler aufgetreten sind, die so einhellig sind, daß man kaum diskutieren muß. Nun zu dem, was man tun soll.

Zunächst noch einmal darf ich auf die Mutterschaftsrichtlinien hinweisen. Sie sind sehr gut; es gibt nichts ihresgleichen in der Welt. Hier steht im Grunde, was man tun soll, was man nicht tun muß und was man tun kann.

Wenn wir das regeln oder ordnen wollen, dann müssen wir sagen, wir haben die Basisuntersuchungen, die im Grunde zwei Ziele haben, die Mutter und den Fetus zu schützen. Bei der Mutter gehört dazu die Messung des Blutdrucks, die Untersuchung des Urins, die klinische Untersuchung, ob Ödeme auftreten und die Gewichtsbestimmung der Patientin. Das sind die Basisuntersuchungen. Finden Sie dort Abweichungen, kommt als nächster Schritt zunächst die Harnsäurebestimmung. Die anderen Untersuchungen, die ich genannt habe, wie Lagerungstest etc., können Sie gerne machen. Ich halte sie für nicht sehr praktikabel und für nicht sehr aussagekräftig. Ich glaube nicht, daß wir damit sehr viel weitere Informationen gewinnen. Wichtig wäre es noch, den Augenhintergrund zu beobachten. Daraus ist für die Prognose der Progredienz der Erkrankungen in dieser Schwangerschaft doch einiges abzuleiten.

Beim Fetus ist das Wachstum zu messen und die Frage der Retardierung zu stellen. Das machen wir zunächst einmal ganz manuell. Ich halte es für außerordentlich wichtig, daß wir nicht über unseren Apparaten den Bauch der Patientin abzutasten vergessen. Sie machen sich damit ein Bild: Wie schwer ist das Kind? Und es wird mit einiger Übung gelingen, das Kindsgewicht doch auf 500 g genau zu schätzen. Sie brauchen dann praktisch weder den Symphysen-Fundus-Abstand noch den Ultraschall, um zu sagen, es handelt sich hier um ein kleines Kind. Ich habe dabei wiederholt erlebt – und ich könnte Ihnen Mutterpässe zeigen – wo der behandelnde Facharzt die Kleinheit des Kindes im Mutterpaß attestierte, einschließlich Ultraschall, und dann die Schwangerschaft bis zur 41. Woche gehen ließ, bis das Kind tot war.

Es genügt nicht, die Diagnose zu stellen. Sie müssen auch die therapeutischen Konsequenzen ziehen.

Ergänzende Untersuchungen beim Fetus sind vor allen Dingen die Ultrasonographie, mit der Sie feststellen können, ob eine Retardierung eingetreten ist, und dann in erster Linie das CTG in verdächtigen Fällen. Es muß gelegentlich täglich und auch täglich mehrfach durchgeführt werden. Und ergänzend hierzu – darauf wird Herr Keller noch eingehen – die hormonellen Parameter. Das ist die Diagnostik in der Praxis bei Abweichungen.

Wenn Sie also feststellen (wir wollen jetzt nur über die EPH-Gestose reden): Wir haben hier eine Gefährdung von Mutter und Kind – und ich darf Sie daran erinnern, es handelt sich immer um eine Gefährdung von Mutter und Kind – dann sollten Sie bei leichten Fällen das tun, was ich in meinem letzten Dia vorgeschlagen hatte: zunächst versuchen, die Patientin durch berufliche und häusliche Ruhigstellung zu einer gewissen Schonung zu bringen.

Es wird Ihnen sehr schwer fallen, das zu tun, weil die Patientin in vielen Fällen ja gar nicht die Möglichkeit hat, sich zu schonen. Es sind ja in vielen Fällen Hausfrauen, die mehrere Kinder zu Hause haben. Das ist ein echtes Problem. In Notfällen müssen Sie die Frau einweisen, um ihr die Ernsthaftigkeit ihres Zustands klarzumachen. Wenn ich jetzt noch vorweg nehmen darf, was ich zum Abschluß sagen möchte: Wenn Sie die stationäre Einweisung zum Schluß vornehmen, dann geschieht das auch mit dem Hintergrund, der Patientin bewußt zu machen, daß da etwas nicht in Ordnung ist. Hypertone Menschen sind im allgemeinen bei bestem Wohlbefinden, im Gegensatz zu hypotonen. Und die Patientin muß erstmal motiviert werden, das zu tun, was Sie ihr vorschlagen, nämlich häusliche Ruhe und Schonung. Das können Sie am besten durch eine stationäre Einweisung. Das ist eine Bedrohung, die über der Patientin schwebt, und die sie nicht gerne akzeptiert. Und wenn sie es tut, und wenn Sie es ihr klargemacht haben, dann haben Sie zur Motivation erheblich beigetragen.

Und damit ist ein großer Teil der Therapie bereits eingeleitet. Es kommt nicht so sehr darauf an, daß das Krankenhaus wesentlich mehr tun kann, als Sie in der Praxis können. Das ist auch gar nicht so sehr der Fall. Es kommt darauf an, hier in diesem Fall die Weichen richtig zu stellen. Und das geschieht dann mit der stationären Einweisung: die Ruhigstellung und die Verordnung von Diät. – Ich glaube, daß hier die psychologische Beeinflussung der Patientin – indem man klarmacht, daß etwas getan werden müsse – für außerordentlich wichtig angesehen werden muß. Die Kochsalzeinschränkung ist sicherlich nicht das Primäre, sehr wahrscheinlich unterstützend, adjuvant bei Ihrer Therapie. Aber sicherlich nicht das allein Entscheidende. Und was ich wieder als Merksatz mit den erlaubten Einschränkungen oder den möglichen Einschränkungen sagen möchte: *die primär medikamentöse Behandlung einer leichten EPH-Gestose in der Ambulanz halte ich vom Ansatz her für falsch.*

Die gelegentliche Gabe von Diuretika und Antihypertensiva ist sicherlich nicht das Richtige. Das sollte man strenger indizieren. Und diese Indikationsstellung kann z. B. in Ihrer benachbarten Klinik erfolgen mit der entsprechenden Beeinflussung der Patientin, die dann die von Ihnen durchgeführten Maßnahmen auch wesentlich leichter akzeptieren wird.

Regreßansprüche für Arbeitsunfähigkeitsattest bei Gestose

Friedberg: Mit der Stellungnahme von Herrn Berg wird die Frage beantwortet, die ein Kollege hatte, der von seiten der Krankenkasse einen Regreß hatte, weil er eine Patientin mit einem leichten bis mittelschweren Hochdruck krankgeschrieben hatte. Selbstverständlich ist eine Patientin mit einer Gestose arbeitsunfähig, sie müßte eigentlich in die Klinik überwiesen werden. Sie können jeden von uns als Gutachter hierzu benennen.

Harnsäurebestimmung als diagnostische Methode in der Routine

Ich lege sehr großen Wert auf die Harnsäurebestimmung. Man sollte jedoch vermeiden, die Harnsäurebestimmung als Screeningmethode zu verwenden. Sie ist aber ein ganz wesentlicher Parameter zur Festlegung der Prognose. Damit käme man auch wieder zu der Frage, wie eine leichte Hypertonie in der Praxis zu behandeln ist. Kann man die Hypertonie ambulant mit Bettruhe, wie Herr Berg das sagte, behandeln? Die einmalige oder mehrfache Bestimmung des Harnsäurewerts wäre hilfreich. Wenn dieser ansteigende Tendenz hat, wäre die Indikation der Klinikseinweisung gegeben. Es gibt sowohl aus unserer Klinik wie auch aus anderen Kliniken Statistiken, die zeigen, daß der erhöhte Harnsäurewert prognostisch fast wichtiger ist als der systolische und diastolische Blutdruck. Das heißt also, der Harnsäurewert spielt in der Nachweisprognose der einzelnen Fälle sicher eine außerordentlich große Rolle.

Ich möchte Herrn Keller bitten zur Frage: „Wann sehen Sie die Notwendigkeit bei Grenzfällen, die man vielleicht ambulant untersuchen oder betreuen kann, Östriol- und HPL-Bestimmung über ein Zentrallabor durchzuführen und den Kollegen in der Praxis zur Verfügung zu stellen?" Stellung zu nehmen.

Notwendigkeit von Östriol- und HPL-Bestimmungen beim EPH-Syndrom

Keller: Ich war vielleicht heute morgen etwas negativ in meiner Aussage in dem Sinne, daß ich gesagt habe: Ein Screening kommt nach Überzeugung aller erfahrener Untersucher auf diesem Gebiet nicht in Frage. Ich bin persönlich über die Leistungsfähigkeit der hormonalen Parameter bei den Borderliner-Cases, also bei diesen Fällen von leicht angehobenem Blutdruck, etwas enttäuscht. Ich würde Ihnen das gern empfehlen – sicher, von meinem Gebiet aus.

Aber ich muß sagen, die Rendite ist nicht allzu hoch. Ich muß deshalb eigentlich das vertreten, was wir dann tatsächlich in der Klinik machen. Die Überwachung scheint mir dann sinnvoll, wenn eine EPH-Gestose mit allen Zeichen besteht. Dann würde ich sagen, ab Beginn der Symptomatik, d. h. ab 28. oder 30. Woche oder evtl. auch später, diese adjuvante Überwachung durchaus in Betracht zu ziehen. Sie ist in diesem Fall wahrscheinlich nur sinnvoll, wenn die Abstände nicht größer als 2–3 Tage betragen. Es hat also wenig Zweck, wenn Sie alle 2 Wochen eine Bestimmung in einem Labor durchführen lassen.

Also, hier im gesamten vielleicht eher etwas zurückhaltend in der Indikationsstellung, weil wir sonst einfach eine Flut von Hormonanalysen hervorrufen.

Die Kosten hierfür werden vielleicht im Moment noch bezahlt, aber nicht mehr sehr lange. Das wäre schade.

Östriolsturz

Sehr viele Ihrer Fragen haben hier die Interpretation der Resultate betroffen. Nun, zunächst zum Östriolsturz: Das ist eine sehr seltene Sache. Fast alle Östriolstürze, die wir gesehen haben und die in etwa unserer Definition entsprechen, haben dann auch einer klinisch-deletären Situation mit entsprechend schlechtem CTG entsprochen.

Es kommt hier die Frage auf: normales CTG und trotzdem Östriolsturz? Und die Frage: Was ist das, ein Östriolsturz? Nun, wenn Sie die Tagesprofile ansehen, dann ist die Varianz der einzelnen Werte bei den freien Östriolen zwischen 12% und 24%. Sie können sinnigerweise nicht von einem Östriolsturz sprechen, wenn ein Abfall weniger als 24% beträgt. Die Schwankungen können aber auch größer sein. Deshalb sprechen wir in der Regel nur von einem Östriolsturz, wenn der Abfall mindestens 50% eines gesicherten Ausgangswerts beträgt. Wenn Sie diese Fälle nehmen, dann werden Sie im allgemeinen auch die anderen Parameter positiv sehen. Sie werden also kardiotokographische Befunde haben, wenn es zu einem so raschen Abfall kommt. Wenn nicht, dann *meine ich nicht, daß der Östriolsturz allein die Indikation zur Schnittentbindung darstellen würde,* sondern dann wäre das für mich eine Indikation zu einer Intensivüberwachung, vor allem mittels Kardiotokogramm. Denn dieser Östriolsturz spiegelt ja in den seltensten Fällen eine akute Nutritive, sondern viel eher respiratorische Störungen bzw. eine Störung der kardialen Funktion wieder. Und die erfassen Sie sicher dann mit dem Kardiotokogramm.

Zur Interpretation des Östriolsturzes noch eine zweite Bemerkung, die auch hier in den Fragen immer wieder auftaucht. Wenn sie Kortikosteroide geben, wenn Sie eine β-Mimetika-Therapie durchführen, dann haben Sie einen solch starken Abfall des Östriols, ganz einfach, weil Sie ja die adrenale Funktion beim Feten ganz erheblich suprimieren. Dieser Sturz ist natürlich bedeutungslos. Er betrifft nur die Östrogene, nicht das HPL als reinen plazentaren Parameter. Dieser Sturz ist bedeutungslos selbstverständlich; wenn man die Werte neu beurteilen will, muß man 2, eher 3 Tage, abwarten. Immerhin können Sie natürlich in voller Kenntnis der Sachlage weiterbestimmen und können sagen, wenn es nicht zum Wiederanstieg kommt, dann stimmt etwas nicht.

Stellenwert der Kardiotokographie in der Praxis

Friedberg: Damit gleich die Frage nach der ambulanten Überwachung – wir sind immer noch bei der ambulanten Überwachung dieser Borderline-Fälle – wie ist es mit dem CTG?

Würden Sie diesen Patientinnen empfehlen, daß in der Praxis CTGs durchgeführt werden? Ist es überhaupt sinnvoll? Geben diese kurzzeitig durchgeführten CTGs in der Praxis eine Relevanz zu den bestimmten Befunden? Was würden Sie sagen?

Jensen: Ich würde meinen, daß die Registrierung eines CTGs in der Facharztpraxis durchaus seinen Stellenwert hat. Es wird im Einzelfall darauf ankommen, wie sachkundig dieses Kardiotokogramm beurteilt wird, immer unterstellt natürlich, daß die Registrierung korrekt erfolgt ist. Daß das im Einzelfall schwierig sein kann, gestehe ich ohne weiteres zu. Selbst in einer Klinik, die relativ viel Erfahrung hat mit der fetalen Herzfrequenzmessung – klinische und experimentelle – gibt es durchaus eine Reihe von Befunden, die im Konsil besprochen werden müssen und die prima vista auch diskrepant beurteilt werden. Das können wir nicht verheimlichen. Wir haben sicher einige Erfahrung auf dem Gebiet und andere Kliniken auch, aber daß man a priori sichere, allgemein gültige, für diesen speziellen Fall mit großer Sicherheit zutreffende Diagnosen stellen kann, ist nicht immer gewährleistet. Eingedenk dieser Problematik würde ich es begrüßen, wenn Kollegen, die Kardiotokographie in der freien Praxis betreiben und derartige Fälle in ihrer Klientel haben, diese Patientinnen mit den Kardiotokogrammen und den Befunden bei uns vorstellen – in unserem speziellen Fall würden wir das anbieten. Wenn genügend Interesse bekundet wird, wären wir jederzeit bereit, unser Wissen hier und dort den in der Praxis tätigen Kollegen zur Verfügung zu stellen und diese

Fälle gemeinsam zu klären. Daß es im Einzelfall ausgesprochen schwierig sein kann, ist keine Frage. Aber auf eines sollten die Kollegen, die jetzt diese Möglichkeit nicht wahrnehmen, direkt mit uns Kontakt aufzunehmen, achten: *Treten Dezelerationen auf, muß man den Rat eines CTG-Fachkundigen einholen* oder die Patientin direkt der entsprechenden Klinik zuweisen. Das wäre mein Angebot und meine Stellungnahme dazu.

Friedberg: Darf ich fragen, wenn Sie ambulant CTGs empfehlen, über welchen Zeitraum halten Sie einen solchen Befund für relevant? Wie lang muß eine Schwangere am CTG überwacht werden, um nun einmal einen einzelnen Dip evtl. erfassen zu können?

Jensen: Die Konsequenz aus dem, was heute morgen von mir vorgetragen wurde, ist eigentlich, *daß eine Wehe in diesem Kardiotokogramm enthalten sein sollte.* Eine kräftige Wehe bei einem Kardiotokogramm, das möglicherweise nur 10–15 min lang ist, sagt mehr, als ein Schreiben von 60–70 min, wo keine Wehentätigkeit vorhanden ist. Insofern würde ich nicht unbedingt zeitlich fixieren, wie lang ein Routine-CTG in der Praxis geschrieben werden muß. Erfahrungsgemäß beträgt die Registrierdauer in unserer Klinik bei Routinefällen 30–40 min, weil es aus technischen Gründen bei der Fülle von Registrierungen, die im Laufe eines Tages erstellt werden müssen, gar nicht anders machbar ist.

Friedberg: Wenn nun bei einer solchen 30-min-Registrierung mit/ohne Wehen ein einzelner Dip gefunden wird, mit einem sonst normalen oder annähernd normalen Blutdruck – wir wollen jetzt gar nicht so sehr auf die Schwere der Gestose eingehen – wäre der Kollege, ich würde sagen aus forensischen Gründen verpflichtet, die Patientin der Klinik zuzuweisen, wenn sonst das CTG mit Ausnahme dieses Dips ihm normal erscheint?

Jensen: Wenn dieses Kardiotokogramm eine einzige Wehe enthält und bei dieser Wehentätigkeit der Leib sich in Seitenlage befindet, d. h. unter Vermeidung eines Vena-cava-Okklusionssyndroms oder eines Rückenlagesyndroms, wenn diese Dezeleration evident ist, dann würde ich sagen, ist ein Konsil mit der Klinik bei bestehender EPH-Symptomatik dringend erforderlich.

Friedberg: Gut, vielen Dank. Ich darf das vielleicht noch einmal zusammenfassen: Screening-Methoden gibt es für EPH-Gestose nicht, mit Ausnahme dieses Angiotensinbelastungstestes, der noch nicht einmal für die Klinik machbar ist, geschweige denn für die Praxis. Die ganzen Untersuchungen mit dem Roll-over-Test haben einen viel zu hohen Anteil an falsch-positiven Befunden. Auch die Bestimmungen des MAP-2-Werts (mittlerer arterieller Blutdruck) haben einen Anteil von 50% falsch-positiven Befunden, d. h. wir müßten 50% der Schwangeren intensiver untersuchen, um nur die zu eliminieren, bei denen eine echte Gestosegefährdung vorliegt. So daß also der einzige Parameter zur Klärung einer Gestosegefährdung für uns immer noch der Blutdruck ist. Und da kann man immer wieder nur sagen – die Internisten legen größten Wert darauf – daß dieser Blutdruck exakt gemessen wird und in Ruhe gemessen wird, wiederholt gemessen wird. Wenn er wirklich Werte in der Praxis hat, die auch in Ruhe den Grenzwert von 140/90 mm Hg überschreiten, dann ist die einstimmige Meinung der Kollegen hier, daß man den Versuch einer ambulanten Behandlung machen kann, falls unter der Behandlung die Therapie mit Allgemeinmaßnahmen erfolgreich ist. Sei es, daß man der Patientin empfiehlt, konsequente Bettruhe, Diät und Kochsalzeinschränkung einzuhalten. Diese Fragen sind bei den Internisten eindeutig geklärt. Bei uns ist noch nicht geklärt, wie weit hier Kost und Kochsalzzufuhr eine Rolle spielen. Auf jeden Fall, man kann sie verordnen, und wenn man dann den Eindruck hat, daß unter diesen Allgemeinmaßnahmen sich die Blutdruckwerte normalisieren und sonst keine Gestosezeichen auftreten, dann wird man die Behandlung ambulant in dieser Form weiterführen können. Aber man sollte wohl vermeiden – damit gehen wir schon langsam in die Therapie über – ambulant eine Therapie mit Antihypertensiva oder Diuretika durchzuführen. Das sollte man doch der Klinik überlassen.

Frage nach dem Proteingehalt der Ödeme bzw. wie weit ist die Proteinurie Ausdruck einer allgemein erhöhten Gefäßpermeabilität?

Der Eiweißverlust im Urin bei einer nachgewiesenen Proteinurie ist nicht der einzige Eiweißverlust aus der Blutbahn, sondern es ist auch mit einem Proteinverlust in den extravasalen Raum zu rechnen. Das kann man heute sehr viel genauer mit radioaktiv markiertem Albumin machen. Man kann feststellen, daß durch die Proteinurie der Eiweißverlust nur etwa $^1/_3$ beträgt, gegenüber $^2/_3$ Proteinen, die in das Eiweiß übergehen. Deswegen sind die Ödeme in der Schwangerschaft relativ eiweißhaltig. Der Eiweißgehalt ist längst nicht so hoch, wie z. B. bei den Nephrosen. Dabei ist er relativ hoch. Er ist höher als beispielsweise beim kardialen Ödem. Wir müssen schon mit einem Eiweißverlust rechnen, wobei entscheidend für uns eigentlich sein muß, inwieweit substituiert der Proteingehalt im Serum ist.

Da ist noch eine weitere Frage: Ab wann soll das Protein ersetzt werden und in welcher Form? Sie wissen, daß außerhalb der Schwangerschaft der Wert etwa bei 7,2 g% liegt, in der Schwangerschaft beträgt er 6,5 g%. 6 g% sind durchaus noch als normal anzusehen. Die Erniedrigung erfolgt durch die physiologische Hämodilution. Die Grenze vom Physiologischen zum Pathologischen liegt in der Schwangerschaft bei 5,5 g%–5,7 g%. Das ist bereits eine erhebliche Verminderung des onkotischen Drucks, wodurch die Ödembildung begünstigt wird. Der Internist hat größere Erfahrung in der Behandlung der Ödeme durch die Therapie der Nephrosen.

Zumkley: Wir haben die gleichen Schwierigkeiten bei unseren Nephrosepatienten. Im allgemeinen ist es so, daß Proteinzufuhr, ganz gleich, ob oral oder intravenös, es auf dem gleichen Wege wieder verloren geht. Die Stoffe werden ausgeschieden durch die Nieren oder ins Interstitium, so daß das Resultat oft sehr gering ist.

Friedberg: Und was machen Sie bei den Nephrosen, die ja häufig mit 4 g% an die Grenze gehen?

Zumkley: Das ist eine Crux medicorum. Es ist oft so, daß man darauf angewiesen ist, Saluretika zu geben, und sie helfen nach einer gewissen Zeit nicht. Die Ödeme gehen bei den schweren Nephrosen erst dann zurück, wenn die Patienten niereninsuffizient werden und nicht mehr so viel Eiweiß ausscheiden. Aber bis dahin ist oft eine vernünftige Therapie nicht möglich.

Friedberg: Geben Sie Albumininfusionen?

Zumkley: Fast nicht mehr. – Wenn man es infundiert, läuft es sofort wieder aus. Das hat keinen Sinn.

Friedberg: Ich glaube, dasselbe müssen wir auch sagen. Ich gebe zu, bei uns zieht sich ja die Behandlung nicht über eine so lange Zeit hin, wie es bei Internisten der Fall ist. Wir haben ja einen relativ kurzen Zeitraum zu überprüfen, so daß wir ab < 5,5 g% Protein zuführen, also Albumininfusionen verabreichen, wobei man sagen kann, oben schüttet man es hinein und unten läuft es heraus. Es wirkt sich hinsichtlich einer Verbesserung des Serumproteinspiegels nicht aus.

Zumkley: Wobei die Situation beim EPH-Syndrom natürlich ganz anders ist. Es handelt sich hier um eine kurzfristige Therapie. Die Therapie der Nephrose muß über Jahre gehen.

Friedberg: Das ist sicherlich sehr wesentlich. Ich würde, um die Frage zu beantworten, Albuminlösungen geben und dies ab 5,5 g%.

Therapie der Ödeme

Ich wollte noch einmal auf Ihre erste Antwort zur Frage des Eiweißgehalts der Ödeme zurückkommen. Ich meine, wenn eine Proteinurie vorliegt, dann ist das ein Anhalt dafür, daß diese Patientin Eiweiß verliert. Bestehen Ödeme ohne Proteinurie, ist der Eiweißgehalt der Ödeme sehr wahrscheinlich viel geringer. Die Patienten verlieren also hier kein Protein oder außerordentlich wenig.

Die Frage, die mir aus Ihren Reihen gestellt wurde, war: Ist nicht doch eine Therapiebedürftigkeit dieser Ödeme gegeben? Vielleicht in den Fällen der ausgeprägten Proteinurie. Und wir haben auch nicht gesagt, man sollte gar keine Diurese betreiben, sondern man sollte die Indikation sehr streng stellen. Aber bei den vielen Fällen leichter EPH-Gestose mit Ödemen oder bei Patientinnen mit reinen Ödemen ohne Hypertonie ist eine Therapie generell nicht erforderlich. Es sei denn, bei exzessiver Ödembildung. Was exzessiv ist, das kann ich Ihnen auch nicht beantworten.

Friedberg: Es ist sehr subjektiv, was exzessive Ödeme sind. Dann kommt natürlich das Gewicht, eine evtl. Adipositas hinzu. Es haben Untersuchungen gezeigt, daß eine Gewichtszunahme von mehr als 15 kg während der

Schwangerschaft als pathologisch anzusehen ist. Das sind latente Ödeme, die eben nicht pathologisch sind. Es ist ganz sicher so, daß die Gestosefrequenz zunimmt, also auch die Hypertoniefrequenz – und damit werde ich diese Frage auch gleich mitbeantworten können: Nicht Ödeme – doch Hypertonie?

Was nun wirklich Ursache und Wirkung ist, ist schwer zu sagen. Aber Patientinnen, die mehr als 20 kg während der Schwangerschaft zunehmen, haben eine relativ hohe Quote von Gestosen. *Die Annahme der Amerikaner, Diuretika sind obsolet, würde ich nicht so sehen.* Bei einer exzessiven Gewichtszunahme ist statistisch gesichert, daß ab 20 kg nicht nur die Zunahme der Hypertonie, sondern auch Retardierung der Frucht gegeben ist, also sämtliche Folgen einer Gestose. Bei exzessiven Ödemen würde ich jedenfalls eine diuretische Behandlung durchführen.

Berg: Natürlich stimme ich hier voll zu. Ich hatte Ihnen selbst die Zahl genannt. Bei der übermäßigen Gewichtszunahme in der Schwangerschaft ist die EPH-Gestosefrequenz meines Wissens 12% gegenüber 1,8%. Das ist sicherlich ein Faktum, das man berücksichtigen muß.

Aber man kann im Einzelfall schlecht sagen, ist die Gewichtszunahme jetzt rein ödembedingt oder eine echte Gewebeneubildung. Das meinte ich mit meinem Hinweis, „ich weiß nicht, was exzessiv ist".

Blutdruckmessung

Auf eine Frage aus Ihrem Kreis möchte ich noch eingehen. Der MAP-2-Wert war auf meinem Dia falsch berechnet. Ich hatte an sich Herrn Friedberg schon „angeschossen", weil er in seinem Beitrag zum Buch Käser et al. (1981) den MAP-2-Wert mit einer falschen Formel angegeben hat.

Ich habe es auch gemacht. Es muß „plus" heißen: systolischer Wert plus 2mal diastolischer Wert durch 3:

$$\mathrm{MAP} = \frac{(p_{syst} + 2 \cdot p_{diast})\ .}{3}$$

Zur Frage der Blutdruckmessung: Unterschiede am linken oder rechten Arm – wie sind sie zu bewerten?

Das ist eher eine Frage an den Internisten. Ich meine, wir sollten uns nicht so sehr an die Einzelwerte klammern, sondern den Fall insgesamt berücksichtigen. Wenn ein erhöhter Blutdruck an einem Arm vorliegt, dann wäre ich bei dieser Patientin auf alle Fälle etwas vorsichtiger. Vielleicht kann Herr Zumkley hierzu etwas sagen.

Zumkley: Im allgemeinen geht man von der Regel aus, daß Unterschiede bis zu 20 mm Hg zwischen links und rechts als normal toleriert werden. Sind dic Unterschiede größer, so gilt immer der Wert, der höher ist, und der Wert, der niedriger ist, beruht im allgemeinen auf einer Stenosierung im Bereich der großen Armgefäße. Das kann man ganz sicher sagen. Eine andere Möglichkeit, daß auf der einen Seite ein niedrigerer Blutdruck entsteht, gibt es nicht.

Wenn auf der anderen Seite der Blutdruck 180/110 mm Hg ist, dann hat die Patientin einen Hochdruck. Selbst, wenn auf der anderen Seite der Blutdruck 120/80 mm Hg beträgt. Ein Blutdruck von 120/80 mm Hg kommt dadurch zustande, daß auf dieser Seite eine Stenose ist.

Eine andere Frage ist, wenn man nun bei dieser Patientin – das gilt nicht immer für die Schwangerschaft – den Blutdruck senkt, bekommt die Patientin in dem Arm, dort, wo die Stenose ist, ganz erhebliche Beschwerden, so daß man im allgemeinen nur dann eine blutdrucksenkende Therapie durchführen kann, wenn hier operativ die Stenose beseitigt wurde. Um aber noch einmal zu der Frage Stellung zu nehmen: Ist ein Hochdruck an einem Arm gemessen worden, so hat die Patientin oder der Patient einen hohen Blutdruck. *Es gilt nicht der niedrige Wert.*

Therapie der Hypertonie

Friedberg: Noch kurz zur Frage der Überwachung der Schwangeren in der Praxis und in der Klinik. In den leichteren Fällen von EPH-Gestose wird man erst einmal nach Bettruhe abwarten, ob sich der Blutdruck normalisiert. Wenn dies nicht der Fall ist, dann wird man mit der medikamentösen Therapie beginnen. Es sind verschiedene Medikamente genannt worden. In der Geburtshilfe sind wir etwas vorsichtig in der Anwendung von Hypotensiva geworden. Wir gehen davon aus, daß blutdrucksenkende Mittel, die zusätzlich das Herzminutenvolumen senken und damit auch die Verminderung des Blutdrucks hervorrufen, möglicherweise eine weitere Verminderung des uteroplazentaren Durchflusses bewirken. Wir müssen offen zugeben, daß zwischen Theorie und Praxis Unterschiede bestehen.

β-Rezeptorenblocker gehören zu jenen Substanzen, die man eigentlich nicht anwenden sollte. Es gibt aber mehrere angloamerikanische Arbeiten, die mit den β-Rezeptorenblockern eine sehr gute Therapie bei den Gestosen durchführen. Man sieht, daß manche theoretischen Überlegungen von uns für die Praxis nicht immer stichhaltig sind. Ein Grund dafür, daß wir in Zukunft etwas zurückhaltender sein müssen, ist die noch nicht geklärte Frage, welcher Einfluß auf das Kind besteht.

Die Arbeiten von Redman zeigen, daß bei langer Anwendung von α-Methyldopa Kinder mit relativ kleineren Kopfumfängen geboren wurden als in der Kontrollgruppe. Diese Fälle sind z. T. bis zu 3 Monaten fortlaufend mit α-Methyldopa behandelt worden. Es sind auch Mißbildungen bei der Anwendung von β-Rezeptorenblockern beschrieben worden, so daß wir natürlich in der Schwangerschaft nur sehr ungern Medikamente geben. Ich würde vorläufig empfehlen, α-Methyldopa anzuwenden. Bei der Anwendung von Hydralazin habe ich das Gefühl, daß man bei längerer Anwendung immer höher dosieren muß. Es besteht offenbar eine Tachyphylaxie. Das scheint beim α-Methyldopa nicht der Fall zu sein.

Nur in schweren Fällen, wo möglichst rasch eine Blutdrucksenkung erreicht werden soll, verwende ich Hydralazin.

Zumkley: Ich möchte noch einmal festhalten – vielleicht bin ich heute morgen nicht richtig verstanden worden –: Wenn möglich, geben wir keine Medikamente. Das ist völlig klar. Falls der Blutdruck durch die besprochene Maßnahme – wir brauchen es ja nicht zu wiederholen – nicht in den Griff zu bekommen ist, geben wir Dihydralazin. Als erste Substanz geben wir Methyldopa.

Nun zur Frage der Abschwächung der Hochdruckmittel. Das ist im allgemeinen nur so zu verstehen, daß alle diese Hochdruckmittel – vielleicht das eine stärker, das andere weniger stark – vielleicht das Dihydralazin stärker als das Methyldopa – zu einer Vasodilatation führen. Das ist ganz sicher nachgewiesen. Dadurch kommt es zu einer Abschwächung dieser Substanzen. Es kann schon sein, daß das Methyldopa diesen Effekt geringer ausgeprägt zeigt.

Friedberg: Wir haben z. Z. eine Hochdruckstudie. Die Internisten drängen uns immer wieder zu einer Kochsalzrestriktion, während wir sagen, es bringt ja gar nichts. Das Kochsalz vermindern oder viel trinken usw. spielt keine Rolle. Die Internisten sagen, für die Ödembildung in der Schwangerschaft mag es nicht sehr entscheidend sein, aber für die Wirkung der Hypotensiva ist es entscheidend, daß die Hypotensiva nicht angewandt werden unter gleichzeitiger Gabe entsprechend hohen Kochsalzdosen, die die Patientinnen ad libitum einnehmen können. Man sollte, wenn man diese Substanzen anwendet, dann auch eben eine Kochsalzrestriktion in der wirklich gemäßigten Form von 5–6 g pro Tag empfehlen.

Zumkley: Vielleicht könnte ich in diesem Zusammenhang noch eine Frage schnell beantworten. Die Frage: Wie soll man eine Pfropfgestose während der Gravidität behandeln?

Ich glaube, da bestehen keine Unterschiede, wenn man sich durchringt, ein Medikament zu geben, ob es eine Gestose oder eine Pfropfgestose ist. Oder sehen Sie das anders?

Friedberg: Die unterschiedlichen Arten von Hochdruckformen in der Schwangerschaft sind ein Problem. Für eine Studie, die sich nur mit Hypotensiewirkung und Hypertensie bei der Schwangerschaft befassen soll, ist das sehr schwierig, weil natürlich alle Formen – auch essentielle Hypertonien, Pfropfgestosen – eingehen. Eine Pfropfgestose auf der Basis einer essentiellen Hypertonie wird natürlich anders ansprechen als ein schwangerschaftsinduzierter Hochdruck, dessen Ätiologie möglicherweise ganz anders ist. Aber da würde ich keine Unterschiede in der Behandlung sehen.

Jensen: Wir sind gerade bei der Therapie auch in der Klinik, und ich würde ganz gern ein Diapositiv projizieren, das Ihnen zeigen soll, daß man auch die antihypertensive Therapie durchaus einschleichend und vorsichtig betreiben muß, um nicht in der hypertonen Phase der Mutter den Feten durch eine Senkung des maternalen Blutdrucks möglicherweise irreversibel zu schädigen (Abb. 1). Diese beiden Kardiotokogramme stammen von derselben Patientin, die in der 38. Schwangerschaftswoche mit hypertonen Blutdruckwerten zu uns zur Aufnahme kam. Das primäre Kardiotokogramm war bei schwacher

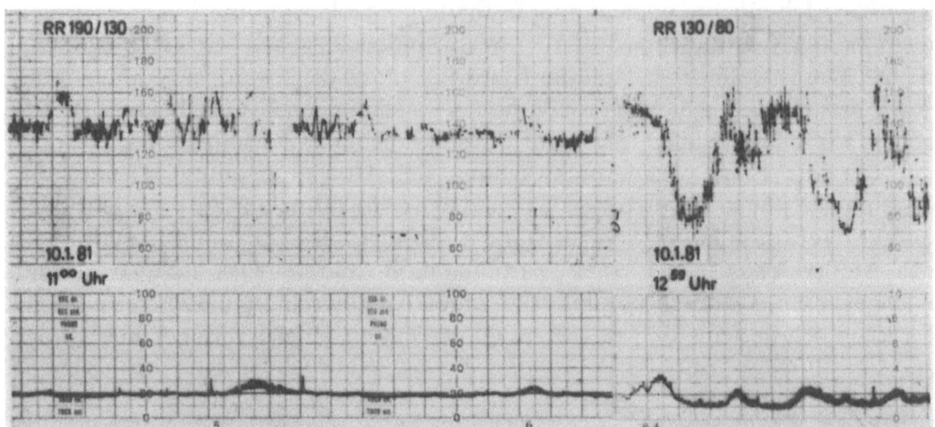

Abb. 1. Der Einfluß der medikamentösen Blutdrucksenkung auf die fetale Herzfrequenz (fetale Oxygenation) beim schweren EPH-Syndrom. Die Kontraktion des Uterus führt nicht zum Abfall der fetalen Herzfrequenz (*A*). Der Blutdruck betrug 190/130 mm Hg. Erst mit der Blutdrucksenkung auf 130/80 mm Hg treten wehenabhängige Dezelerationen auf. Dies weist darauf hin, daß mit der Abnahme des Blutdrucks auch die Uterusdurchblutung abnahm

Wehentätigkeit – dies muß man hierzu sagen – relativ unauffällig. Die Patientin klagte über Flimmern vor den Augen. Es bestand die Notwendigkeit, aus materner Indikation den Blutdruck zu senken. Dies geschah durch intravenöse Injektion eines Hydralazinpräparats. In diesem Fall wäre sicher, wenn Sie sich das Kardiotokogramm ansehen, eine dosierte Applikation über einen Tropfenzähler besser gewesen.

Was passiert, ist, daß die mütterlichen Blutdruckwerte zwar gesenkt sind auf 130/80 mm Hg, aber bei gleichzeitiger Wehentätigkeit der Perfusionsdruck am Uterus reduziert ist durch den erniedrigten maternalen Druck und daß der Gefäßwiderstand durch die Wehentätigkeit erhöht wurde. Die Kombination wirkte sich entspechend deutlich aus mit tiefen breiten Dezelerationen, die dann zur Sectio caesarea führten. Das nur für die Kliniker. Auch die antihypertensive Therapie aus maternaler Indikation darf nie den Feten vergessen lassen.

Friedberg: Ich glaube, es ist für Kliniker sehr wesentlich, daß selbst bei erheblichen Blutdruckkrisen (d. h. es entspricht nicht ganz den internistischen Krisen, aber bei Blutdruckwerten > 200 mm Hg) eine zu rasche Blutdrucksenkung sicher für das Kind nicht optimal ist. Man wird natürlich versuchen, durch eine Dauertropfinfusion – ob nun mit Nepresol oder Diaxocide – den Druck zu senken, aber eben möglichst langsam zu senken. Und ich bin auch der Überzeugung, man sollte ihn nicht so senken, daß normale Blutdruckwerte erreicht werden.

Das Erfordernishochdruckproblem spielt ja wieder eine gewisse Rolle. Wir lassen gern eine Resthypertonie, wenn eine Patientin z. B. einen relativ hohen Blutdruck hatte, von 140/100, 150/100 bzw. 150/90 mm Hg zurück und senken eigentlich nicht noch stärker, weil man vielleicht doch immer wieder sagt, daß der Hochdruck möglicherweise in dieser geringen Form die Durchblutung eher gewährleistet. Denn durch eine weitere Senkung wird die Durchblutung eher vermindert. Eine Grundhypertonie verbessert vielleicht die Durchblutung. Sicher ist es nicht gut, auf subnormale Werte zu senken.

Zumkley: Ich würde auch sagen, daß eine zu schnelle Senkung sicherlich nicht gut sein kann. Insbesondere auch, da – wenn der Blutdruck längere Zeit bestanden hat – Gefäßveränderungen aufgetreten sind, die zu einer Art Erfordernishochdruck werden können. Wenn man dann den Blutdruck senkt, reicht einfach auch ein normaler Blutdruck nicht mehr aus. Also, eine zu schnelle Senkung kann gar nicht gut sein.

Friedberg: Wenn gleichzeitig eine Hypovolämie und Hämokonzentration vorliegt, besteht auch eine verminderte Fließbarkeit des Blutes. Dann wird durch eine zu starke Drucksenkung diese Organperfusion sicher nicht günstig beeinflußt. Herr Berg und Herr Keller: Gibt es Anhaltspunkte für eine intrauterine Reanimation (ich habe diesen Ausdruck nicht so ganz gerne bei den Geburtshelfern. Man hört ihn aber immer wieder aus einigen Kliniken), die z. B. Östriol- und HPL-Werte verbessern könnte? Wird es an Ihrer Klinik in irgendeiner Form praktiziert? Wobei dann natürlich z. B. die β-Mimetika eine Rolle spielen könnten usw. Oder glauben Sie, daß sich eine Verbesserung der pathologischen Östriol- und HPL-Werte medikamentös überhaupt erreichen läßt?

Keller: Wir haben uns vor einigen Jahren sehr ausgedehnt mit diesen Fragen beschäftigt. Jetzt nicht nur mit den Medikamenten, die Sie ansprechen, sondern mit zahlreichen anderen Stoffgruppen, die vielleicht vom theoretischen Standpunkt aus tatsächlich die gestörten Zirkulationsverhältnisse verbessern könnten. Ich muß Ihnen sagen, daß das gesamte Resultat sehr enttäuschend ist. Was wir gesehen haben, ist mindestens – jetzt wieder vom biochemischen Standpunkt aus – kaum faßbar. Und darum würde ich eigentlich sagen, es gibt keine effektiv wirksame Therapie in dieser Hinsicht – im jetzigen Moment. Man kann sicher in einzelnen Fällen gewisse Resultate nachweisen. Aber so lange das nicht bei einem größeren Kollektiv der Fall ist, bleibe ich skeptisch.

Heparintherapie der Gestose?

Berg: Die Therapie des Hochdrucks ist erstens in vielen Fällen eine Blutdruckkosmetik und oft nicht notwendig. Zweitens, wenn eine Therapie notwendig ist, dann trifft sie zu Recht die Mutter. Eine Behandlung ist sicherlich notwendig, und wir haben darüber gesprochen. Ich will das nicht bestreiten. Aber drittens beeinflußt die Hochdrucktherapie den Feten relativ wenig. Ich möchte das, was Herr Keller sagte, voll unterstützen. Es gibt meines Wissens auch nichts, was geeignet ist, die fetale Situation durch die Behandlung der EPH-Gestosesymptomatik zu verbessern.

Es ist an mich die Frage herangetragen worden, ob Heparin evtl. günstig wirken könnte. Und es gibt ja einige Arbeiten darüber, die sich mit der

Heparinbehandlung bei EPH-Gestose befassen. Es gibt auch einige Publikationen über die Meinung der Plazentainsuffizienz ohne EPH-Gestosesymptomatik mit Heparin. Wir selber haben das einmal publiziert und haben geglaubt, etwas Günstiges dabei zu sehen. Es gibt auch einige sehr enthusiastische Arbeiten über die Heparinbehandlung bei der EPH-Gestose.

Nun ist es im Einzelfall natürlich außerordentlich schwer, zu beweisen, daß dieses Kind besser gedeiht, weil man Heparin gegeben hat, das ja letzten Endes – wie Sie wissen – verhindern soll, daß sich Fibrinthromben in der Plazenta irgendwo ablagern, die die Diffusionsstrecke verlängern und die Perfusion erschweren. Es ist bisher nicht hinreichend bewiesen, daß die Heparintherapie dies bewirkt. Wenn man es macht, muß man wahrscheinlich dauerheparinisieren, relativ hoch dosiert. Das ist nicht ganz ungefährlich bei Patientinnen mit EPH-Gestose, mit der Hypertonie und der ohnehin vorhandenen Blutungsneigung, der Ausbildung von petechialen Blutungen in allen möglichen parenchymatösen Organen. Ich würde davor warnen! Und bei der Behandlung – um das Thema abzuschließen – der Plazentainsuffizienz der fetalen Retardierung mit Heparin sind *die bisherigen Ergebnisse nicht ausreichend gesichert, um das allgemein empfehlen zu können.*

Anwendung tokolytisch wirksamer Substanzen beim EPH-Syndrom

Friedberg: Ich darf vielleicht jetzt einen Internisten zur Kombinationsbehandlung mit β-Mimetika fragen? Ist es überhaupt tolerabel β-Mimetika zu geben und gleichzeitig β-Rezeptorenblocker zu verabreichen?

Zumkley: Die β-Rezeptorenblocker kann man mit β-Mimetika kombinieren, wenn es sich um β-I-Blocker handelt. So wird es auf jeden Fall gesagt und bei uns auch durchgeführt. Das soll gut tolerabel sein. Ob es wirklich stimmt, ob β-Blocker, die sowohl β-I als auch β-II blockieren, weniger verträglich in Kombination sind, kann ich nicht beurteilen. Aber sie sollen gut verträglich sein mit Kardioselektiven. So daß man Kranken sogar wegen der auftretenden Tachykardie im Rahmen der β-Mimetikatherapie β-Blocker gibt, so daß eine Tolerabilität vorhanden ist.

Friedberg: Da wir ja die β-Mimetika relativ häufig geben und die befürchtete Tachykardie sehen, wäre eigentlich die Kombination mit β-Blockern gar nicht so schlecht?

Zumkley: Nein, das wäre gar nicht so schlecht. Zumal noch etwas anderes hinzukommt. Wir haben bei uns einmal nachgewiesen, daß die β-Mimetika zu einer ganz erheblichen Hypokaliämie führen, und zwar ganz kurzfristig. 90 min danach ist das Kalium von 4,5 auf 2,5 abgefallen. Also nicht nur ein wenig sondern ganz exzessiv, und nach 2 h ist das Kalium wieder normal. Und sehr viele β-Blocker haben den umgekehrten Effekt. Sie steigern das Kalium, so daß sich wahrscheinlich auch günstige Effekte ergeben, die sich gegenseitig neutralisieren. Das scheint eine gute Kombination zu sein.

Behandlung der Präeklampsie und der Eklampsie

Friedberg: Wann oder wie lange soll man die schwereren Präeklampsien bzw. die Eklampsie konservativ behandeln? Gibt es einen Zeitpunkt oder gibt es irgendwelche biochemischen Parameter, die unser therapeutisches Vorgehen bestimmen. Wie handhaben Sie es, Herr Berg?

Berg: Ich sagte heute morgen, daß man ein wenig vorsichtig mit der Grenzziehung sein muß – wann mache ich was? Ich scheue mich immer davor zu sagen: „Bis zur 34. Woche z. B. warte ich ab und danach gehe ich aktiv vor." Ich glaube, wenn man das einmal scharf sieht, dann ist es ja im Grunde eine Entscheidung, die sich von einer Minute auf die andere ändern kann; dann, wenn die 34. Woche abgelaufen ist. So scharf kann man das natürlich nicht machen. Es hängt immer davon ab, wie die Gesamtsituation Mutter-Kind zu beurteilen ist. Wie schwer ist die Gestose? Wie ist die Mutter behandelbar? Spricht sie auf die Therapie an? – Wenn sie nicht anspricht, muß man oft aus mütterlicher Indikation die Schwangerschaft beenden.

Spricht sie an, kann man evtl. zuwarten. Aber dann nicht, wenn es dem Kind zu schlecht geht. Wenn es dem Kind gut geht, die Mutter therapierbar ist, würde ich auch zuwarten. Dann käme sogar eine Tokolyse in Frage, um dem Kind zu weiterer körperlicher somatischer Reife zu verhelfen. Ist das nicht möglich, muß man die Reife des Kindes diagnostizieren. Ich glaube, hier ist noch immer eine Indikation zur Phospholipidbestimmung im Fruchtwasser gegeben.

Eine Unzahl verschiedener Dinge muß man berücksichtigen, z. B. kann man sie vaginal entbinden, wenn sich eine Mehrpara mit geburtsbereitem Muttermund (weil sie vielleicht schon einige Zeit Wehen hatte) darstellt. Auch diese Frage muß man berücksichtigen, so daß ich mich immer wieder scheue, generelle Richtlinien anzugeben. Vielleicht nur eins, was ganz normal ist:

Je kleiner das Kind ist, desto länger versuchen wir, zuzuwarten. Ist das Kind reif, hat es extrauterine Lebenschancen, sind wir relativ aktiv bei der Schwangerschaftsbeendigung. Wir würden eine medikamentöse Behandlung der Mutter nur kurz durchführen, vielleicht einen, maximal 2 Tage, um zu sehen, ob sie anspricht. Spricht sie an, die Symptomatik bessert sich, wird es im allgemeinen auch dem Kind „kardiotokographisch besser" gehen und wir können zuwarten. Bessert sich die Symptomatik nicht, würden wir auch in diesem Fall aktiv werden, auch bei unzureichender Lungenreife.

Friedberg: Ich glaube, man sollte es vielleicht so sagen: Eine schwere Gestose nach der 36. Woche sollte prinzipiell sofort entbunden werden. Da sind wir uns einig, nicht wahr? Zwischen der 34. und 36. Woche hängt es natürlich von der Wachstumsretardierung des Kindes ab. Ein 34 Wochen altes Kind kann natürlich der Zeit der 30. Woche entsprechen. Dabei hilft uns dann der Ultraschall – mit allen Fehlerquellen, die auch er hat – um uns zu sagen, in welchem biologischen Alter oder Wachstumsalter – wie man es nennen will – befindet sich das Kind, das in der rechnerisch 34. Woche sich befindet? Ich glaube, man sollte auch diese Kinder nach der 34. Woche bei schweren Gestosen möglichst rasch entbinden und sollte keine Versuche mit Antihypertensiva oder Diuretika oder irgend etwas unternehmen.

Die Problemfälle für uns in der Klinik – wenn ich aus der Klinik sprechen kann – sind die Fälle, die zwischen der 28. und der 32. Woche auftreten, wo wir eigentlich ziemlich eindeutig sagen müssen: Es ist eine erhebliche Frühgeburt, die 28./29. Woche. Wenn man noch die Wachstumsretardierung betrachtet, können wir sagen, das Kind hat kaum Überlebenschancen, wenn wir dieses Kind per Sectio zur Welt bringen. Andererseits hat die Mutter einen behandlungsresistenten Hochdruck, massive Proteinurie, 8 bzw. 9 mg% Harnsäure, Östriolwerte, HPL-Werte liegen im sehr schlechten Bereich. Sollen wir das Kind nun intrauterin einfach absterben lassen? Was ist zu tun? Das sind – glaube ich – die Problemfälle. Die amerikanischen Kollegen sind da ganz hart. Sie sagen, ein Kind, dem es schlecht geht, bei dem die Mutter eine Gestose hat, die nicht sofort auf eine Behandlung anspricht, muß zu jedem Zeitpunkt der Schwangerschaft entbunden werden. Das heißt also auch, ein Kind mit etwa nur 900 g, 950 g, 1 000 g muß entbunden werden. Wenn man die Untersuchungen von Prichart ansieht, der immerhin bei 180 Eklampsien nur 3 kindliche Todesfälle hatte, muß man sagen, er hat Recht. Ein Kind wog nur 950 g, das zweite ca. 1 000 g und das dritte 1 250 g. Wir sollten dementsprechend zu keinem Zeitpunkt der Schwangerschaft therapeutische Versuche unternehmen, sondern eben bei schweren Gestosen oder gar bei Eklampsien möglichst rasch entbinden. Die Frage taucht immer wieder auf: Was soll man bei einer Eklampsie machen? Darf ich die Frage zuerst weitergeben? Die Fälle sind ja nun nicht mehr sehr häufig. Jede Klinik hat sicher ihre eigene Meinung, und deswegen wäre es vielleicht ganz interessant, einmal die Meinung der Referenten bei einer manifesten Eklampsie zu hören.

Jensen: Ich würde in diesem Zustand sofort entbinden und die Mutter sedieren, um die Krampfneigung zu reduzieren.

Friedberg: Langsam, darf ich noch einmal wiederholen? Die Patientin hatte 2–3 eklamptische Anfälle. Sie würden bei der Patientin im Status eclampticus die Sektion durchführen und dann sedieren?

Jensen: Die Sedierung, wenn sie im Status eclampticus kommt, muß selbstverständlich vorweggehen. Das Kardiotokogramm muß abgeleitet werden. Dann muß alsbald die Sectio erfolgen.

Berg: Zentraler Zugang, Messung des zentralen Venendrucks, massive Sedierung, hypotensive Maßnahmen und, sowie die Patientin im Griff ist, Intubation und Sectio.

Friedberg: Herr Keller kann sicher dazu etwas aus seiner Klinik sagen.

Keller: Ja, ich kann das in etwa bestätigen. Ich würde nur dazu sagen: sicher nicht Östriol bestimmen.
. . . (Lachen, Applaus) . . .

Friedberg: Ich möchte das eigentlich ein bißchen einschränken. Man muß ja auch eine andere Auffassung haben. Wir versuchen, die Patientin aus dem Status eclampticus herauszubekommen. Das gelingt immer mit hochdosiertem Magnesiumsulfat. Ich würde eigentlich nicht im Stadium des Krampfanfalls oder des Komas, in welchem sie sich gerade befindet, eine Sectio machen. Irgendwie habe ich das Gefühl, wir machen die Sectio bei einer Patientin, so wie wenn wir eine gynäkologische Operation im Schock bei einer Patientin durchführen. Stieldrehung oder innere Blutung mit entsprechender Schocksymptomatik. Auch hier versuchen wir, die Patientin erst in einen etwas bilanzierten Blutdruck, Blutvolumen, Hb-Verhältnisse zu bekommen, bevor wir operieren. Die Frau im eklamptischen Zustand ist meiner Ansicht nach in einem so bedrohlichen Zustand, daß ich in diesen Fällen nicht sofort sektionieren würde. Da würde ich mich auch der Meinung von Prichart anschließen, man soll eben durch Magnesiumsulfat die Patientin aus diesem eklamptischen Stadium herausbekommen. Ich gebe zu, unabhängig vom CTG, Östriol, usw., also unabhängig vom kindlichen Zustand und erst in etwa 12 h nach dem letzten eklamptischen Anfall dann die Sectio ausführen. Das ist unsere Auffassung.

Berg: Da bin ich ja an sich mit Ihnen einer Meinung. Wir haben im Jahr 1–2 Eklampsien. Das ist also nicht viel. Ich kann wirklich nicht aus langfristigen Erfahrungen sprechen. Aber wir machen das genauso. Ich halte mich aber nicht an diese 12 h, sondern ich würde sagen, wenn die Patientin im Griff ist nach 2–3 h, dann würde ich mir schon überlegen, hat sich die Prognose soweit gebessert, daß sie jetzt nicht gleich wieder den nächsten Anfall bekommt. Wenn das zu drohen scheint, dann operieren wir sicherlich eher.

Im Grunde muß die Patientin – und das will ich voll unterstützen – aus dem Status eclampticus heraus sein. Unabhängig davon, wie es dem Kind geht.

Friedberg: Die folgende Frage: Notfalls Soforttherapie bei ausgesprochener Eklampsie? Nun soll der Internist erst einmal Stellung nehmen.

Zumkley: Ich glaube, daß ich dazu nichts Wesentliches beitragen kann, wenn keine zusätzlichen mütterlichen Indikationen da sind, kardiale Situation usw. Ich glaube, die Indikation zur Entbindung müßten Sie schon stellen.
. . . (Lachen) . . .

Magnesiumsulfat beim eklamptischen Anfall?

Wenn draußen in der Praxis ein eklamptischer Anfall auftritt, würde ich wahrscheinlich nicht mit Magnesiumsulfat behandeln. So harmlos ist Magnesium nicht. Meine Frage lautet eher im Zusammenhang mit Magnesium, ob Magnesium eine Wirkung als Prophylaxe der EPH-Gestose hat. Ehrlich gesagt, ich bin überfragt. Aber das ist eine Frage an den Spurenelementforscher.

Zumkley: Ich glaube, die einzige Indikation bei der Eklampsie ist, Magnesiumsulfat zu geben. Mit der einen Ausnahme. Man muß vorsichtig sein in der Dosierung bei einer gleichzeitig bestehenden Retention. Aber auch da sollte man Magnesiumsulfat geben, nur die Dosierung muß der jeweiligen Nierenfunktion angepaßt werden. Aber ich glaube nicht, daß man wochenlang vorher durch Gabe von Magnesiumsulfat die Präeklampsie prophylaktisch beeinflussen kann. Das wäre auch zu gefährlich.

Friedberg: Ich empfehle für die Praxis draußen, *wenn ein eklamptischer Anfall auftritt, 50–100 mg Valium zu geben,* da das ganze Magnesiumsulfat mit seiner ganzen Dosierung etwas problematisch für den Transport ist. Die zweite Frage war, gibt man noch Barbiturate? Ich glaube, das gibt man nicht mehr, früher hat man Evipan gegeben, das gibt man auch nicht mehr. In der Praxis für den Transport würde ich Valium empfehlen, auch hochdosiert. In der Klinik wird immer noch Magnesiumsulfat verabreicht. Eine andere Frage war, ob Distraneurin indiziert ist. Es hat keinen Sinn, daß wir uns darüber unterhalten, was nun besser ist oder nicht. Jeder von uns hat viel zu wenig Eklampsiefälle um zu sagen, dieses oder jenes Mittel ist nun besser aus der Gruppe der stark sedierenden Präparate. Da kann man sich nur auf die amerikanischen Statistiken stützen, die eben Fälle von 150, 180 oder gar 200 Eklampsien haben.

Herr Prichart hat mir einmal gesagt: „So lange Sie mir eine mütterliche Mortalität bei 150 Eklampsien von 0% mit einem anderen Präparat angeben können, wende ich Ihr Präparat sehr gern an." – Das kann keiner von uns.

Hier gibt es eben nur Magnesiumsulfat. Wenn man es entsprechend dosiert, unter den entsprechenden Kautelen, dann gelingt es eigentlich fast immer, diesen eklamptischen Anfall, den Status eclampticus zu durchbrechen. Dann soll möglichst rasch entbunden werden.

Frage: Wie gibt man Magnesiumsulfat?

In der Klinik gibt man es intravenös als Infusion. Eine Tagesdosis von 20 g soll nicht überschritten werden. Aus der Rostocker Klinik liegt eine sehr schöne Untersuchung mit Blutkonzentrationen vor. Ein bestimmter Blutspiegelwert ist toxisch. Dieser Spiegel wurde erst bei 35 g pro Tag erreicht. Man hat dort sehr hoch dosiert. Mit 20 g pro Tag fraktioniert verabreicht, besteht wenig Gefahr, die Dosis ist ausreichend, um den eklamptischen Status zu durchbrechen.

Berg: Das Limit bei der Therapie mit Magnesiumsulfat ist ein Verstummen des Patellarsehnenreflexes. Dieser muß häufiger, nicht ständig, kontrolliert werden.

Friedberg: Die Atemfrequenz ist ebenso zu kontrollieren. Das würde ich als sehr wesentlich ansehen.

Zumkley: Als Antidot sollte man, falls etwas passiert, Kalziumgluconat geben.

Friedberg: Die Amerikaner haben das Magnesiumsulfat, bei uns ist es das Ascorbinat. Angeblich sei es etwas besser.

Zumkley: Aber das Entscheidende ist das Magnesium, nicht das Anion. Deswegen spielt das meines Erachtens nicht eine so große Rolle. Aber es gibt in Deutschland auch Sulfat. Nur weiß ich im Augenblick nicht, welches Sulfat gemeint ist. Ob das Verla Sulfat enthält? Ich glaube aber nicht, daß das entscheidend ist für die Therapie. Entscheidend ist das Magnesiumion.

Sedativa in der Therapie der Eklampsie

Friedberg: Behandelt man eine schwere Eklampsie mit Sedativa? Ich würde schon sagen, wenn man aus irgendeinem Grunde bei einem eklamptischen Anfall nicht sofort entbinden will oder kann, oder weil man irgendwelche biochemischen Parameter physikalisch erst abwarten will, daß man Diazepam (Valium) in hochdosierter Menge geben kann. Also dann, wenn wirklich Zeichen einer imminenten Eklampsie bestehen. Magnesiumsulfat würde ich eigentlich nur geben, wenn eine Eklampsie vorliegt.

Frage: Kann Valium durch Megaphen oder Atosil ersetzt werden? Ist Dolantin zu gefährlich?

Friedberg: Man ist vom lytischen Coctail abgekommen, da dieser eine zu starke Wirkung auf den Kreislauf hat. Ich glaube, Valium ist harmloser.

Frage aus dem Auditorium:

Es gibt im amerikanischen Schrifttum seit ungefähr 5 Jahren – soweit mir bekannt ist und im deutschen Schrifttum nun auch – eine schwere Gestoseform, die mit Hämolyse einhergeht. Die Amerikaner nennen diese Gestose „Help-Syndrom". Zusätzlich sind niedrige Thrombozyten dabei nachgewiesen. Wir haben in der Rheinischen Landesfrauenklinik Wuppertal im vorigen Jahr einen Fall dieser Art beobachtet bei insgesamt 4 Eklampsien im Jahr. Die Frage an Sie ist, haben Sie das häufiger schon einmal beobachtet? Denn es kommt in unserer Literatur doch ziemlich selten vor.

Friedberg: Ich weiß darum aus dem amerikanischen und auch aus dem englischen Schrifttum, dort sind dergleichen Fälle beschrieben. Ich habe sie noch nie erlebt. Ich kann es nicht sagen. Ich bin auch kein Gerinnungsfachmann, um zu sagen, inwieweit Thrombozyten – der Thrombozytensturz, den wir häufig sehen, auch die Gerinnungsstörungen – inwieweit diese die Hämolyse in solchen Fällen verursachen können.

Frage aus dem Auditorium:

Fetale Retardierung muß noch nicht unbedingt mit EPH-Gestose zusammenhängen. Könnte das Podium dazu etwas sagen? Bei uns werden Frauen wegen Retardierung eingewiesen, und wir finden nichts anderes.

Friedberg: Wenn ich über die Ätiologie der Gestose spreche und sage: verminderte Durchblutung, Plazentainsuffizienz – Ursache der Gestose, dann wird mir gesagt: Wieviel Plazentainsuffizienzen gibt es ohne Hochdruck und ohne Gestosesymptome? So daß nicht die Durchblutungsminderung allein die Ursache des Hochdrucks sein kann. Aber wie man jetzt eine Plazentainsuffizienz ohne Gestose behandelt, das kann vielleicht Herr Berg besser beantworten.

Berg: Wir müssen beim kleinen Kind, das wir feststellen, eine ganze Reihe Dinge berücksichtigen. Zunächst einmal darf ich eine Frage vorausschicken, die sich auf den Ultraschall bezog, den wir ja für die Bestimmung des kleinen Kindes brauchen. Es genügt sicherlich nicht, das ist Ihnen allen bekannt, den biparietalen Durchmesser zu messen. Sie sollten unbedingt den Thoraxquerdurchmesser messen.

Ich darf vielleicht aus der Schule plaudern, wenn ich Ihnen sage, daß im nächsten Mutterpaß, der vielleicht im nächsten Jahr eingeführt werden wird, ein Katalog von Untersuchungsbefunden der Ultrasonographie enthalten ist, die dann schon beantwortet sind. Es sind eine ganze Reihe von Dingen, die man da wissen muß. Dazu gehören sicherlich mehrere fetale biometrische Angaben. Dann kommt dazu die Aussage über die Plazenta: Plazentagröße, Plazentadicke. Sie wissen, daß beim Diabetes, bei der Lues und aus manchem anderen Grund die Plazenta übermäßig dick sein kann, daß sie sehr klein sein kann. Sie kennen sicherlich auch die Stadieneinteilung verschiedener Veränderungen der Plazenta, Stadium 1–3. Es hat sich eigentlich kein Zusammenhang zwischen den Plazentaveränderungen hinsichtlich der Reife und hinsichtlich der Retardierung ergeben. Das Dritte was untersucht werden muß, ist die Fruchtwassermenge. Liegt sehr wenig Fruchtwasser und ein kleines Kind vor, dann besteht der Verdacht auf ein Potter-Syndrom – eine Mißbildung. Ultrasonographisch ist die Lage der Nieren und die kindliche Harnblase zu untersuchen. Und damit bin ich schon bei dem, was man differentialdiagnostisch beim kleinen Kind findet. Sie haben zunächst einmal – auch das war eine an mich gestellte Frage – das genetisch kleine normale Kind bei kleinen Eltern. Das liegt sicherlich unterhalb der normalen Wachstumswerte, wächst aber parallel zu diesen Werten, und man findet also hier das Bild der symmetrischen Retardierung.

Also die ultrasonographischen Befunde laufen parallel der Normalkurve, und es liegt im Grunde nichts weiter vor als ein kleines aber normales Kind. Sehr schwer davon abzugrenzen sind die Kinder, die mißgebildet sind, denn auch mißgebildete Kinder bleiben zurück in ihrem Wachstum, und zwar von Anfang an. Sie könnten zusätzlich das AFP zunächst im Serum, später evtl. im Fruchtwasser bestimmen und sonographisch nach Mißbildungen im Bereich der Wirbelsäule suchen.

Wenn Sie alle Ursachen der Plazentainsuffizienz wie Gestose und Hochdruck ausschließen können, dann bleibt nichts, als so lange unter optimalen Behandlungsbedingungen zu warten, bis das Kind groß genug ist, um geboren zu werden. Das Limit hierfür ist für uns das Aufhören des intrauterinen Wachstums. Wir machen wöchentliche Ultrasonographien. Die Patientinnen bleiben stationär in Seitenlagerung. Wir heparinisieren unsere Frauen – ob das Erfolg hat, weiß ich nicht. Wir ernähren sie eiweißreich. Ich glaube, viel mehr kann man nicht machen. Wenn einer der anderen Herren noch mehr weiß, wäre ich froh und dankbar. Das Limit ist dann – wie gesagt – das Aufhören des Wachstums und die Veränderung im CTG. Ich kann mich an einen oder 2 Fälle erinnern, wo das CTG im Laufe einer Woche zunehmend schlechter geworden ist und wir dann tatsächlich die Indikation zur Operation bei völliger Geburtsunreife schon sehr früh stellen mußten.

Jensen: Ich wollte vielleicht noch eine Zahl ergänzen. Bei 33% der Fälle mit Gestose besteht eine Wachstumsretardierung oder anders: 67% der Feten weisen keine Wachstumsretardierung auf. Das ist ja ein ganz beträchtlicher Teil. Und wenn Sie sich nicht im klaren darüber sind, ob es sich um eine kompensierte oder um eine dekompensierte Wachstumsretardierung handelt, dann sollte ein Plazentafunktionstest, ein Oxytocinbelastungstest durchgeführt werden. Es gibt die Möglichkeit, das ist ein Adaptationsmechanismus des Feten, daß er bei larvierter Insuffizienz der Plazenta durch Einschränkung der Bewegung, durch Einschränkung des Wachstums, sich anpaßt an das Sauerstoffangebot. Und dieser Fetus wird klein geboren, hat eine Plazentainsuffizienz, aber muß nicht unbedingt mit massiven Dezelerationen geboren werden. Wenn die Plazentafunktion regelmäßig kontrolliert wird, befinden Sie sich auf der sicheren Seite der Diagnostik.

Friedberg: Ich möchte noch kurz zwei, drei Fragen beantworten, damit die Kollegen nicht glauben, ich hätte sie unterschlagen.

Zur ersten Frage: Bestehen in der Anwendung der Prostaglandine therapeutische Erfahrungen beim EPH-Syndrom?

Es bestehen natürlich keine. Ich weiß, es gibt Prostaglandinhemmer, die man z. B. auch in der Geburtshilfe oder auch bei der inneren Medizin angewandt hat. Bei der EPH-Gestose hat man das noch nicht angewandt. Ich meine, daß die Frage, ob möglicherweise vasokonstriktorische oder vasodilatatorische Prostaglandine eine Rolle spielen könnten, noch mehr oder weniger Theorie ist.

Dann eine zweite Frage: die Dauerperiduralanästhesie. Inwieweit sollte man bei der Eklampsie oder schweren Präeklampsie die Dauerperiduralanästhesie anwenden?

Es liegt – glaube ich – schon viele Jahre zurück, daß man das versucht hat. Ich sehe keinen Sinn darin. Denn als Behandlungsmöglichkeit im Sinne einer Therapie wird die Uterusdurchblutung durch eine Dauerperiduralanästhesie meines Wissens nicht verbessert. Wenn es sich um eine schwere Präeklampsie oder eine Eklampsie handelt, muß sowieso eine Entbindung durchgeführt werden.

Ich glaube man sollte sie nicht anwenden und halte es nicht für sinnvoll. Aber vielleicht bin ich nicht ausreichend informiert. Wir würden es nicht machen. Früher hat man es ja sehr häufig gemacht, auch Lumbalanästhesien usw. Und es ist auch kein Problem, eine Dauerperiduralanästhesie über 8, 10 oder 12 Tage durchzuführen. Aber ich glaube, daß das eigentlich nicht mehr notwendig ist.

Dann kommt eine Frage an Herrn Keller: HPL- und Östrioluntersuchung bei Plazenta praevia. Das hat allerdings mit der EPH-Gestose nicht viel zu tun.

Keller: Ich glaube nicht, daß Sie den Fehlsitz der Plazenta hormonanalytisch feststellen können. Dafür gibt es – glaube ich – keine Indikation, das möchte ich klarstellen.

Ich darf gerade noch eine kleine Frage beantworten? Weil ich sonst nichts mehr auf dem Pult habe. Ich habe noch die Frage nach dem Tagesprofil des

Östriols im Serum. Meine Damen und Herren, es gibt dieses Tagesprofil praktisch nicht für das freie Östriol. Der betreffende Herr, der die Frage gestellt hat, kann bei mir gern so eine Kurve ansehen. Aber ich kann sie leider nicht projizieren. Es gibt also keine gesicherten zirkadiane Rhythmen beim freien Östriol.

Berg: Ich habe noch zwei Fragen zu beantworten, die an sich nahe zusammengehören. Es geht um die Frage der Entstehung eines von wiederholten Aborten oder Spätaborten intrauterinen Fruchttods in der 24./26. Woche bei EPH-Gestose und um die Frage: Ist der Abort, der intrauterine Fruchttod, die Prophylaxe der Natur gegen die Erkrankung der Mutter?

Das ist eine Frage, die ich natürlich nicht so beantworten kann. Die andere Frage – ich komme noch einmal darauf zurück – ist ein aktueller Fall:

Es handelt sich um eine Patientin, die 3 Schwangerschaften hat. Sie ist jetzt offenbar in der 3. Die ersten beiden Schwangerschaften endeten in der 26. bzw. 24. Woche mit dem intrauterinen Absterben des Kindes. Bei der ersten Schwangerschaft bestand eine schwere EPH-Gestose, bei der 2. Schwangerschaft eine leichte EPH-Gestose ohne Ödeme, ohne Proteinurie. Es ist sehr wahrscheinlich, daß gehäufte Aborte bedingt sein können durch die gleichen Vorgänge, die auch zur EPH-Gestose führen, nämlich eine mangelhafte Trophoblastbildung, eine mangelhafte Durchblutung von Uterus und Plazenta. Man muß diskutieren, ich kann Ihnen nicht beantworten, ob es das gibt, ob nicht eine primäre Gefäßanomalie des Uterus vorliegt, die dazu führt, daß der Uterus nicht imstande ist, aus irgendwelchen Gründen vermehrt Gefäße zuzulassen, zu bilden – eine Gefäßhypoplasie des Uterus. Ich habe Herrn Friedberg eben gefragt, ich glaube, auch Sie wissen jetzt nicht, ob so etwas bereits nachgewiesen worden ist. Ich kenne diese Fälle aber auch, wo die Früchte in der Schwangerschaftsmitte ohne Hypertonie absterben, und ich habe auch da schon immer wieder an diese Gefäßanomalie gedacht. In einem Fall handelte es sich um eine Patientin mit einem intraligamentären Myom im Bereich der rechten A. uterina. Ich habe nach der ersten Schwangerschaft, die schlecht ausging und mit dem Fruchttod in der 26. Woche endete, dieses Myom enukleiert – natürlich unter Schonung der A. uterina, und die 2. Schwangerschaft verlief vollkommen normal. Das würde vielleicht dafür sprechen, daß derartige Dinge eine Rolle spielen könnten. Man müßte vielleicht nach Myomen fahnden, man müßte auch eine Hysterosalpingographie machen, um zu schauen, wie das Kavum aussieht. Viel mehr kann ich zu diesen beiden Fällen Ihnen auch nicht sagen.

Friedberg: Ja, vielen Dank. Der Kollege aus Holland hat beschrieben, daß er eine Blutdrucksenkung bei den Gestosen überhaupt nicht empfiehlt, da dadurch die Plazentaperfusion beeinträchtigt wird. Das ist eben die Frage des Erfordernishochdrucks. Ich bin mir auch nicht so sicher und möchte mich Ihrer Meinung fast ein wenig anschließen, daß ich auch sehr vorsichtig mit der Anwendung von Hypotensiva bin. Das Problem des Erfordernishochdrucks steht noch im Raum.

Ein Kollege fragte, ob bei einem Blutdruck von 190/100 mm Hg die Anwendung von Lasix und Reserpin ausreichte. Da kann man natürlich nur sagen, sicher nicht. Da müßte man schon auf die starken Hypotensiva übergehen. Und daraus ergibt sich die Frage:

Ist das ambulant durchführbar? Das ist bei solchen Drücken nicht durchführbar. Ich würde auch sagen, wenn eine solche Patientin ambulant behandelt wird, und es kommt nachher zu einer Klage, dann ist der Kollege sicher dran, der diese Patientin nicht in das Krankenhaus überwiesen hat.

Berg: Herr Friedberg, darf ich ergänzen? Es ging in diesem Fall um einen Kollegen, der eine Patientin ins Krankenhaus wies mit diesen Werten, und die Patientin kam mit diesen Werten wieder zurück unter der Therapieanweisung: eine Lasix und eine Reserpin.

... (Unruhe – Lachen.) ...

Meine Damen und Herren, darf ich ergänzen. Nicht nur der Kollege wäre dann dran, sondern auch das Krankenhaus.

Friedberg: Wir haben die Zeit eingehalten, es ist jetzt 17.00 Uhr. Ich darf Ihnen herzlich danken, daß Sie so lange zugehört haben. Ich darf für Ihre vielen Fragen danken, die uns zur Diskussion angeregt haben. Ich hoffe, daß wir weitgehend Ihre Fragen beantworten konnten, soweit man überhaupt bei der Gestose eine bindende therapeutisch-diagnostische Empfehlung aussprechen kann. Ich möchte vor allem den Referenten im Namen von Herrn Oehlert sehr, sehr herzlich danken, daß Sie mitgewirkt haben, und ich hoffe, daß Sie etwas davon hatten.

Physiologische und pathologische Veränderungen an der Portio vaginalis uteri

Physiologische Veränderungen an der Portio vaginalis uteri in der Adoleszenz, Geschlechtsreife und im Alter

H. Naujoks

Im Rahmen der gynäkologischen Untersuchung ist die Beurteilung der Portio mit bloßem Auge unzuverlässig, bei der gynäkologischen Krebsfrüherkennungsuntersuchung ist sie unzureichend.

Kolposkopie und Exfoliativzytologie geben genauere Einblicke in die physiologischen und pathologischen Oberflächenveränderungen und erlauben eine fortlaufende Kontrolle solcher Befunde. Dadurch vermitteln sie auch einen Überblick über die Dynamik dieser Abläufe in den verschiedenen Altersphasen der Frau.

Das unverhornte, geschichtete Plattenepithel wird bei regelrechter Zusammensetzung kolposkopisch den Eindruck des „originären" Epithels bieten. Die mit dem zytologischen Abstrich erfaßten Zellen der oberen Lagen des Epithels geben Hinweise auf den Proliferationsgrad und die Differenzierung der Epithelzellen.

Rasterelektronenmikroskopische Untersuchungen [14] zeigten ein pflasterähnliches Bild der Portiooberfläche, in dem sich die Zellgrenzen deutlich hervorhoben. Bei sehr starken Vergrößerungen wurden im Areal der Einzelzelle leistenförmige Erhebungen, sog. microridges, deutlich, die ein System unterschiedlicher Verzweigungen und Anastomosen bildeten. Es stellte sich heraus, daß diesen Leisten knötchenförmige Ausstülpungen des Oberflächenzytoplasmas zugrunde liegen, die möglicherweise mit der Bildung von Keratinvorstufen zusammenhängen und die Oberflächenadhäsion zu verstärken scheinen [9].

Das Zylinderepithel ist kolposkopisch nur gut zu erfassen, wenn es, als Ektopie bezeichnet, bindegewebige kleine Zotten im Bereich des äußeren Muttermunds und auf der Portiooberfläche bedeckt. Die Kolposkopie klärt dann aber den Befund, der bei Betrachtung mit bloßem Auge fälschlich als Erosion oder mit dem vagen Ausdruck Erythroplakie bezeichnet wird.

Die zur besseren Darstellung der Ektopie infolge ihrer fällenden Wirkung auf den Schleim benutzte 2%ige Essigsäure wird auch zur besseren kolposkopischen Diagnostik des atypischen Plattenepithels benutzt werden können.

Die einreihige Lage der Zylinderepithelzellen wird durch sezernierende Zellen und Zellen mit einem Ziliensaum gebildet [10]. Diese sezernierenden Zellen sind mit Sekretgranula gefüllt, die in Form der merokrinen oder apokrinen Sekretion ins Lumen abgestoßen werden. Dieser Vorgang zeigt, in Abhängigkeit von zyklischen Schwankungen des Östrogenspiegels, histochemische und ultrastrukturelle Veränderungen. Vorwiegend im Zervikalkanal und weniger auf der Portiooberfläche finden sich die Zylinderepithelzellen mit Zilien, deren rhythmische Bewegung vermutlich zur Verteilung sezernierender Makromoleküle beiträgt. Im zytologischen Abstrichbild können die abgeschilferten Zylinderepithelien in verschiedener Form vorliegen, sind aber häufig durch zytolytische Vorgänge verändert. Die rasterelektronenmikroskopische Untersuchung der Oberflächenstruktur zeigt die Zylinderepithelzellen auf fingerartigen Zotten und in langen Furchen, so daß ein kopfsteinpflasterartiges Bild entsteht. Bei starker Vergrößerung stellen sich auf der Oberfläche der Einzelzelle kleine sog. Mikrovilli dar und, unterschiedlich verteilt, erkennt man die langen Zilien der nichtsekretorischen Zylinderepithelzellen [14].

Der von den Zylinderepithelien gebildete Schleim ist ein Hydrogel mit den biochemischen Charakteristika eines Muzins [8]. In den makromolekularen Komplex der miteinander verschlungenen Fäden ist viel Wasser eingeschlossen, so daß die hohe Viskosität des Schleims zustande kommt. Zwischen dem fibrillären Netzwerk befindet sich sog. zervikales Plasma, das einer Lösung von Elektrolyten und organischen Bestandteilen mit niedrigem Molekulargewicht und löslichen Proteinen entspricht. Das gebildete Maschenwerk steht unter dem Einfluß der weiblichen Sexualhormone. Während die durch das Maschenwerk des Zervikalschleims gebildeten Öffnungen in der frühen Proliferationsphase 2–6 μm und dann wieder in der Lutealphase 4–6 μm betragen, erweitern sie sich in der späten Proliferationsphase auf 14–24 μm, ja auf 30–35 μm.

Die beiden Epithelarten, Plattenepithel und Zylinderepithel, sind in unterschiedlicher Weise auf der Portiooberfläche und im Anfangsteil des Zervikalkanals ausgebreitet. Vor 25 Jahren haben die sorgfältigen histologischen und kolposkopischen Untersuchungen der Kölner Schule [24] ergeben, daß einerseits die Grenzzone beider Epithelarten sowohl auf der Portiooberfläche als auch im Zervikalkanal verlaufen kann, andererseits Plattenepithel von Zylinderepithel ausgekleidete Drüsen überlagern kann, wobei auch dieser Vorgang sich auf der Portiooberfläche oder im Zervikalkanal abspielt.

Diese unterschiedlichen topographischen Verhältnisse ließen auf ein dynamisches Geschehen schließen, das von Lebensalter und von Parität abhängig ist.

Kolposkopie und Exfoliativzytologie sind die beiden Methoden, die, ohne eine Störung des Gewebezusammenhangs zu setzen, dieses Geschehen weiter klären konnten. Die biologischen Vorgänge bei der Verschiebung der Grenzzone werden durch exogene (Scheidenmilieu) und endogene Faktoren (weibliche Sexualhormone) beeinflußt. Es muß darauf hingewiesen werden, daß die 1. Phase eines Ersatzes von Zylinderepithel durch Plattenepithel bereits beim weiblichen Feten während der Entwicklung beobachtet werden konnte [18, 21]. Dabei scheint der Metaplasie eine wesentliche Rolle bei der Epithelbildung während der Organogenese im Bereich des weiblichen Genitals zuzukommen.

Vaginoskopische Serienuntersuchungen bei Mädchen in der frühen Kindheit und vor und nach der Menarche [13] zeigten, daß nach dem 1. Lebensjahr, also mit Beginn der kindlichen hormonalen Ruhephase, die Portio immer glatt und von Plattenepithel bedeckt war. In der prämenarchalen Entwicklungsphase traten in einzelnen Fällen, und dann, nach der Menarche, in einem Drittel der Fälle Ektopien auf (26,6% im ersten Jahr nach der Menarche, bis zu 38,5% im 5. Jahr danach). In einer anderen Untersuchungsserie [18, 19] konnte an den Zervizes von 64 Mädchen nachgewiesen werden, daß vor der Menarche in 28% der Fälle die Plattenepithel-Zylinderepithelgrenze intrazervikal lag, während nach der Menarche diese Grenze in nur noch 12% intrazervikal beobachtet werden konnte. Dafür stieg der Prozentsatz der Fälle mit auf der Ektozervix liegender Grenzzone von 72% vor der Menarche auf 88% nach der Menarche. Diese am Epithel zu beobachtenden Veränderungen entstehen an einem Organteil, der in den der Pubertät vorangegangenen Jahren beträchtlich gewachsen ist. Zusätzlich tragen mit Beginn der Menarche Hormonwirkung und intrazelluläre Ödembildung zu der Vergrößerung bei.

In der Adoleszenz, also mit dem Beginn der Lebensperiode, die von der Pubertät bis zur vollen physiologischen Reife reicht, beginnen nun unterschiedliche Faktoren, das während der Kindheit zur Ruhe gekommene biologische Geschehen im Bereich der Portio zu beeinflussen. Außer den Sexualhormonen sind hier die wechselnde Keimbesiedlung der Scheide, Koituserfahrung und die erste Schwangerschaft zu nennen.

Und damit beginnen die als Umwandlung bzw. Transformation bezeichneten Vorgänge.

Kolposkopische [4] und histologische [3] Untersuchungen zeigen die Entwicklung eines aus subepithelialen Zellen (Reservezellen) sich entwickelnden, zunehmend auch ausreifenden Plattenepithels, das allmählich die darüber befindlichen Zylinderepithelien zur Abschilferung bringt. Benachbarte Papillen fusionieren, so daß die Fläche metaplastischen Epithels sich vergrößert, während in den Krypten und Spalten Zylinderepithel bestehen bleibt.

Rasterelektronenmikroskopische Untersuchungen [14] haben gezeigt, daß an den Spitzen der Zotten, die von Zylinderepithelzellen überzogen sind, das Muster dieser Zellen durch das Auftreten von größeren, unregelmäßigen Zellen ersetzt wird. Diese frühen metaplastischen Zellen sind, im Gegensatz zu ausgereiften Plattenepithelzellen, nicht mit „Microridges" sondern mit „Mikrovilli" an der Oberfläche besetzt. Im weiteren Verlauf der Umwandlung bilden sich zwischen diesen Zellen Grenzleisten wie bei ausgereiften Plattenepithelzellen aus.

Bei der Ausbildung dieser indirekten Metaplasie mit nachfolgender Entstehung einer Umwandlungszone scheint dem Sexualverhalten der Adoleszenten eine große Bedeutung zuzukommen [19]. Messungen der Ausdehnung der Transformationszone bei Mädchen mit nachweisbarer Promiskuität ergaben kleinere Areale als sie bei Virgines gefunden wurden. Es wurde daher angenommen, daß, bedingt durch das aktive Sexualverhalten, eine Retraktion der Transformationszone zum Zervikalkanal hin erfolgt. Als Ursachen für dieses Epithelverhalten wurden diskutiert [19]: eine Summation kleiner Traumen an der Portiooberfläche im Zusammenhang mit dem Koitus; eine erhöhte und häufigere uterine und pelvine Muskelaktivität im Verlauf des Koitus, oder eine Oxytocinfreisetzung oder Prostaglandinabsorption, die zu einem verstärkten Uterustonus führten. Zervikal oder vaginal absorbiertes Prostaglandin könnte nach anderen Überlegungen [4] Auswirkungen auf den

Stoffwechsel der Zellen in den frühen Phasen der Metaplasie mit Steigerung der zellulären Aktivität haben.

Ein kurzer theoretischer Exkurs soll den Fragen des Ursprungs der subepithelialen Zellen (Reservezellen) gewidmet sein.

Im Elektronenmikroskop stellte sich diese Zelle mit allen Merkmalen einer noch nicht spezifizierten Zelle dar [23], aus deren Grundform eine Differenzierung zur Plattenepithelzelle oder zur schleimbildenden Zylinderepithelzelle möglich sein könnte. In anderen Untersuchungen wird eine mitotische Teilung der Zylinderepithelzellen nachgewiesen [11, 12] und die basale Zelle im Bereich der Zylinderepithelzellschicht als auf diesem Wege entstanden angesehen. Das weitere Schicksal dieser Zelle wäre dann [11] eine Rückbildung dieser Zweischichtigkeit, ein Bestehenbleiben oder eine Wucherung der Basalzellen mit Abstoßung des Zylinderepithels. Umfangreiche elektronenmikroskopische Untersuchungen des Zylinderepithels ergaben [17], daß sich im Verlauf der Fetalperiode in endozervikalem Blastemgewebe durch Retraktion von lumenwärts gerichteten Zytoplasmafortsätzen Zellen von den späteren Zylinderepithelzellen abgrenzen und, nun basal gelegen, in einem Ruhestadium während der weiteren Entwicklung verharren. Diese „Reservezellen“ können sich im späteren Leben zu sekretorischen Zellen oder zu Plattenepithelzellen differenzieren.

Andere Untersuchungen [4] ließen es möglich erscheinen, daß sich aus dem subepithelialen Bindegewebe einwandernde Monozyten derart unter dem Zylinderepithel anordnen, daß sich bei weiterer Differenzierung eine zunächst unreife Epithelschicht bildet. Diese Beobachtungen ergänzen die Annahme [21], daß im fetalen Zervixgewebe Stromazellen in das Epithelgebiet einwandern können. Eine tierepxerimentelle Studie nahm sogar das Einwandern von Lymphozyten als Ausgangspunkt für die Ausbildung der basalen Zellen an [16].

Die Zellen, die die metaplastischen Vorgänge in der Transformationszone ermöglichen, können auch im zytologischen Abstrich gefunden werden. Sie werden als Reservezellen, unreife und schließlich reife Metaplasiezellen bezeichnet.

Neben der Adoleszenz wird die Zeit der ersten Schwangerschaft zu kolposkopisch zu beobachtenden metaplastischen Vorgängen Anlaß geben. Auch hierbei spielen intensive hormonale Einflüsse mit verstärkter Vaskularisation und Stromaödem des Gewebes eine auslösende Rolle, indem das Zylinderepithelfeld dem Scheidenmilieu ausgesetzt wird. Zwei mechanische Veränderungen können beobachtet werden [20]: die Ektropionierung des äußeren Muttermunds und das Klaffen des Zervikalkanals. In der ersten Schwangerschaft tritt vorwiegend die Ektropionierung auf, in späteren Schwangerschaften überwiegt ein Klaffen des äußeren Muttermunds. In der ersten Schwangerschaft beginnt die Metaplasie im späten 1. Trimenon, wobei ein meßbarer signifikanter Abfall des pH eine wesentliche Rolle spielen soll [20]. Im 2. Trimenon breitet sich das Gebiet der aktiven Metaplasie aus und bildet eine sekundäre Plattenepithel-Zylinderepithelgrenze. Dabei bleibt kolposkopisch die ursprüngliche Grenze erkennbar. Im 3. Trimenon kann sich der metaplastische Prozeß zum Os externum hin ausbreiten, während sich in der Peripherie

Ovula Nabothi ausbilden können. Bei 20% der in dieser Serie [20] untersuchten Frauen fand sich die Metaplasie auch innerhalb des Zervikalkanals. Im Gegensatz zu den Erstgraviden wurde bei den Mehrgebärenden festgestellt, daß das Os externum sich schon von der 12. Schwangerschaftswoche an zunehmend erweiterte, daß eine Ektropionierung erst im letzten Trimenon auftrat und sich auch metaplastisches Plattenepithel erst in diesem Zeitraum entwickelte. Die ausgedehnten Metaplasien waren seltener bei Mehrgebärenden und fanden sich vorwiegend in den Furchen des Zylinderepithelfeldes, vermutlich infolge Einwirkung des sauren Scheidenmilieus bei Klaffen des äußeren Muttermunds.

Gelegentlich sind in der Schwangerschaft kolposkopisch kleine, flache oder umschriebene weißliche erhabene Bezirke im Plattenepithelbereich als Ausdruck einer dezidualen Umwandlung zu erkennen [6]. Bei Vorliegen dezidual veränderter Bezirke unter dem Zylinderepithel können pseudopolypoide Formen entstehen, die, bei Herausragen aus dem Zervikalkanal, abgelöste Dezidua vortäuschen können.

Im zytologischen Abstrichbild während der Schwangerschaft sind die Zellen häufig infolge einer starken Döderlein-Zytolyse nicht eindeutig zu beurteilen. Ein typisches Abstrichbild während der bereits fortgeschrittenen Schwangerschaft wird durch das Vorkommen von sog. Navikularzellen bestimmt. Gelegentlich können Deziduazellen im Abstrich vorkommen, die, bei Unkenntnis einer bestehenden Schwangerschaft, den Verdacht auf dysplastische Zellen nahelegen.

Nach Beendigung der Schwangerschaft werden sich die geschilderten Veränderungen im Portiobereich und ihre Auswirkungen rasch wieder zurückbilden. Die sofort nach der Entbindung nachweisbaren traumatischen Läsionen werden 6–12 Wochen nach der Entbindung nicht mehr beobachtet werden können. Histologische Untersuchungen ließen 48 h nach einer vaginalen Entbindung erkennen, daß eine zelluläre Invasion von mononukleären Zellen erfolgt, die sich in den nächsten Tagen auf der freien Oberfläche ansammeln und in deren Bereich sich allmählich ein neues Regenerationsepithel bildet [20]. Interessanterweise ähnelte dieser Vorgang den Folgezuständen nach Elektrokauterisation, aus denen geschlossen wurde, daß mononukleäre Zellen des Stromas an der Neubildung von Plattenepithel beteiligt sind [4].

Die abrupte Verminderung der Sexualhormonproduktion nach der Entbindung führt zur Reduktion der Aufbauhöhe des Epithels, so daß im Ausstrich neben den Zeichen der zellulären Regeneration vorwiegend Zellen aus den tiefen Lagen des Epithels vorkommen.

Mit der Verminderung der Östrogenbildung kommt es im Alter zur Atrophie auch im Bereich der Portio. Wie schon aus den Untersuchungen der Kölner Arbeitsgruppe [24] hervorging, erstreckt sich das Plattenepithel in den Zervikalkanal hinein, da sich das Drüsenfeld in diesen Bereich zurückzieht. Gleichzeitig nimmt die Aufbauhöhe des Epithels unter allmählichem Verlust der glykogenhaltigen Intermediärzellschicht ab. Die Zahl der Patientinnen, bei denen nur noch Plattenepithel im Oberflächenbereich der Portio zu beobachten ist, nimmt zu. Doch noch in der Altersgruppe zwischen 50 und 60 Jahren wurden in einer Untersuchungsserie [5] bei 40% der Frauen unterschiedlich ausgedehnte

Transformationsbezirke gefunden. Vorwiegend sind das aber nun abgeschlossene Prozesse, deren Anteil an (beginnenden, entwickelten und abgeschlossenen) Umwandlungsvorgängen auf 74% ansteigt [4]. Infolge eines in der Anfangszeit der Wechseljahre auftretenden Hyperöstrogenismus oder bei Applikation von Östrogenen nach der Menopause können u. U. noch aktive Transformationszonen beobachtet werden [4, 6]. Eine besondere Form der atrophischen Scheidenhaut wird als Alabasterschleimhaut [6] bezeichnet. Bei einer Biopsie sieht man in solchen Fällen ein extrem dünnes Epithel und ein hyalinisiertes Stroma mit fast völligem Fehlen eines Gefäßapparats.

Das dünne Epithel bei der Atrophie gibt kolposkopisch die Möglichkeit der Beurteilung des punktförmigen oder eher netzförmig verzweigten Gefäßbildes [15], das auch bei dem aus metaplastischen Prozessen hervorgegangenen jungen Plattenepithel Hinweise auf die Dignität der Gewebeveränderung geben kann [7].

Das zytologische Abstrichbild spiegelt die atrophischen Veränderungen des Epithels wider. Aber im Abstrichbild werden Hinweise auf unterschiedliche Proliferationsgrade selbst bei Frauen, die die Menopause schon viele Jahre hinter sich haben, deutlich. So wurden in einer Serie [25] von Frauen, 11 und mehr Jahre nach der Menopause, noch in 49% eine mittlere Proliferation und in 14% eine hohe Proliferation und nur in 37% atrophische Zellbilder festgestellt. In einer anderen Untersuchungsserie fand man im zytologischen Abstrichbild von 1000 Frauen in der Postmenopause in 91 Fällen Zeichen einer hohen Proliferation, in 588 Fällen eine mittlere Proliferation und in 321 Fällen weitgehende Atrophiezeichen [22]. Eine ausgesprochen östrogen bedingte Proliferation des Epithels im Alter, diagnostiziert aus dem zytologischen Abstrich, wirft für den Untersucher aber die Frage nach möglichen Ursachen auf. Er sollte über klinische Befunde und therapeutische Besonderheiten (Adnextumor, Leberschaden, Östrogengaben, Digitalistherapie) informiert sein, um den Abstrichbefund korrekt deuten zu können. Das kolposkopisch nicht mehr einsehbare Feld der früher abgelaufenen Transformation, das sich in den Zervikalkanal zurückgezogen hat, kann im Rahmen der Krebsfrüherkennung nur noch durch den sorgfältig entnommenen Abstrich aus dem Endozervixbereich erfaßt werden. Darauf sollte in diesem Zusammenhang nachdrücklich hingewiesen werden.

Zusammenfassend kann festgestellt werden, daß besonders die Kolposkopie die physiologischen Befunde an der Portio und ihre Änderungen in den verschiedenen Lebensphasen der Frau weitgehend der Diagnostik zugänglich gemacht hat. Begriffe für Befunde an der Portio, die sich allein aus der Beobachtung mit dem bloßen Auge ergeben, wie „Erosio“ oder „Erythroplakie“, entsprechen nicht mehr einer exakten Diagnostik. Und wenn auch die zytologische Abstrichuntersuchung einen wichtigen Platz in der Beurteilung der Aufbauhöhe des Epithels, in der Abschätzung von metaplastisch bedingten Umwandlungsvorgängen und in der Frühdiagnostik atypischer Epithelveränderungen einnimmt, so sollte die Kolposkopie als Methode der lupenoptischen Beurteilung auch des physiologischen Zustands der Portiooberfläche integraler Bestandteil der gynäkologischen Untersuchung sein.

Literatur

1. Bauer, Hk.: Farbatlas der Kolposkopie. F. K. Schattauer, Stuttgart, 1976
2. Bauer, Hk.: Kolposkopischer Fortbildungskurs zur Projektion, 3. Aufl., 1976
3. Burghardt, E.: Histologische Frühdiagnose des Zervixkrebses. Lehrbuch und Atlas. G. Thieme, Stuttgart, 1972
4. Coppleson, M.; B. Reid: Preclinical carcinoma of the cervix uteri. Pergamon Press, Oxford 1967
5. Crompton, A. C.: The cervical epithelium during the menopause. In: J. A. Jordan; A. Singer (Ed.): The Cervix. W. B. Saunders, London 1976
6. Dexeus, S. Jr.; J. M. Carrera; F. Coupez: Colposcopy. W. B. Saunders, Philadelphia 1977
7. Dohnal, V. D.: Neue Aspekte in der Kolposkopie und Zytologie. Mitt.-Dienst GBK 9: 17–23 (1981)
8. Elstein, M.; B. Daunter: The structure of cervical mucus. In: J. A. Jordan; A. Singer (Ed.): The Cervix. W. B. Saunders, London 1976
9. Ferenczy, A.: Anatomy and histology of the cervix. In: A. Blaustein (Ed.): Pathology of the female genital tract. Springer, New York 1977
10. Hafez, E. S. E.: Structural and ultrastructural parameters of the uterine cervix. Obstetr. & Gynecol. Survey 37: 507–516 (1982)
11. Hamperl, H.: Zur Frage der sogenannten Reservezellen im menschlichen Cervixepithel. Arch. Gynäk. 218: 205–217 (1975)
12. Hiersche, H.-D.; W. Nagel: Regeneration of secretory epithelium in the human endocervix. Arch. Gynec. 229: 83–90 (1980)
13. Huber, A.; W. Zechmann: Die zervikale Ektopie beim Kind und jungen Mädchen. Gebh. u. Frauenhlk. 34: 97–104 (1974)
14. Jordan, J. A.: Scanning electron microscopy of the physiological epithelium. In: J. A. Jordan; A. Singer (Ed.): The Cervix. W. B. Saunders, London 1976
15. Kolstad, P.; A. Stafl: Atlas of Colposcopy. Universitetsforlaget, Oslo 1972
16. Odor, D. L.: The question of "basal" cells in oviductal and endocervical epithelium. Fertil. & Steril. 25: 1047–1062 (1974)
17. Philipp, E.: Elektronenmikroskopische Untersuchungen über die sog. Reservezellen am Zylinderepithel der menschlichen Cervix uteri. Arch. Gynäk. 218: 295–311 (1975)
18. Pixley, E.: Morphology of the fetal and prebubertal cervicovaginal epithelium. In: J. A. Jordan; A. Singer (Ed.): The Cervix. W. B. Saunders, London 1976
19. Singer, A.: The cervical epithelium during puberty and adolescence. In: J. A. Jordan; A. Singer (Ed.): The Cervix. W. B. Saunders, London 1976
20. Singer, A.: The cervical epithelium during pregnancy and the puerperium. In: J. A. Jordan; A. Singer (Ed.): The Cervix. W. B. Saunders, London 1976
21. Song, J.: The Human Uterus. Ch. C. Thomas, Springfield 1964
22. Soost, H. J.; S. Bauer: Gynäkologische Zytodiagnostik. G. Thieme, Stuttgart 1980
23. Stegner, H.-E.; R. Beltermann: Die Elektronenmikroskopie des Zervixdrüsenepithels und der sog. Reservezellen. Arch. Gynäk. 207: 480–504 (1969)
24. Schneppenheim, P. et al.: Die Beziehungen des Schleimepithels zum Plattenepithel an der Cervix uteri im Lebenslauf der Frau. Arch. Gynäk. 190: 303–345 (1958)
25. Stoll, P.; J. Jaeger; G. Dallenbach-Hellweg: Gynäkologische Cytologie. Springer, Berlin 1968

Pathologische kolposkopische Befunde der Portio

St. Seidl

Zum Verständnis für die kolposkopische Pathologie an der Portio muß man sich die Entwicklung dieses Organs von der Neonatal- bis zur Adoleszentenzeit vor Augen führen. In diesem relativ kurzen Lebensabschnitt wird offenbar, wie sehr besonders die Epithelverhältnisse an der Zervix, insbesondere die Topographie der Plattenepithel-Zylinderepithelgrenze (PZG), von der jeweiligen Hormonsituation abhängig sind.

Zur Neugeborenenzeit liegt normalerweise die PZG auf der Ektozervix und zeigt damit eine Ektopie an, d. h. die endozervikale Schleimhaut hat sich auf die Portiooberfläche verlagert. In der kindlichen Ruhephase zieht sich die PZG aufgrund der fehlenden Hormonstimulation in den Zervikalkanal zurück. Die Oberfläche der flachen, gelappten Portio trägt dann ein glattes originäres Plattenepithel. Tritt jedoch in dieser Phase eine Ektopie auf, ist sie als pathologisch zu werten und als ein Hinweis auf eine abnorme Hormonsituation (z. B. Pubertas praecox, Tumor) anzusehen.

In der Präpubertät gewinnt die Portio allmählich die Form eines Kegelstumpfs und die PZG wandert wieder auf die Ektozervix, zunächst scharfrandig von Plattenepithel begrenzt. Schon bald setzen, meist vom Rande her, sog. Metaplasievorgänge ein, die unter dem Kolposkop als Transformationszone (Umwandlungszone) erkennbar sind. Dieser Prozeß mit seinen reichhaltigen und nicht immer leicht zu deutenden Varianten ist in der Adoleszenz meist schon sehr ausgeprägt und währt bis zur Funktionsruhe der Ovarien. In der Postmenopause liegt i. allg. wieder eine von Plattenepithel bedeckte glatte Portiooberfläche vor, die PZG liegt intrazervikal.

Mit der Adoleszenz wirken neben den hormonellen Einflüssen auch allmählich vermehrt Umweltfaktoren auf die Portio ein, von denen der Vita sexualis die größte Bedeutung zukommt.

Es kommt zunehmend zu kolposkopischen Bildern, die von der Norm abweichen und die man als abnorme Metaplasieprozesse einordnet. Auf dem 3. Weltkongreß für Zervixpathologie und Kolposkopie 1978 in Orlando wurden derartige Veränderungen von dem Nomenklaturkomittee in einer eigenen Gruppe besonders herausgestellt (s. Tabelle 1).

Diese abnormen Befunde sind jedoch keinesfalls sämtlich als pathologisch im histologischen Sinn aufzufassen. Zum überwiegenden Teil stellen sie lediglich unverdächtige Varianten eines Metaplasie- oder Regenerationsvorgangs dar. Der Histologe findet dann das sog. abnorme Epithel als ein nicht ausdifferenziertes Plattenepithel vor. Da in diesen Fällen die glykogenhaltige Wabenzellschicht fehlt, pflegt die Jodprobe nach Schiller stets scharf negativ auszufallen.

Tabelle 1. Abnorme Befunde

Befund	Nicht verdächtig, Biopsie unnötig	Verdächtig Biopsie nötig
Mosaik	regulär, zart – im Niveau, Essigreaktion +	irregulär, Niveaudifferenz, Essigreaktion ++ Vulnerabilität
Punktierung	regulär, zart – im Niveau, Essigreaktion +	irregulär, Niveaudifferenz, Essigreaktion ++ Vulnerabilität
Leukoplakie	zart, leicht erhaben	schollig, papillär, Niveaudifferenz
Essigweißes Epithel	zart – fast im Niveau, Essigreaktion +	Niveaudifferenz, Essigreaktion ++ Vulnerabilität
Atypische Gefäße	keine (–)	vorhanden (+)
Interkapilläre Distanz	normal Erosion	verbreitert Ulkus-Exophyt

Nur zum kleinen Teil finden sich unter den abnormen kolposkopischen Befunden histologisch wirkliche Atypien, die heute unter dem Begriff CIN (Cervikale intraepitheliale Neoplasie) zusammengefaßt werden.

Die Unterscheidung und Abgrenzung der unverdächtigen von den verdächtigen Befunden in dieser Gruppe ist Aufgabe der sog. Differentialkolposkopie. Sie erfordert Erfahrung des Untersuchers, der sich auf verschiedene Differenzierungskriterien stützen kann, wie Niveaudifferenz, Gefäßatypien, Vulnerabilität und v. a. die so wichtige Reaktion des Gewebes nach Anwendung von 3%iger Essigsäurelösung.

Eine qualifizierte Differentialkolposkopie ist in der Lage, besonders in Verbindung mit der Differentialzytologie und evtl. mit der kolposkopisch gezielten Biopsie, die überwiegenden harmlosen abnormen Befunde von den selteneren verdächtigen abnormen Befunden zu unterscheiden.

Mit sehr hoher Treffsicherheit geben diese ambulant durchführbaren Methoden dem Gynäkologen eine gute Sicherheit für Verlaufskontrollen und erlauben ihm eine exakte prätherapeutische und prästationäre Diagnosestellung.

Kolposkopisches und histologisches Korrelat zytologischer Befunde

J. Mussmann

Eine Diagnostik präneoplastischer und neoplastischer Veränderungen der Portio ohne Kolposkopie und Zytologie ist nicht mehr denkbar.

Ziel dieses Aufsatzes ist es, die Notwendigkeit zur Erstellung von Korrelationen zwischen Zytologie, Kolposkopie und Histologie bei der Diagnostik pathologischer Portiobefunde aufzuzeigen.

Im Beitrag Seidl (s. S. 190) wurde die Bedeutung der Kolposkopie anhand einer großen Zahl von Befunden erläutert, gleichzeitig wurden Prinzipien der Nomenklatur aufgezeigt. Die heute gebräuchlichen kolposkopischen Begriffe zur Beschreibung normaler und pathologischer kolposkopischer Befunde mit ihren Korrelationen zu histologischen Diagnosen gehen aus Tabelle 1 hervor (Ferency 1982).

Unverdächtige Befunde wie das originäre Plattenepithel, das Zervixdrüsenfeld und die einfache Transformationszone zeigen eine sehr enge Korrelation zu einer intakten gesunden Portio (Mestwerdt u. Wespi 1974, Bauer 1981, Ferency 1982).

Die Begriffe essigweißes Epithel, Punktierung und Mosaik beinhalten die Möglichkeit einer zervikalen intraepithelialen Neoplasie (CIN) (Richart 1973) als Korrelat. Über das histologische Grading (CIN I–III) ist eine gezielte Voraussage nicht möglich (Bauer, Ferency). Eine Beobachtung atypischer Gefäßmuster bei der kolposkopischen Untersuchung erlaubt bereits mit großer Wahrscheinlichkeit die Voraussage eines invasiven Krebses (Mestwerdt u. Wespi, Bauer, Ferency). Über die prozentuale Häufung der einzelnen

Tabelle 1. Kolposkopische Befunde und häufigstes histologisches Korrelat. (Nach Ferency 1982)

Colposcopic Terminology	Histologic Correlates
Original squamous epithelium	Squamous epithelium
Columnar epithelium	Columnar epithelium
Transformation zone	Immature to mature squamous stratified epithelium
White epithelium	From grade 1 to grade 3 CIN
Punctation	From grade 1 to grade 3 CIN
Mosaic	From grade 1 to grade 3 CIN
Hyperkeratosis	Usually hyperkeratosis or parakeratosis, seldom CIN
Atypical vessels	From CIN grade 3 to invasive carcinoma

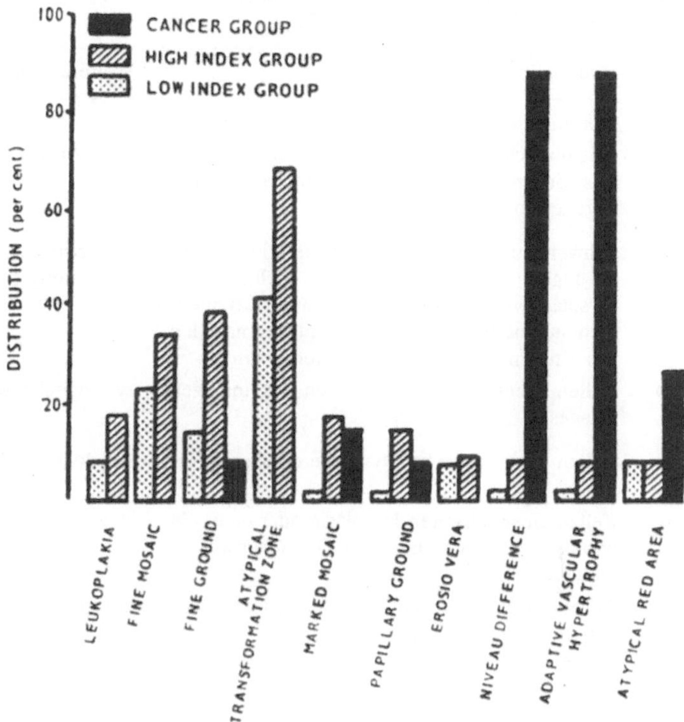

Abb. 1. Kolposkopische Befunde in Beziehung zu den Malignitätsgraden histologischer Befunde an der Portio vaginalis uteri. (Nach Crompton 1971)

kolposkopischen Befunde bei nichtinvasiven und invasiven Portioveränderungen gibt eine Zusammenstellung von Crompton (1971) Aufschluß (Abb. 1).

Seine Ergebnisse zeigen an, wie ausgeprägt gerade die Kriterien Niveaudifferenz und atypische Gefäße die Wahrscheinlichkeit eines invasiven Prozesses beinhalten, während die dysplastischen nichtinvasiven Veränderungen bevorzugt bei den sog. abnormen kolposkopischen Befunden zu erwarten sind.

Somit erfüllt die Kolposkopie die Kriterien einer Krebsfährtensuche. Ein weiterer wichtiger Aspekt kolposkopischer Diagnostik ergibt sich aus der Möglichkeit der topographischen Zuordnung der atypischen Veränderungen auf der Portiooberfläche bzw. dem einsehbaren Abschnitt der Endozervix (Mestwerdt u. Wespi, Bauer). Diese vor über 50 Jahren von Hinselmann entwickelte diagnostische Methode, die zu ihrer sicheren Beherrschung ein erhebliches Maß an Erfahrung voraussetzt und deren Einsatz bei der Patientin etwas zeitaufwendig ist, wurde durch die in den 50er Jahren aufkommende Methode der zytologischen Kontrolle der Portiooberfläche zurückgedrängt.

Die zytologische Abstrichuntersuchung von der Portiooberfläche, zeitlich mit nur minimalem Aufwand an der Patientin verbunden, erwies sich im Laufe der Zeit als ein sensitives Verfahren, das es ermöglichte, aus den auffälligen Abstrichen bereits eine weitgehend sichere Voraussage des histologisch zu erwartenden Malignitätsgrades der Epithelien von Portio und Endozervix zu

Tabelle 2. Empfohlene Nomenklatur zytologischer Befunde und klinische Konsequenz. (Deutsche Gesellschaft für Zytologie 1975)

Gruppe	Zytologische Befund	Weitere Maßnahmen
I	Normales Zellbild	
II	Entzündliche, regenerative, metaplastische oder degenerative Veränderungen, Hyper- und Parakeratosezeiten	evtl. Abstrichwiederholung
III	Schwere entzündliche oder degenerative Veränderungen, schlecht erhaltenes Zellmaterial; Dysplasie, Ca in situ oder invasives Karzinom nicht auszuschließen; Drüsen- und Stromazellen des Endometriums nach der Menopause	kurzfristige zytologische Kontrolle, wenn nötig nach Aufhellungsbehandlung, evtl. auch histologische Klärung
III D	Zellen einer Dysplasie leichten bis mäßigen Grades	zytologische Kontrolle in 3 Monaten
IV a	Zellen einer schweren Dysplasie oder eines Ca in situ	histologische Klärung
IV b	Zellen einer schweren Dysplasie oder eines Ca in situ, invasives Karzinom nicht sicher auszuschließen	histologische Klärung
V	Zellen eines invasiven Zervixkarzinoms oder anderer maligner Tumoren	histologische Klärung

liefern. Diese von vielen Seiten bestätigte positive Aussagemöglichkeit der differentialzytologischen Beurteilung von Portioabstrichen veranlaßte die Deutsche Gesellschaft für Zytologie im Jahr 1975 zur Empfehlung einer neuen modifizierten Gruppeneinteilung zytologischer Befunde, die nur noch teilweise identisch ist mit der alten Einteilung nach Papanicolaou (Tabelle 2). Diese Einteilung hat eine generelle Akzeptanz gefunden.

Aufgrund des Einteilungsprinzips zytologischer Befunde bietet die Methode die Unterscheidungsmöglichkeiten der unverdächtigen Befunde (Gruppe I und II) von den hinsichtlich präkanzer- und karzinomverdächtigen Befunden.

Innerhalb der suspekten Befunde vermag die Methode prospektiv zu differenzieren zwischen gering bis mittelschweren Dysplasien, die von der Gruppe der schwerwiegenden Dysplasien, des Carcinoma in situ (CIS) und des invasiven Krebses abgegrenzt werden können. Weniger zuverlässig erweist sich die Abgrenzung eines Teils schwerwiegender Dysplasien einschließlich CIS vom invasiven Karzinom. Hier ist statt einer sicheren Unterscheidung eine Grauzone anzusetzen, die durch die Befunde der Gruppe IV b repräsentiert wird (Soost 1976).

Die Rubrik IV b beinhaltet als positive Aussage das CIS und nicht das invasive Karzinom. Lediglich die Unsicherheit der zytologischen Abgrenzung von in situ Karzinomen zu frühinvasiven Krebsen hat zur Folge, daß unter dieser Rubrik bereits eine Reihe von invasiven Kollumkarzinomen, zumeist Mikrokarzinome, eingeordnet werden.

Die positive zytologische Vorhersage eines invasiven Krebses erfolgt lediglich unter der Gruppe V.

Die Gruppe IV a impliziert in dieser Skala jedoch einen weitgehenden Ausschluß invasiver Verdachtsmomente, so daß hier eine relativ scharfe Grenze zum invasiven Krebs zugrundegelegt wurde. Diese Möglichkeit, einen großen Teil der nichtinvasiven präkanzerösen Veränderungen der Portio von invasiven Prozessen zytologisch hinreichend sicher abgrenzen zu können, zeitigte vielerorts klinische Konsequenzen, dahingehend, daß auf die histologische Klärung eines Befunds der Gruppe III D oder IV a durch Konisation oder andere diagnostische Maßnahmen verzichtet wurde, wenn aus einer zusätzlichen anderen Indikation eine Uterusexstirpation vorgenommen werden mußte (Wagner 1977, Breinl et al. 1977). Am exstirpierten Uterus erfolgte die histologische Klärung nach Prinzipien wie bei einer scharfen Konisation.

In der Universitäts-Frauenklinik Gießen wurde nach diesem Verfahren von 1976 an über 4 Jahre lang vorgegangen. Bei allen Patientinnen, die zur primären Uterusexstirpation anstanden, wurde präoperativ ein suspekter Abstrichbefund im eigenen Labor unter konsequenter Kontaktabstrichkontrolle der gesamten ekto- und der erreichbaren endozervikalen Oberfläche kritisch überprüft. Bei geplanter Uterusexstirpation durfte kein Abstrich höher als IV a bewertet worden sein. Die dabei gewonnenen Ergebnisse zeigen die Abbildungen 2 und 3.

Aus Abb. 2 gehen die Ergebnisse für den zytologischen Abstrich ZA III D hervor. Insgesamt erfolgte bei 49 Patientinnen in dem Zeitraum die histologische Abklärung eines ZA III D, teilweise aus Gründen des Abklärungserfordernisses aus Verlaufsbeobachtungsgründen, (überwiegender Anteil der Konisationen) teilweise liegt ein zufälliges Zusammentreffen des ZA III D mit einer anderen vorrangigen Operationsindikation vor (überwiegender Anteil der Uterusexstirpationen). In 27 Fällen erfolgte eine primäre Uterusexstirpation. Die histologischen Ergebnisse sind auf der Abszisse eingetragen, gegliedert nach unverdächtigen Befunden, zervikalen intraepithelialen Neoplasien I.–III. Grades und invasivem Krebs. Die Säulenhöhe steht für die Gesamtzahl der jeweiligen histologischen Diagnosen, der schraffierte Säulenabschnitt weist den Anteil der primär exstirpierten Uteri auf. Es kommen entsprechend der Erwartung beim Zellabstrich III D alle präkanzerösen Veränderungen vor, in keinem Fall wurde ein invasiver Krebs gefunden.

In Abb. 3 sind in gleichartiger Weise die Ergebnisse für die Zellabstrichbefunde der Gruppe IV a bei 66 Patientinnen dargestellt, schraffierte Säulenabschnitte wiederum die durch primäre Uterusexstirpation gewonnenen histologischen Ergebnisse. Erwartungsgemäß findet sich eine Häufung von CIN II und CIN III.

Kritisch zu bewerten sind jedoch die 3 invasiven Kollumkarzinome, von denen 2 erst am primär exstirpierten Uterus erkannt worden sind. Es handelte sich hier um Kollumkarzinome der Gruppe I a, für die die einfache Uterusexstirpation nach der histologischen Aufarbeitung noch als adäquat angesehen werden konnte. Prinzipiell beinhaltet das dargestellte Vorgehen jedoch das Risiko einer initialen, nicht mehr adäquaten Behandlung eines invasiven Kollumkarzinoms.

Das invasive Kollumkarzinom stellt für die einzelne Patientin eine so schwerwiegende Erkrankung dar, daß Fehler in der Erstbehandlung durch das

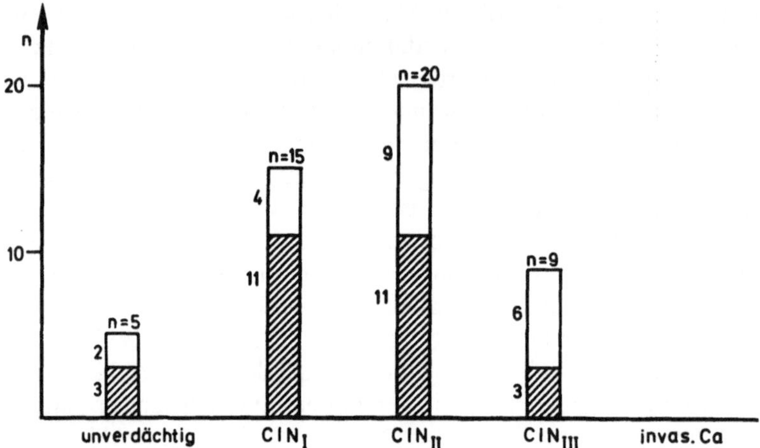

Abb. 2. Histologische Diagnosen bei ZA III D (n = 49). *Nicht schraffiert:* Konisationen, *schraffiert:* primäre Uterusexstirpationen. (Universitäts-Frauenklinik Gießen, 1976–1980)

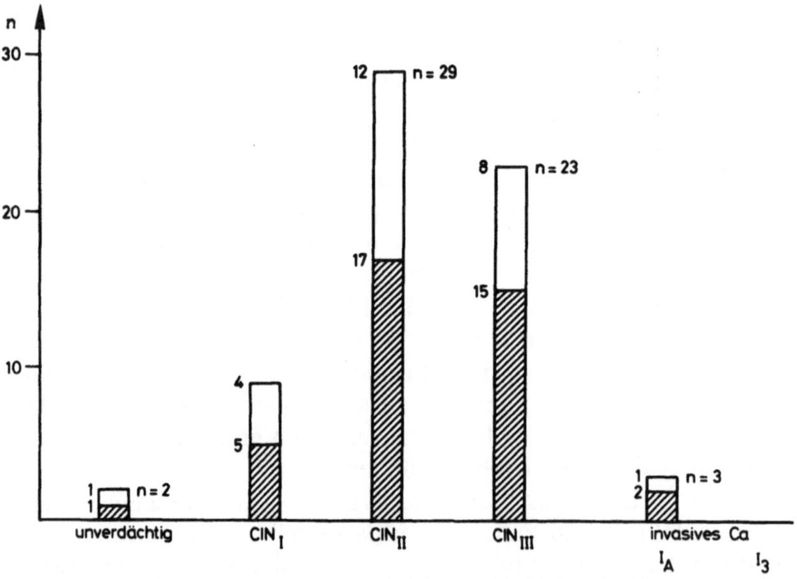

Abb. 3. Histologische Diagnosen bei ZA IV A, n = 66. Nicht *schraffiert:* Konisationen, *schraffiert:* primäre Uterusexstirpationen. (Universitäts-Frauenklinik Gießen, 1976–1980)

Risiko der Nichterkennung unter allen Umständen vermieden werden müssen.

Diese dargestellten Ergebnisse waren für uns der Anlaß, anfängliche überhöhte Erwartungen in die Differentialzytologie wieder etwas zurückzunehmen. Überhöhte Erwartungen wurden an vielen Stellen in die Zytodiagnostik gesetzt, verbunden mit der Hoffnung auf eine generelle Treffsicherheit der Voraussage von 95% und evtl. mehr (Bauer 1981). Diese Treffsicherheit ist

Tabelle 3. Falsch-positive und falsch-negative zytologische Befunde bei 503 870 zytologischen Untersuchungen an 226 428 Frauen, Einsendezytologie. (Nach Soost et al. 1979). III–V Gruppeneinteilung für zytologische Befunde (s. Tabelle)

Rate der „falsch-positiven" zytologischen Befunde	
Unter Berücksichtigung von IV a, IV b, V	= 0,23‰
Unter Berücksichtigung von III, III D sowie IV a, IV b, V	= 0,97‰
Rate der falsch-negativen zytologischen Befunde	
Für leichte/mäßige Dysplasie	> 3,4‰
Für schwere Dysplasie/Ca in situ	> 1,3‰
Für invasives Zervixkarzinom	> 0,7‰

an einer größeren Klinik mit einem entsprechend erfahrenen Team möglicherweise zu erreichen, besonders, wenn alle Arbeitsgänge von der Patientinnenuntersuchung über Zellabstrichentnahme bis zur endgültigen Diagnose kontrolliert werden können. Die Hoffnung auf eine gleichartige Treffsicherheit bei zunehmender Breitenwirkung der Exfoliativzytologie hat sich jedoch nicht erfüllt. In den letzten Jahren ist immer deutlicher geworden, daß bei Anwendung der Zytodiagnostik auf breiter Basis die Rate der fälschlich als unverdächtig eingestuften Präparate relativ hoch liegt (Coppleson u. Brown 1974, Naujoks 1976, Rylander 1977).

Diese Rate wird zwischen 10 und 20%, teilweise noch höher angegeben (Eschbach). Bei einer einmaligen Untersuchung einer Patientin entspricht diese Rate genau ihrem Risikoausmaß, daß bei ihr ein Krebs oder eine Vorstufe übersehen wird. Dieses Risiko läßt sich für die einzelne Patientin nur durch Wiederholungsuntersuchungen senken (Koss 1981).

Interessant ist in diesem Zusammenhang eine Analyse des zytologischen Instituts der bayerischen Krebsgesellschaft (Soost et al. 1979) (s. Tabelle 3).

Bei durchschnittlich 2 zytologischen Untersuchungen innerhalb von 5 Jahren liegt die Rate falsch-negativer Befunde zwischen 5 und 6%. Während bei den präkanzerösen Läsionen das anfängliche Verfehlen der Diagnose aufgrund ihrer langen Laufzeit für die Patientin relativ ungefährlich ist, vorausgesetzt, sie läßt sich regelmäßig weiter kontrollieren (Koss 1981), so bleibt von entscheidendem Nachteil die Rate von > 0,7% nicht erkannter invasiver Krebse.

Die Problematik des falsch-negativen Abstrichs prägt entscheidend die Zuverlässigkeit zytologischer Befunderhebungen.

Generell geht das Problem des falsch-negativen Abstrichs zu $^2/_3$ zu Lasten der Abnahme und zu $^1/_3$ zu Lasten der zytologischen Aufarbeitung und Beurteilung (Naujoks, Soost 1980). Abnahmefehler sind nicht immer alle schuldhaft für den den Abstrich entnehmenden Arzt. Aus der Literatur gehen Beobachtungen hervor, daß u. U. ein Areal der Portiooberfläche mit CIN-Läsion trotz korrekter Kontaktabstrichentnahme nicht jederzeit gleichartig pathologisches Zellmaterial abgibt (Koss et al. 1963).

Besonders evident wurden diese Beobachtungen bei wiederholten Zellabstrichentnahmen im Abstand weniger Tage (Koss 1979). Dabei wurden bis zu

40% Diskrepanz zwischen zunächst suspektem und nachfolgend unauffälligem Abstrich gefunden. Weitere Fehlermöglichkeiten resultieren aus dem Hängenbleiben entscheidenden Zellmaterials in der Tupferwatte nach erfolgtem Ausstrich, was durch rasterelektronenmikroskopische Aufarbeitung der benutzten Abstrichwatte demonstriert werden konnte (Rubio 1977). Oder aber ein intrazervikales CIS wird nicht mit dem Abstrichtupfer erreicht. Immerhin reichen 46% der intrazervikalen CIS-Läsionen mit ihrem unteren Pol nicht bis an die Grenze zur Ektozervix, diese definiert durch die Lage der letzten Zervixdrüse (Naujoks 1976).

Daraus resultiert die Frage, ob es überhaupt eine Möglichkeit gibt, die korrekte Zellabstrichentnahme bei unverdächtigen Ergebnissen dokumentieren zu können. Analysen zu diesem Problem (u. a. von Koss u. Soost) haben ergeben, daß das Vorkommen metaplastischer und/oder endozervikaler Zylinderzellen eine höhere Wahrscheinlichkeit der korrekten Entnahme annehmen läßt. Ihr Fehlen beweist jedoch nicht die falsche Entnahme. Der Nachweis pathologischen Zellmaterials in vielen Abstrichen ohne Äquivalente für endozervikale Zellen und andererseits das Vorkommen falsch-negativer Abstriche mit endozervikalem Zellmaterial zeigt an, daß es für den zytologischen Untersucher kein erkennbares Kriterium für die Entnahme des Abstrichs vom richten Ort gibt (Soost 1976).

Diese Unsicherheiten im Rahmen der zytologischen Befunderhebung sollte man grundsätzlich nicht aus den Augen verlieren, zumal, wenn heute überwiegend im Rahmen der Krebsvorsorge in erster Linie der zytologische Abstrich als primäre Screeningmethode benutzt wird.

Der Zielkatalog der pathologischen Veränderungen der Portio vaginalis uteri, nach dem im Rahmen der Vorsorgeuntersuchungen gesucht wird, geht aus einer Einteilungsempfehlung der WHO hervor (s. folgende Übersicht).

Histologische Typisierung pathologischer Veränderungen an der Portio vaginalis uteri (Auszug), WHO 1975

A) Dysplasie
   1. leicht
   2. mäßig
   3. schwer

B) Carcinoma in situ des Plattenepithels

C) Carcinoma in situ mit minimaler Stromainvasion

D) Mikrokarzinom des Plattenepithels

E) Invasives Plattenepithelkarzinom
   1. verhornendes Karzinom
   2. großzelliges nichtverhornendes Karzinom
   3. kleinzelliges nichtverhornendes Karzinom

F) Adenokarzinom der Endozervix

G) Hellzelliges (mesonephrisches) Karzinom der Zervix

H) Adenoplattenepithelkarzinom

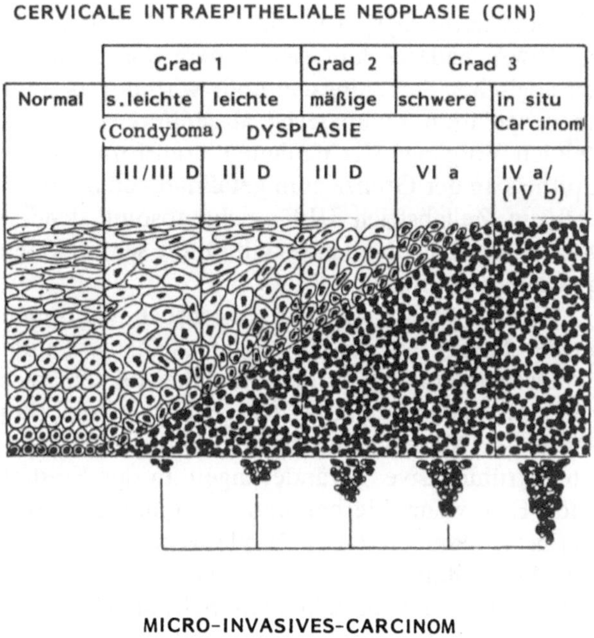

Abb. 4. Schematische Darstellung der Vorstufen des Kollumkarzinoms und ihre möglichen Übergänge in ein invasives Karzinom. CIN I, II, III als Korrelate der geringen, mittelgradigen und hochgradigen Dysplasie mit Carcinoma in situ. Das quantitative Risiko der Entwicklung einer Mikroinvasion ist schematisch nur grob angenähert dargestellt. (Nach Ferency 1982)

In dieser Einteilung sind unter den Buchstaben A–E die Veränderungen aufgeführt, die zusammen mehr als 95% der hier aufgelisteten Befunde ausmachen. Zwischen den genannten Punkten besteht ein direkter Zusammenhang im Rahmen der Vorstellungen über die formale Entstehung des Plattenepithelkrebses an der Portio. Die Tumoren der Gruppe F, G und H kommen selten vor, sie werden in ihren möglichen Vorstufen kaum erfaßt, ihre Diagnose gelingt zumeist erst im Stadium des Malignoms.

Für die Entstehung des invasiven Plattenepithelkarzinoms der Portio wird vorausgesetzt, daß dem entsprechenden malignen Tumor fast immer ein intraepithelial dysplastisches Stadium vorausgeht. Eine sehr übersichtliche graphische Darstellung dieser Vorstellungen gibt Ferency (1982) (s. Abb. 4).

Als überwiegende formale Entstehung wird auf der Abb. 4 ein Weg horizontal von links nach rechts angegeben, der bis zu 10 Jahren und länger dauern kann. Sehr wichtig ist, daß der invasive Krebs jedoch aus jeder Form der als Dysplasie bezeichneten intraepithelialen Läsion hervorgehen kann, um so häufiger, je höhergradig die Läsion ist (Rotkin 1981, Koss 1979). Die graduierende Einteilung dysplastischer Veränderungen der Portio entsprechend den Definitionen CIN 1.–3. Grades entspricht lediglich einem Einteilungsbedürfnis der Pathologen, die das Ausmaß der Abweichung einer Dysplasie von einem Normalbefund beschreibend festhalten wollen. Im Rahmen einer großen Statistik gibt dieses Einteilungsprinzip auch eine Wahrscheinlichkeitsvoraussage über eine eventuelle maligne Entartung ab, indem die geringe Dysplasie seltener als die schwerwiegende sich zu einem Krebs entwickelt. Für die einzelne

Patientin ist jedoch nicht voraussagbar, welche aktuelle Bedeutung eine diagnostizierte Dysplasie für sie persönlich hat (Koss 1977).

Etwas anderes läßt sich zudem aus dieser Abbildung ableiten: Mit der zytologischen Screeningsmethode wird nur das erfaßt, was die Portiooberfläche an irregulärem Zellmaterial abschilfert. Der Ort, an dem sich die entscheidenden Vorgänge der malignen Transformation abspielen, ist die Basalis des Epithels an der Grenze zum gefäßhaltigen Stroma. Es ist mühelos verständlich, daß ein Zellabstrich III D nicht absolut sicher nur eine geringe Dysplasie voraussagt. Entsprechendes gilt für die schwerwiegenden Zellabstrichbefunde in quantitativ häufigerem Maße.

Aus dieser Situation wird ersichtlich, warum eine exakte Befundvoraussage an der Portio mit der Zytologie allein nicht immer gelingen kann.

Deshalb sollte jede Patientin, bei der ein suspekter Abstrich der Gruppe III D und mehr erstmals auftritt, zunächst kolposkopisch untersucht werden, um von dieser Methode her zusätzlich zu klären, ob nur dysplastische oder evtl. schon frühinvasive Veränderungen an der Epithel-Stromagrenze anzunehmen sind. Erst wenn hierbei und bei einer gleichzeitigen Kontrollzytologie die Verdachtsmomente einer Dysplasie nicht überschritten werden, nehmen wir in der Universitätsfrauenklinik Gießen solche Patientinnen in eine Verlaufskontrolle. Bei einer bestehenden Schwangerschaft warten wir auch bei allen schwerwiegenden Formen intraepithelial neoplastischer Veränderungen die Entbindung und das Wochenbett ab, ehe wir invasive diagnostische Verfahren anwenden, solange zytologisch und kolposkopisch keine invasiven Verdachtsmomente auftreten.

Wie wichtig die zytologisch kolposkopische Abklärung erstmalig auftretender suspekter Zellabstrichveränderungen ist, soll anhand unserer zahlenmäßig noch kleinen Erstergebnisse erläutert werden (Abb. 5).

Bislang wurde bei 65 Patientinnen mit dem Erstbefund III D eine gezielte kolposkopisch zytologische Kontrolle dokumentiert. Es wurde hier versucht, die kolposkopischen Befunde von unverdächtig bis zu den besonders verdächtigen Gefäßatypien auf der Abszisse aufzulisten, unter dem Aspekt einer folgerichtigen Ordnung.

Aus Gründen der kleinen Fallzahlen wurden die Befunde „essigweißes“ Epithel, Mosaik und Punktierung zusammengefaßt (E, M, P). Eine Trennung erfolgte lediglich nach den zarten regelmäßigen Formen und den irregulär groben Formen. Kolposkopisch erkennbare Kondylome wurden gesondert aufgeführt. Zytologisch konnten in diesem Kollektiv 35 Fälle mit den Kriterien einer kondylomatösen Läsion, auf deren Bedeutung später eingegangen werden soll, identifiziert werden.

Unter atypischen Gefäßen wurden Befunde eingeordnet, die sich den Begriffen „wirre Gefäße mit Gefäßabknickungen, korkenzieherartig gewundene Gefäße, Haarnadelkapillaren, Kaliberschwankungen und verbreiterte interkapilläre Distanz“ zuordnen ließen (Mestwerdt u. Wespi 1974, Bauer 1981).

Überraschenderweise fanden wir neben den erwarteten Gruppen von essigweißem Epithel, Mosaik und Punktierung 3 Fälle mit atypischen Gefäßen. Davon war 1 Fall bereits ein Kollumkarzinom, das bei der Erstuntersuchung

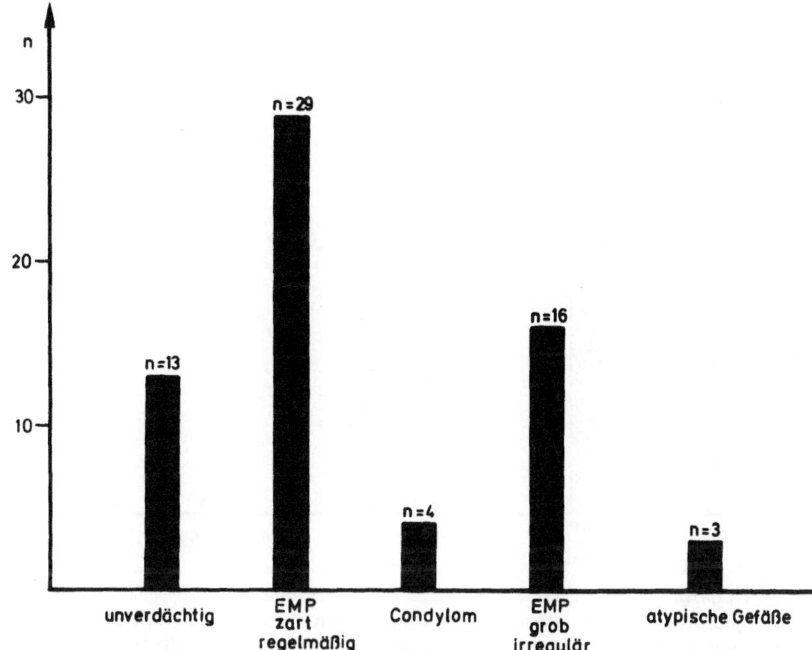

Abb. 5. Kolposkopische Befunde bei ZA III D (Zytologische Erstbefunde). *F* = essigweißes Epithel. *M* = Mosaik, *P* = Punktierung. (Universitäts-Frauenklinik Gießen, 1980–1982)

klinisch und zytologisch nicht erkannt worden war. Anhand umschriebener atypischer Gefäßmuster, hier sogar mit Vulnerabilität der Oberfläche, erfolgte zunächst ein Kontrollabstrich, der verdächtig V eingestuft wurde. Eine gleichzeitig entnommene Knipsbiopsie sicherte ein großzelliges, nicht verhornendes invasives Plattenepithelkarzinom. Der Befund wurde aus Gründen, die bei der Patientin lagen, erst 6 Monate nach der Erstzytologie erhoben.

Bei den anderen beiden Fällen mit atypischen Gefäßen konnte histologisch ein Invasivkrebs nicht nachgewiesen werden.

Abb. 6 zeigt die Ergebnisse der zytologischen Kontrollen der Erstbefunde III D gleichzeitig in Beziehung zu den kolposkopischen Befunden. Die schraffierten Säulenabschnitte zeigen an, wieviele Dysplasien bis mittleren Grades bestätigt werden konnten.

In 2 Fällen ergab die Kontrolle einen schwerwiegenderen Befund der Gruppe IV a, die übrigen Kontrollzytologien waren unauffällig. Trotz der kleinen Zahlen ist ersichtlich, wie wichtig die Kontrolle der auffälligen zytologischen Erstbefunde für die Sicherheit der betroffenen Patientinnen ist.

Eine zytologisch-kolposkopisch-histologische Diagnostik liegt uns bislang lediglich von 30 Patientinnen mit Zellabstrichbefunden der Gruppe IV a und IV b vor. Bei einer so kleinen Fallzahl kann man allenfalls einen Trend erkennen, der anhand der Abb. 7 erläutert werden soll.

Auf der Abszisse sind wieder die kolposkopischen Befunde wie bei den vorangegangenen Diagrammen aufgetragen, die darauf aufgesetzten hellen

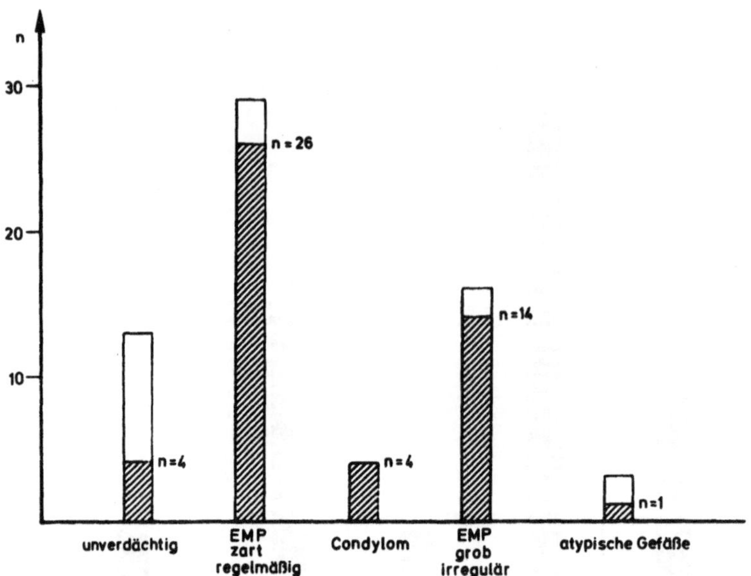

Abb. 6. Kolposkopische Befunde bei ZA III D (Kontrollen der zytologischen Erstbefunde in der Kolposkopiesprechstunde). *Schraffiert:* bestätigte Befunde, *nicht schraffiert:* korrigierte zytologische Befunde (s. Text). (Universitäts-Frauenklinik Gießen, 1980–1982)

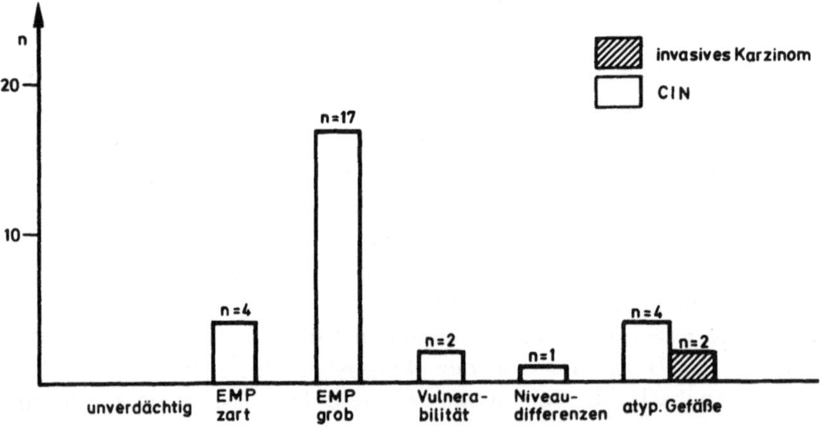

Abb. 7. Kolposkopische Befunde bei ZA IV A und IV B, gleichzeitig in Beziehung zu CIN-Veränderungen und invasivem Krebs. (Universitäts-Frauenklinik Gießen, 1980–1982)

Säulen repräsentieren die CIN-Läsionen, schraffierte Säulen beinhalten invasive Karzinome. Von den 29 Fällen gehören 21 der Zellabstrichgrupe IV a, 8 der Zellabstrichgruppe IV b an. Insgesamt wurden 2 invasive Krebse gefunden, beide kolposkopisch mit nachweisbaren atypischen Gefäßen, ein Krebs bei ZA IV a, einer bei ZA IV b. Das invasive Karzinom bei ZA IV a stellt eine Besonderheit dar, auf die man in der Praxis selten gefaßt sein muß.

Es handelt sich um eine 29jährige Patientin, die sich wegen plötzlich aufgetretener azyklischer Blutungen in unserer Ambulanz vorstellte. Auswärtige regelmäßige zytologische Kontrolluntersuchungen waren unverdächtig bis zuletzt 6 Monate zuvor. Da bei der Untersuchung in unserer Ambulanz die Portio mit bloßem Auge verdächtig erschien, erfolgte sofort eine kolposkopische Untersuchung. Dabei fanden sich wirre atypische Gefäßmuster zwischen 10 und 12 Uhr an der vorderen Muttermundslippe. Ein gezielt entnommener Zellabstrich ergab den Befund eines CIS (Gruppe IV a). Eine anschließend entnommene Knipsbiopsie führte zu der histologischen Diagnose eines unreifzelligen frühinvasiven Kollumkarzinoms auf dem Boden eines CIS des distalen Drüsenfeldes. Der zytologische Befund allein hätte den realen Sachverhalt nicht wiedergegeben.

Es ergeben sich 2 Fragen:

1) War der letzte Zellabstrich ein halbes Jahr zuvor falsch negativ?
2) In welcher Zeit kann ein derartiger Tumor entstehen?

Die erste Frage ist definitiv retrospektiv nicht beantwortbar, weil schnell wachsende Zervixkarzinome als monophasische Krebse mit einer kurzen präkanzerösen Phase von weniger als 6 Monaten beschrieben worden sind (Hillemanns, Hilgarth 1980).Würde eine derartige Entstehung zugrunde gelegt werden, so könnte bei der Abstrichuntersuchung 6 Monate vorher der Nachweis pathologischen Zellmaterials durchaus noch fehlgeschlagen sein.

Gerade bei jungen Frauen bis zu einem Alter von 35 Jahren ist aus der Literatur bekannt (Berkowitz 1979), daß bis kurz vor Beginn der klinischen Symptomatik eines invasiven Zervixkarzinoms Zellabstrichkontrollen häufig unverdächtig bleiben können.

Derartige Fallbeobachtungen und die Möglichkeit des falsch negativen Zellabstrichbefunds diskreditieren die Zytodiagnostik keineswegs. Sie zeigen lediglich die Grenzen einer Methode auf, die durch die ergänzende zweite Suchmethode der Kolposkopie weitgehend überwunden werden können. Dieser Gesichtspunkt muß hervorgehoben werden, da auch heute noch der zytologische Befund die einzige Grundlage von Vorsorgeuntersuchungen an vielen Stellen darstellt. Unterstrichen wird die Forderung nach ergänzenden kolposkopischen Untersuchungen durch ein Ergebnis der Westfalen-Lippe-Studie der Kassenärztlichen Vereinigung Westfalen-Lippe. Anhand der Auswertung von etwa 250 000 Vorsorgeuntersuchungen konnte gezeigt werden, daß durch den zusätzlichen Einsatz der Kolposkopie zur Zytologie die diagnostische Ausbeute allein von Frühstadien des Kollumkarzinoms um 11% gesteigert werden konnte (Schmidt 1982).

Abschließend soll eine Befundkategorie auf zytologisch-kolposkopischem und histologischem Sektor vorgestellt werden, deren eigenständige Besonderheiten in den letzten 5 Jahren zunehmend deutlich geworden ist. Es handelt sich um die kondylomatösen Läsionen (Meisels u. Fortin 1976).

1973 wurde Stegner aufgrund einer ausgeprägten Häufung dysplastischer Portioveränderungen bei Scheiden- bzw. Vulvakondylomen auf pathogenetische Zusammenhänge zwischen diesen Veränderungen aufmerksam.

Meisels zeigte im Jahr 1976 anhand der Vergleiche zytopathologischer Veränderungen in Feigwarzen mit bestimmten Formen dysplastischer Veränderungen an der Portio, daß der Muttermund auch eine Lokalisation für

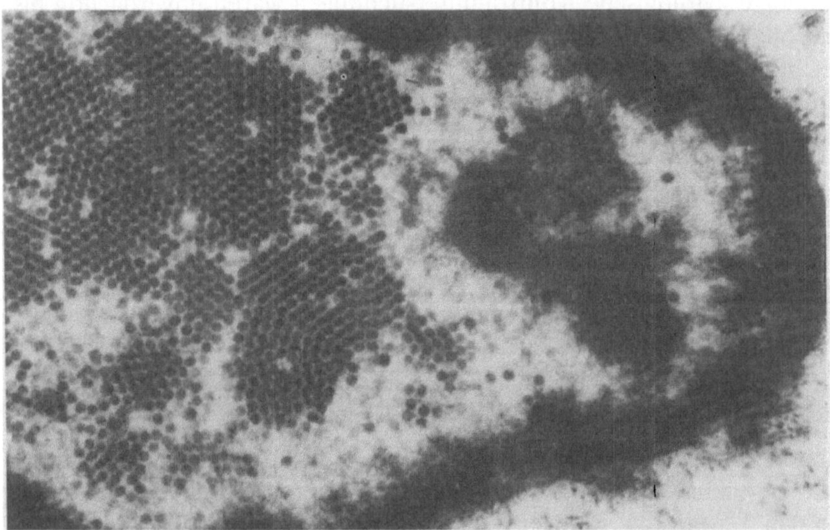

Abb. 8. Elektronenmikroskopischer Befund von Einschlüssen des Papillomavirus (HPV-Partikel) im Zellkern. *Rechts:* Teil des Kernmembran mit kondensiertem Chromatin. (Nach Ferency 1982)

Kondylome darstellt. Nachdem auch der Erreger des Condyloma acuminatum, das menschliche Papillomvirus (HPV) in entsprechend veränderten Epithelien der Portio als Kerneinschluß nachgewiesen war (s. Abb. 8), war die Evidenz kondylomatöser Portioveränderungen gesichert (Meisels u. Fortin 1976).

Der makroskopische Aspekt unterscheidet sich beträchtlich vom Bild der gewöhnlichen Feigwarzen. Ein großer Anteil bereits mit bloßem Auge erkennbarer weißlicher Areale der Portiofläche, die durch Essigsäurebehandlung in ihrer Erscheinung akzentuiert werden können, stellt das Hauptkontingent der kondylomatösen Läsionen. Wegen seiner flächenhaften diffusen Ausbreitung mit leichter Erhabenheit wird es flat condyloma genannt (s. Abb. 9).

Manchmal erkennt man auch eine feinwarzige Oberflächenveränderung (Abb. 10) als Analog zum makroskopisch-exophytischen Wachstum der Feigwarzen an anderen Stellen. Zytologisch finden sich in Aggregaten gelagerte oder isolierte Plattenepithelien mit einer auffallenden Orangeophilie des Zytoplasmas als Ausdruck dyskeratotitischer Plasmaveränderungen (s. Abb. 11). Diese stellen das Äquivalent für die makroskopisch weißliche leukoplakieähnliche Beschaffenheit der kondylomatösen Läsion dar. Die Kerne dieser Plattenepithelien sind chromatindicht und entsprechen in ihrer Größe den Intermediärzellen. Eine hervorstechende Besonderheit stellt die sog. Koilozytose dar (Koilozyt = „Höhlenzelle") (s. Abb. 12). Gemeint ist jene in der Größe variable perinukleäre Aufhellungszone, die gegen den peripheren Zytoplasmaanteil relativ scharf begrenzt erscheint. Diese Veränderung ist ein Hauptcharakteristikum des zytopathischen Effekts, der durch das Papillomvirus verursacht wird (Meisels).

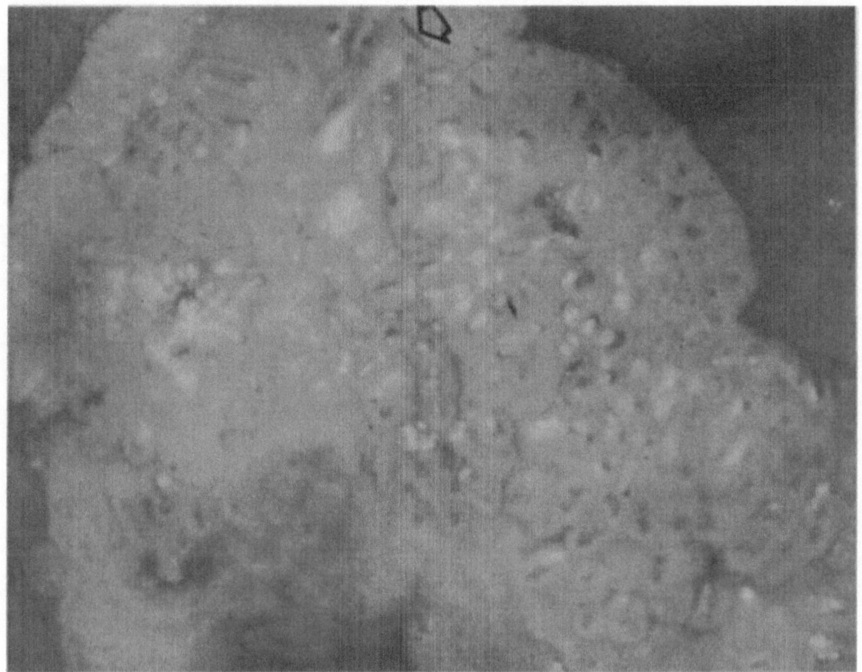

Abb. 9. Kolposkopischer Befund eines „flat condyloma“ mit erhabenem essigweißem Epithel; vereinzelt ektatische Kapillaren (*Pfeil*)

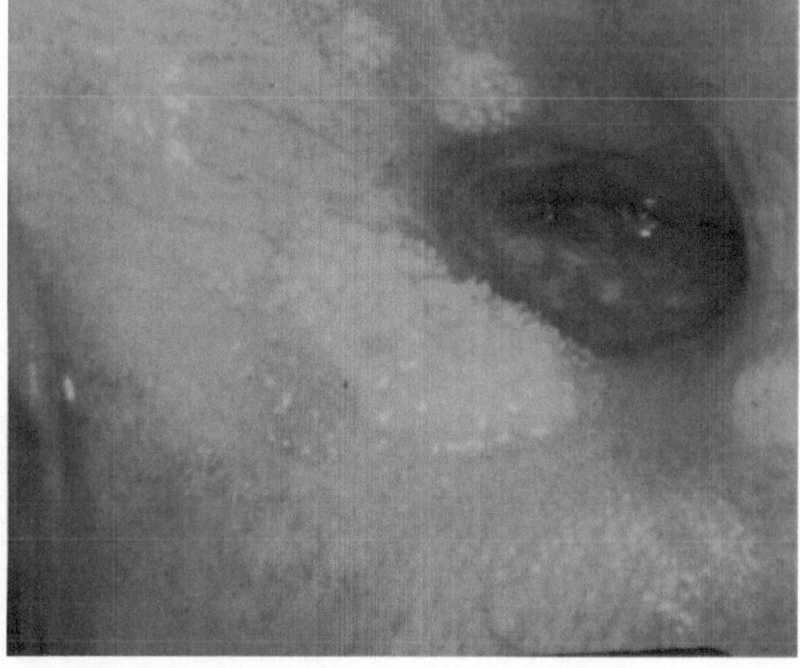

Abb. 10. Kolposkopischer Befund eines papillären Condyloma acuminatum

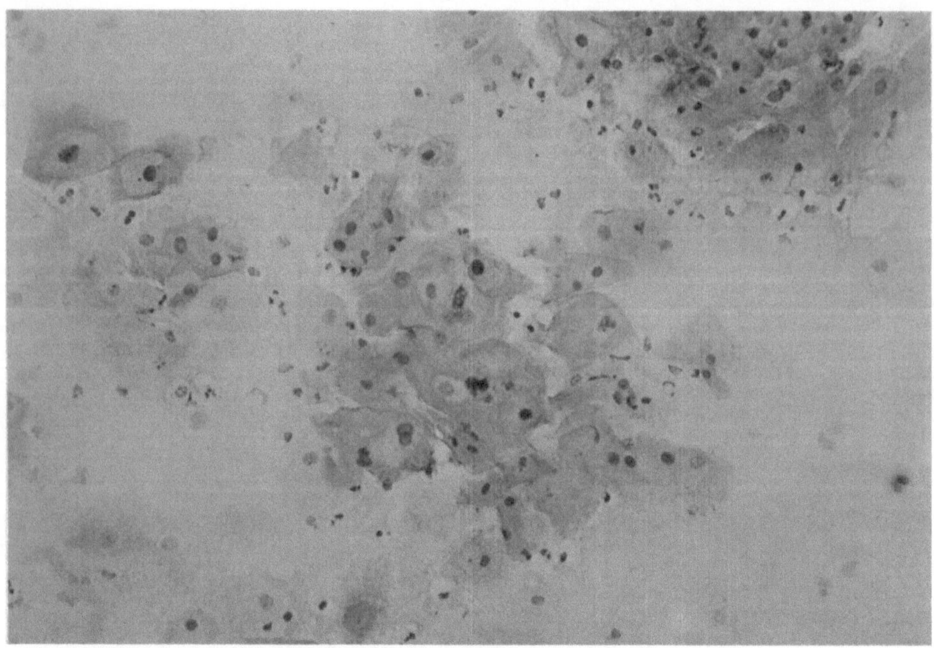

Abb. 11. Zytologischer Befund bei kondylomativer Läsion der Portio. Koilozytose, Dyskeratosen des Zytoplasmas mit intensiver Orangeophilie

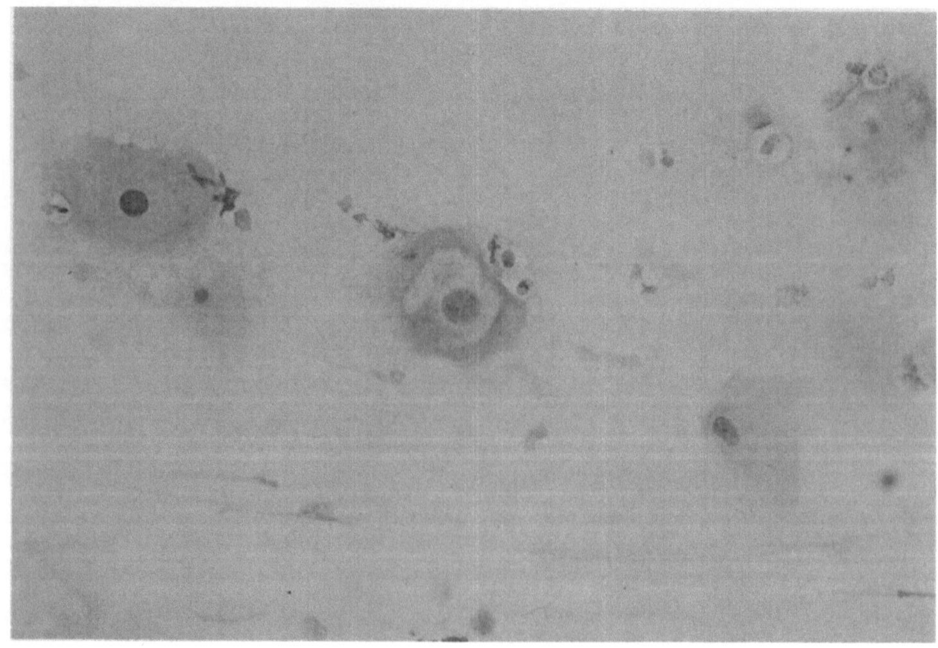

Abb. 12. Zwei Koilozyten mit charakteristischem perinukleärem Hof

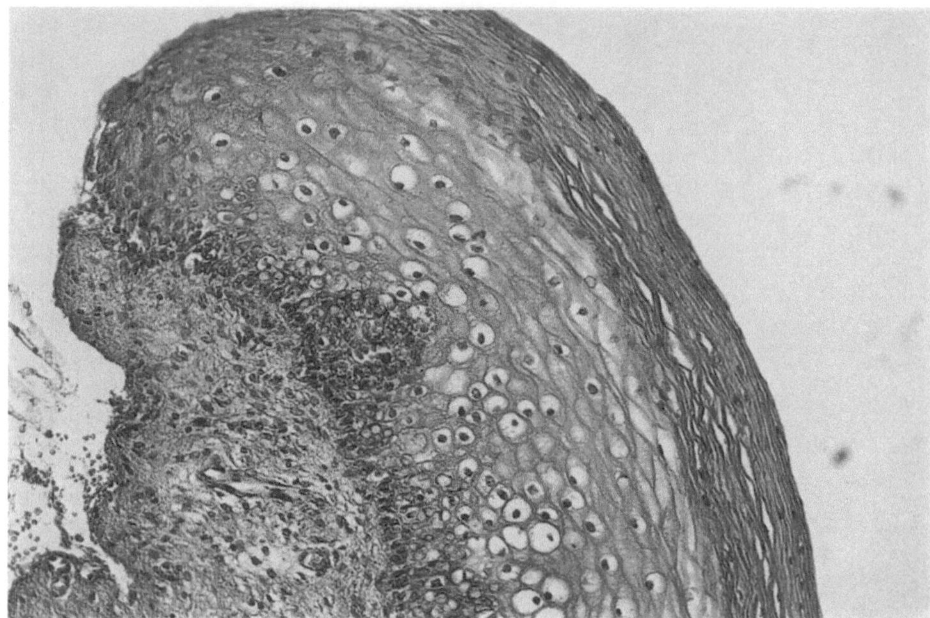

Abb. 13. Histologischer Befund eines „flat condyloma". Beginn der Koilozytose in der tiefen Intermediärzellschicht

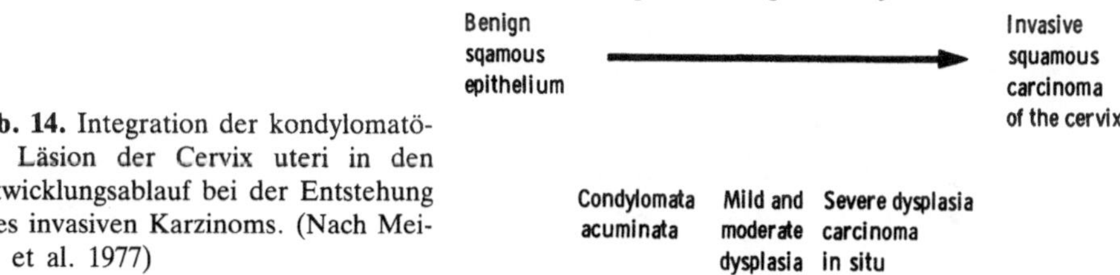

Abb. 14. Integration der kondylomatösen Läsion der Cervix uteri in den Entwicklungsablauf bei der Entstehung eines invasiven Karzinoms. (Nach Meisels et al. 1977)

Histologisch findet sich ein verdicktes, aber im wesentlichen intakt erscheinendes Plattenepithel (Abb. 13). Oberhalb der Basalis beginnt das Phänomen der Koilozytose besonders deutlich zu werden. Die Oberfläche zeigt häufig angedeutete Dyskeratosen. In dieser Form sind die Veränderungen fast immer spontan rückläufig, die Rückbildungszeit kann jedoch viele Monate andauern (Meisels et al. 1977).

Kondylome gelten überwiegend als gutartige Epithelveränderungen. In seltenen Fällen sind jedoch direkte Übergänge kondylomatöser Läsionen in invasive Krebserkrankungen beschrieben worden, und zwar sowohl an der Vulva wie an der Portio uteri (Stegner, Meisels, Shafeek). Diese seltene Entwicklungsrichtung macht jedoch deutlich, daß die Papillomvirusinfektion der Portio eine onkogene Gefahr darstellen kann. Von der WHO wurde daher vorgeschlagen, die kondylomatöse Läsion in den Ablauf der formalen Genese des Kollumkarzinoms zu integrieren (Meisels et al. 1977) (s. Abb. 14).

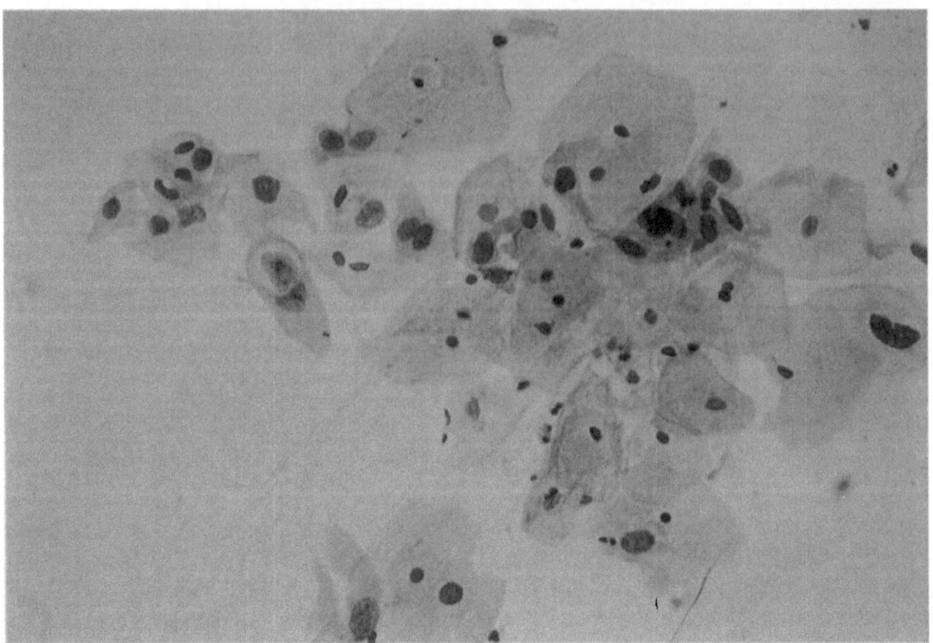

Abb. 15. Zytologischer Befund einer kondylomatösen Läsion mit Dysplasien (ZA III D)

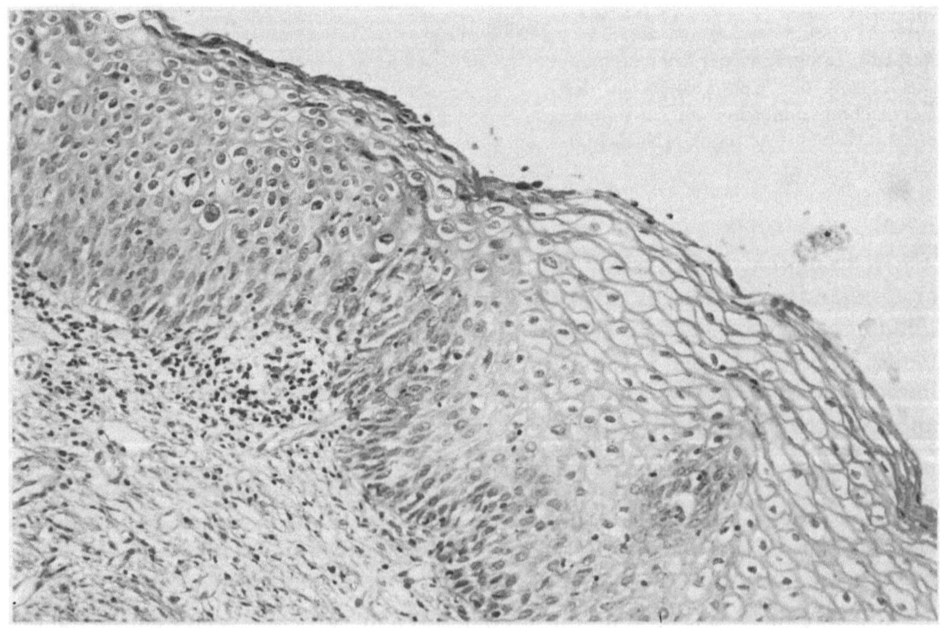

Abb. 16. Histologischer Befund einer Kombination koilozytotischer Veränderungen mit einer geringen intraepithelialen Dysplasie der Portio

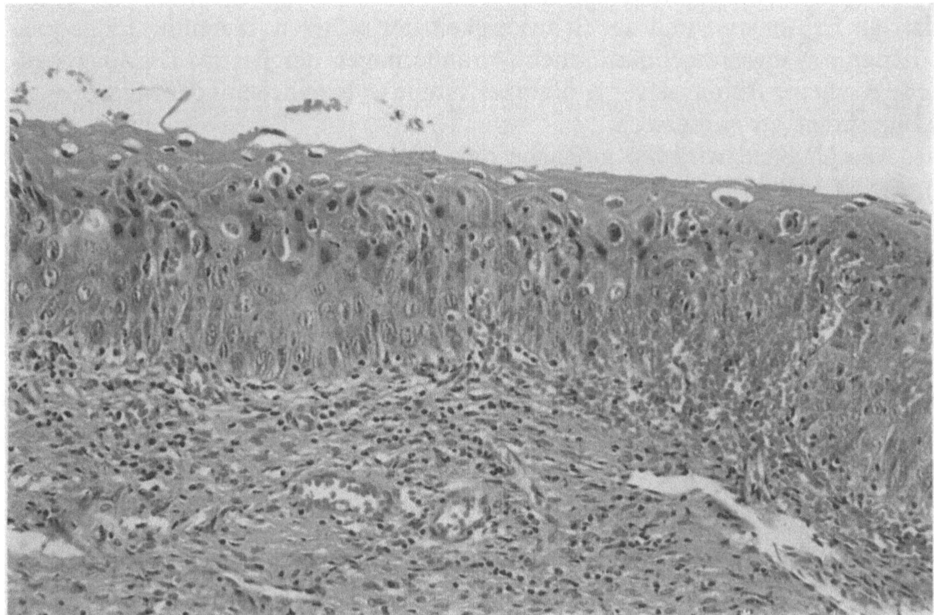

Abb. 17. Kombination einer mittel- bis höhergradigen Dysplasie mit einer Koilozytose, letztere auf die oberflächlichen Schichten beschränkt

Auf histologischem Sektor erscheint die Kombination koilozytotitscher Veränderungen mit Dysplasien des Plattenepithels schlüssig diese Vorstellungen zu unterstreichen (s. Abb. 15, 16, 17).

Ergebnisse von Crum et al. (1982) zeigen jedoch, daß Dysplasien mit Koilozytose nicht sicher als Folge einer Papillomvirusinfektion angesehen werden können. Eine kondylomatöse Läsion ist elektronenmikroskopisch nur beweisbar an regelrecht geschichteten Plattenepithelstrukturen mit Koilozytose, jedoch ohne Kerndysplasien. Bei gestörter Ausreifung des Plattenepithels mit Pleomorphie der Basalis und Parabasalis sowie vermehrten Mitosen gelang elektronenoptisch der Virusgenomnachweis nicht. Somit bleibt die Annahme der möglichen Krebsentstehung im Zusammenhang mit einer Papillomvirusinfektion z. Z. noch unsicher (Crum). Klinisch ergibt sich jedoch als Konsequenz die Notwendigkeit einer intensiven Verlaufsbeobachtung gerade bei der kondylomatösen Veränderung als häufigster Sondergruppe der geringen Dysplasien.

Zusammenfassung

Anhand der Literatur und eigener Ergebnisse wird aufgezeigt, daß die Diagnostik präneoplastischer und neoplastischer Veränderungen der Portio zuverlässig nur unter kombinierter Anwendung von Zytologie und Kolposkopie im Rahmen nicht-invasiver Methoden möglich ist. Die alleinige Anwendung der

Zytologie als Suchmethode hat ihre Grenzen in der Möglichkeit des falsch-negativen Ergebnisses und der Schwierigkeit der sicheren Trennung präneoplastischer von invasiv neoplastischen Veränderungen der Portio. Die diagnostische Ausbeute frühinvasiver Kollumkarzinome ist lediglich mit der Methode der Kolposkopie zu verbessern.

Abschließend wird die mögliche onkogene Bedeutung der Papillomvirusinfektion der Portio vaginalis uteri, die bei dem größten Anteil geringer Dysplasien zu finden ist, erörtert.

Literatur

Bauer, Hk. Farbatlas der Kolposkopie, Schattauer-Verlag, Stuttgart, New York (1981)

Berkowitz R. S., R. L. Ehrmann. Invasive cervical carcinoma in young women. Gynecol Oncol. 8, S. 311–316 (1979)

Breinl, H., F. Dehnhard, K. Meinen. Tausend Fälle zervikaler Präkanzerose, eine kritische Wertung der differenzierenden Zytodiagnostik. Vortrag VIII. Akademische Tagung deutschsprechender Hochschullehrer in Geburtshilfe und Gynäkologie, Wien 1977

Coppleson, L., W. Brown estimation of screening error rates from the observed detection rates in repeated cytology. American J. Obstetrics and Gynecology 119 S. 95 (1974)

Crum, C. P., Y. Fu, R. Leveine. Intraepithelial squamous lesions of the vulva: Biologic and histologic criteria for the distinction of condylomas from vulvar intraepithelial neoplasia. American J. Obstetics and Gynecology 144 S. 77–83 (1982)

Eschbach, W. A contribution to cytological – colposcopical diagnosis of carcinoma of the uterine cervix. Cervical Pathology and Colposcopy ed. by E. Burghard, E. Holzer, J. A. Jordan S. 11–19 (1978)

Ferency, A. Cervical intraepithelial neoplasia. Diagnostic procedures for lesions of the cervix. Pathology of the female genital tract, ed. Ancel Blaustein, Springer Verlag New York, Heidelberg, Berlin S. 156–183 (1982)

Jagulla, H. P., H. E. Stegner. Zur Dignität der Condylomata acuminata, Archiv für Gynäkologie 216, S. 119–132 (1974)

Koss, L. G., F. W. Stewart, F. W. Foote, M. J. Jordan. Some histological aspects of behavior of epidermoid carcinoma in situ and related lesions of the uterine cervix. A long term prospective study. Cancer 16, S. 1160–1212 (1963)

Koss, L. G. Diagnostic cytology and its histopathologic base 3rd edn Lippincott, Philadelphia (1979)

Koss, L. G. Pathogenesis of carcinoma of the uterine cervix. Current topics in pathology, ed by G. Dallenbach-Hellweg, Springer Verlag Berlin, Heidelberg, New York S. 111–142 (1981)

Langley, F. A., A. C. Crompton. Epithelial abnormalities of the cervix uteri. Springer Verlag Heidelberg, New York S. 79 (1973)

Meisels, A., R. Fortin. Condylomatous lesions of the cervix and vagina. I. cytologic patterns. Acta cytologica 20, S. 505–509 (1976)

Meisels, A., R. Fortin, M. Roy. Condylomatous lesions of the cervix. II. cytologic, colposcopic and histopathologic study. Acta cytologica 21, S. 379–389 (1977)

Mestwerdt, G. und H. J. Wespi. Atlas der Kolposkopie. Gustav Fischer Verlag Stuttgart (1974)

Richart, R. M. Cervical intraepithelial neoplasia. Pathology annual, Sommers SC (ed) New York Appleton century Crofts, S. 301–327 (1973)

Rotkin I. D. Etiology and epidemiology of cervical cancer. Current topics in Pathology Cervical cancer, ed. by G. Dallenbach-Hellweg S. 81–110 (1981)

Rubio, C. A. The false negative smear. The trapping effect of collecting instruments. Obstetrics and Gynecology 49 S. 576–580 (1977)

Rylander, E. Negative smears in women developing cervical cancer. Acta obstetrica scandinavica 56, S. 115–118 (1977)

Schmidt, E. H. Vorsorgemethoden des Genitalkarzinoms: Die Kolposkopie. IV. Internationales Münsteraner Gespräch über gegensätzliche Auffassung in der Geburtshilfe und Gynäkologie 1981. Verlag G. Braun, Karlsruhe, S. 178–184 (1982)

Shafeek, M. A., M. C. Osman. Carcinoma of the vulva arising in condylomata acuminata. Obstetrics and Gynecology 54, S. 120–122 (1979)

Soost, H. J., W. Kattner. Gibt es zytologische Kriterien für den richtig entnommenen Abstrich an der Cervix uteri. Geburtshilfe und Frauenheilkunde 36, S. 47–51 (1976)

Soost, H. J., B. Bockmühl, H. Zock. Ergebnisse zytologischer Krebsvorsorgeuntersuchungen in der Gynäkologie. Effektivität zytologischer Krebsvorsorgeuntersuchungen in der Gynäkologie. Deutscher Ärzteverlag S. 21–42 (1979)

Soost, H. J. Qualitätsicherung zytologischer Untersuchungen. Frauenarzt 21, S. 47–52 (1980)

Wagner, D. Die Bedeutung der Differentialzytologie für eine optimale Behandlung von Vor- und Frühstadien des Cervixcarcinoms. Vortrag VIII Akademische Tagung deutschsprechender Hochschullehrer in der Gynäkologie und Geburtshilfe, Wien (1977)

Die zytologische Überwachung suspekter Portioveränderungen

W. MESTWERDT

Vorbemerkung

Durch die Spekulumuntersuchung wird bei der Mehrzahl der Patientinnen an der Portio vaginalis uteri eine Erythroplakie diagnostiziert. Streng genommen ist diese Portioveränderung solange als verdächtig anzusehen, bis durch eine erweiterte Diagnostik mit verschiedenen Methoden der Beweis des Gegenteils erbracht ist.

Für die erweiterte Diagnostik stehen zur Verfügung:

1. die kolposkopische Untersuchung mit und ohne Verwendung chemischer Reagenzien, wie z. B. der Essigsäure oder der Jodprobe,
2. die zytologische Untersuchung von Zellmaterial nach direkter Entnahme von der Portiooberfläche und aus dem Zervikalkanal,
3. die histologische Untersuchung von Gewebe des Collum uteri nach Portioabschabung, Knipsbiopsie und Konisation.

Der Vorteil der kolposkopischen Untersuchung liegt in der unmittelbaren Betrachtung der Portiooberfläche mit eigenverantwortlicher Beurteilung des Befundes. Der Nachteil dieser Methode ist das Unvermögen, intrazervikal gelegene Veränderungen diagnostisch weiter abzuklären.

Die Zellabstrichmethode bietet den wesentlichen Vorteil, auch aus dem nichteinsehbaren Zervikalkanal Material zu gewinnen, das zytologisch untersucht werden kann. Dies verhalf dieser Methode zu einem hohen Stellenwert in der Früherkennung des präklinischen Karzinoms am Collum uteri.

Eine Gewebeentnahme vom Collum uteri für die histologische Untersuchung in Form einer Abschabung, Knipsbiopsie oder Konisation ist i. allg. erst aufgrund von zweifelhaften oder malignitätsverdächtigen kolposkopischen und zytologischen Befunden notwendig. Außerdem dient die Gewebeentnahme in Form einer Knipsbiopsie zur histologischen Sicherung der klinischen Diagnose „Kollumkarzinom".

Beurteilung und Klassifizierung zytologischer Befunde

Die Zellabstrichuntersuchung ist inzwischen als Screeningverfahren im Rahmen der Krebsvorsorge für das Kollumkarzinom etabliert.

Die Interpretation der Ergebnisse dieser Methode geschieht durch das Erkennen von der Norm abweichender zytologischer Kriterien mit gleichzeitiger Beurteilung des Gesamtzellbildes.

Die Wiedergabe zytologischer Befunde erfolgt in dem von Papanicolaou angegebenen Schema in 5 Gruppen, wobei Gruppe I und II als karzinomunverdächtig gelten. Da in der Gruppe II von der Norm abweichende Zellmerkmale beobachtet werden, wird eine Abstrichwiederholung empfohlen. Die Gruppe III wird als zweifelhaft angesehen, da ungewöhnliche Zellen vorhanden sind, die weder als gutartig noch eindeutig als atypisch bezeichnet werden können. Hier erfolgt die kurzfristige zytologische Kontrolle nach Behandlung, evtl. ist auch eine histologische Klärung erforderlich. Bei den Gruppen IV und V besteht der Verdacht auf Malignität, so daß eine histologische Klärung dieses Verdachtsbefundes zu erfolgen hat (s. folgende Übersicht).

Wiedergabe zytologischer Befunde nach dem Papanicolaou-Schema

Gruppe I	Unverdächtig („negativ"), ausschließlich normale Zellen
Gruppe II	Unverdächtig („negativ"), aber von der Norm abweichende Zellmerkmale
Gruppe III	Zweifelhaft, da ungewöhnliche Zellen vorhanden, die weder als gutartig noch als eindeutig atypisch bezeichnet werden können
Gruppe IV	Verdacht auf Malignität („positiv"), einzelne atypische Zellen
Gruppe V	Verdacht auf Malignität („positiv"), zahlreiche atypische Zellen oder Zellgruppen

Bei der Anwendung dieses Befundeinteilungsschemas hat man sich ausschließlich an zytologische Kriterien gehalten. In diesem Zusammenhang sei an den „Dyskariose"-Begriff erinnert. Es handelt sich hier um ein zytologisches Kernmerkmal, das sich durch Hyperchromasie und Endrundung der Kerne zeigt und in jeder Schicht des Plattenepithels beobachtet werden kann (Abb. 1). Weitere besondere Kernmerkmale können in Zellen von Portioabstrichen bei Patientinnen mit oder nach einer Infektion mit Herpesviren (Typ HSV-2-Viren) und onkogenen Papovaviren beobachtet werden. Zytologisch lassen sich im 1. Beispiel häufiger mehrkernige Riesenzellen mit Kerneinschlüssen erkennen. Auch eine verwaschene Chromatinstruktur, die als milchglasähnliche Trübung beschrieben wird, ist zu sehen. Im Fall einer Papovavireninfektion ist eine perinukleäre Hofbildung charakteristisch. Derartige Zellen werden als Koilozyten benannt (vgl. Felman u. Nikitas 1979; Meisels et al. 1981; Bettendorf u. Heerklotz 1983).

Der Vorteil dieser Befundeinteilung war die mögliche gemeinsame Sprache unter Zytologen. Der Nachteil dieses Befundschemas lag in der mangelnden Verständigung der Zytologen mit den Histologen, die am Gewebeschnitt den „Dyskariosebegriff" nicht anwenden, sondern bei Vorliegen dyskariotischer Zellen im Epithelverband von einer „Dysplasie" sprechen (Abb. 2).

Da eine enge Korrelation zwischen histologischem und zytologischem Befund besteht und bereits an technisch einwandfreien zytologischen Präparaten eine Aussage über vorliegende histologische Veränderungen getroffen werden kann, war es naheliegend, die zytologische Befunderhebung dem histologischen Befund anzupassen.

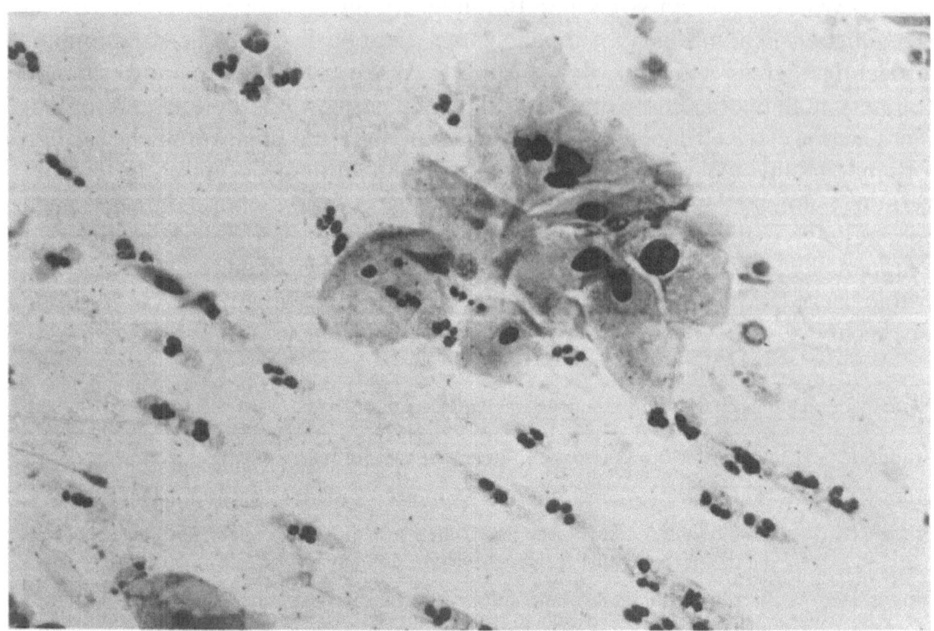

Abb. 1. Gruppe von Intermediärzellen mit „Dyskariosen". (Vergr. 1 : 400)

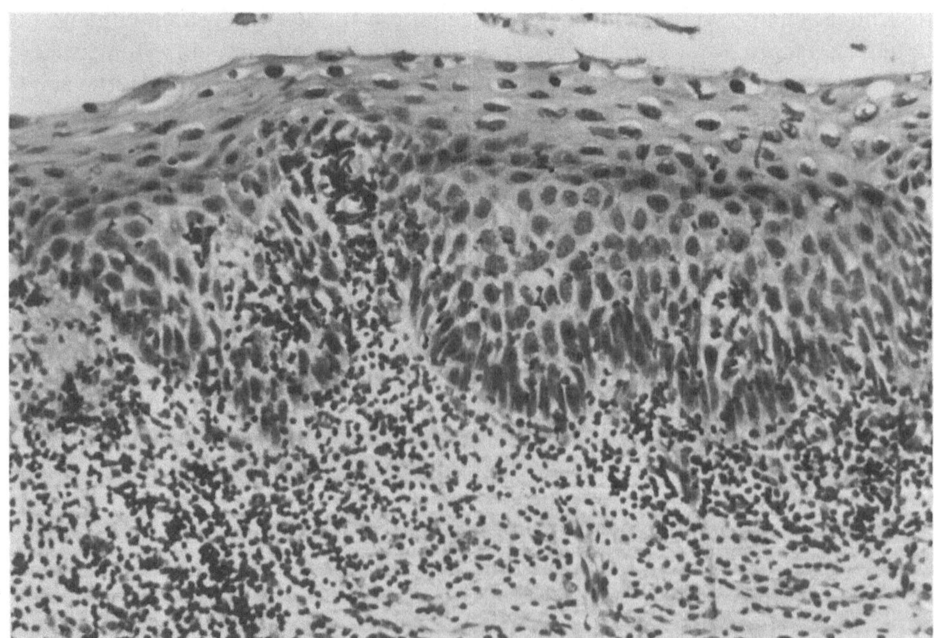

Abb. 2. Mittlere Dysplasie des Plattenepithels der Portio vaginalis uteri mit dysplastischen Epithelien der Basal- und Intermediärschicht. Starke rundzellige Infiltration an der Grenze vom Plattenepithel zum Zervixgewebe. (Vergr. 1 : 200)

Auf Empfehlung der WHO (1973) sollte die Wiedergabe der zytologischen Befunde ähnlich wie in der Histologie in beschreibender Form erfolgen und eine Gruppeneinteilung in Ziffern und Buchstaben unterbleiben. Die internationale Akademie für Zytologie hat sich diesem Vorschlag angeschlossen.

Eine sofortige Umstellung der zytologischen Befundwiedergabe auf eine rein beschreibende Nomenklatur war jedoch nach dem jahrelangen Gebrauch des Papanicolaou-Schemas nicht möglich. Man fand einen dafür für die Praxis brauchbaren Kompromiß in der Erarbeitung des „Münchner Schemas", das in der folgenden Übersicht wiedergegeben ist. Die Deutsche Gesellschaft für

Wiedergabe zytologischer Befunde nach dem Münchner Schema

Gruppe I	Normales Zellbild
Gruppe II	Entzündliche, regenerative, metaplastische oder degenerative Veränderungen, Hyper- und Parakeratosezellen
Gruppe III	Schwere entzündliche oder degenerative Veränderungen und/oder schlecht erhaltenes Zellmaterial; Dysplasie, Carcinoma in situ oder invasives Karzinom nicht auszuschließen; abnorme Drüsen- und Stromazellen des Endometriums nach der Menopause
Gruppe III D	Zellen einer Dysplasie leichten bis mäßigen Grades
Gruppe IVa	Zellen einer schweren Dysplasie oder eines Carcinoma in situ
Gruppe IVb	Zellen einer schweren Dysplasie oder eines Carcinoma in situ, invasives Karzinom nicht sicher auszuschließen
Gruppe V	Zellen eines invasiven Zervixkarzinoms oder anderer maligner Tumoren
Gruppe 0	Technisch unbrauchbar (z. B. zu wenig Material, unzureichende Fixierung)

Zytologie empfiehlt dieses „Diagnoseschema" seit 1975 (vgl. Soost u. Baur, 1980).

Neu an diesem Schema sind Untergruppierungen, z. B. Gruppe III und III D sowie die Gruppe IVa + b.

Nach den differentialzytologischen Untersuchungen durch Sander et al. (1978), vgl. auch Rummel et al. (1977) können in zytologischen Ausstrichen Dysplasien leichten bis mäßigen Grades diagnostiziert werden. Bei Vorliegen einer eindeutigen zytologischen Diagnose erfolgte für derartige Befunde die Bezeichnung „III D" (Dysplasie). Aus zytologischen Verlaufsbeobachtungen geht nun hervor, daß 63,5% von 1099 untersuchten Frauen im Verlauf von 4 Monaten bis zu 2 Jahren eine Rückbildung dieses Befundes aufwiesen, gesichert durch 2 in der Folge negative Zellabstriche oder durch eine histologische Diagnose. In 11,3% lag eine wahrscheinliche Regression vor (zytologischer Kontrollabstrich einmal negativ), in 14% wurde eine leichte bis mäßige Dysplasie histologisch verifiziert. In 11,2% beobachteten die Autoren eine Progression zu schwerer Dysplasie, einem Carcinoma in situ und in einigen Fällen zu einem invasiven Karzinom.

Soost u. Baur (1980) empfehlen bei Abstrichen der Gruppe III D eine Kontrolle in 3 Monaten. Die Autoren führen weiter aus, daß bei fehlender

Rückbildungstendenz der dysplastischen Veränderungen der Patientin eine histologische Klärung in Form einer Konisation anzuraten sei.

Wegen der praktisch-klinischen Bedeutung zweifelhafter Zellabstriche im Rahmen der zytologischen Screeninguntersuchung wurde einer möglichen differentialzytologischen Beurteilung zweifelhafter Abstriche insofern Rechnung getragen, als erst kürzlich der zytologische Befund der Gruppe III D im zytologischen Formblatt für die gynäkologische Krebsvorsorgeuntersuchung aufgenommen worden ist.

Die differentialzytologische Beurteilung von Abstrichen der Gruppe IV a und b wurde in dem Formblatt nicht registriert, da sich für beide Untergruppen die gleichen klinischen Konsequenzen ergeben, die in einer sorgfältigen histologischen Abklärung des malignomverdächtigen zytologischen Befundes bestehen.

Voraussetzungen für eine korrekte Beurteilung zytologischer Befunde

Unabdingbare Voraussetzungen für eine korrekte Beurteilung zytologischer Befunde sind in Anlehnung an Naujoks (1982)

1. die direkte Zellentnahme von der Portio und aus dem Zervikalkanal,
2. die vollständige Übertragung des gewonnenen Materials auf die Objektträger,
3. die exakte Präparation des Zellmaterials (Fixierung, Färbung und Eindekkung),
4. die Beurteilung des Abstrichs durch erfahrene ausgeruhte Untersucher mit genügend Zeit zur Erfassung der zellulären Details.

Unter Berücksichtigung der aufgeführten Bedingungen ist die zytologische Untersuchungsmethode als Früherkennungsmethode benigner, prämaligner und maligner Veränderungen an der Portio vaginalis uteri geeignet und verläßlich. Bei Nichteinhaltung dieser Bedingungen muß mit dem Auftreten falsch-negativer oder positiver Befunde gerechnet werden. Insbesondere das falsch-negative Ergebnis kann für die Patientin folgenschwer sein. Der Prozentsatz falsch-negativer zytologischer Befunde liegt zwischen 11 und 20%, wobei $^{2}/_{3}$ dieser Ergebnisse auf Entnahmefehlern beruhen, während $^{1}/_{3}$ falsch-negativer Befunde Beurteilungsfehlern durch den Zytologen zur Last gelegt werden müssen (Soost u. Baur 1980).

Einsatz der Zytologie als Überwachungsmethode suspekter Portioveränderungen

Durch die Möglichkeit einer differentialzytologischen Beurteilung der Zellabstriche ist diese Methode nicht allein für die Entdeckung eines „Verdachtsfalls“ geeignet. Wie zytologische Verlaufsbeobachtungen von Zellabstrichen der Gruppe III D gezeigt haben, ist dieses Verfahren auch für Überwachungsaufgaben zytologisch suspekter Portioveränderungen einsetzbar.

Tabelle 1

Histologische Diagnose an 187 Konisationspräparaten	Zahl der Konisationspräparate	Differentialzytologische Befunde				
		III	III D	IVa	IVb	V
Glanduläre Erosion	40	33 (82,5%)	6 (15,0%)	1 (2,5%)	–	–
Erosio vera	6	6 (100%)	–	–	–	–
Epidermisation (Plattenepithelmetaplasie)	7	2 (28,5%)	5 (71,4%)	–	–	–
Zervikalpolyp	4	3 (75,0%)	–	1 (25,0%)	–	–
Gesamt	57 (30,5%)	44 (23,5%)	11 (5,8%)	2 (2,0%)	–	–
Dysplasie leicht (CIN I)	21	3 (14,2%)	16 (76,2%)	2 (9,5%)	–	–
mäßig (CIN II)	31	3 (9,6%)	21 (67,7%)	6 (19,4%)	1 (3,2%)	–
schwer / Ca in situ (CIN III)	68	1 (1,5%)	24 (35,3%)	25 (36,8%)	15 (22,0%)	3 (4,4%)
Invasives Karzinom	7	–	2 (28,5%)	–	1 (14,3%)	4 (57,2%)
Adenokarzinom des Corpus uteri	3	3 (100%)	–	–	–	–
Gesamt	130 (69,5%)	70 (7,7%)	63 (48,5%)	33 (25,4%)	17 (13,1%)	7 (5,3%)

Überprüft man, ob die Abstrichmethode als alleinige Überwachungsmethode suspekter Portioveränderungen effizient ist, so erweist sich die Gegenüberstellung differentialzytologischer Befunde zum histologischen Ergebnis der zytologisch induzierten Gewebeentnahmen als Orientierungshilfe (Tabelle 1).

Aus einer eigenen Untersuchungsreihe geht hervor, daß nach wiederholt suspekten und positiven differentialzytologischen Befunden in 70% der Fälle eine weiterführende histologische Diagnose gerechtfertigt war. Die Tabelle zeigt außerdem, daß mit Zunahme der zytologisch verifizierbaren Dysplasie auch der Schweregrad der histologisch nachweisbaren Dysplasie zugenommen hat. In 30% der Fälle war die nachfolgende histologische Abklärung zweifelhafter und zweier positiver Ausstriche mit gutartigen histologischen Befunden einhergegangen. Der Grund hierfür waren gutartige Veränderungen an der Portio, wie z. B. eine glanduläre Erosion (Ektopie), eine Erosio vera oder eine glanduläre Erosion mit Plattenepithelmetaplasien (Ektopie und Transformationszone), die wiederholt mit dysplastischen Zellveränderungen einhergehen können, so daß eine histologische Klärung erforderlich ist. Die beiden zytologischen Abstriche, die differentialzytologisch der Gruppe IVa zugeordnet worden sind, haben in einem Fall eine glanduläre Erosion ergeben, ohne dysplastische oder weiterführende karzinomatöse Veränderungen am Gewebsschnitt nachweisen zu können. Es ist möglich, daß die atypischen Zellkomplexe durch die zytologische Untersuchung aus dem Gewebeverband herausgelöst worden sind, oder daß der Prozeß noch so geringfügig in seiner Ausdehnung gewesen ist, daß er bei der histologischen Aufarbeitung des Konus, trotz Anfertigung von Serienschnitten, nicht mehr nachgewiesen werden konnte.

Im 2. Fall handelte es sich um einen Zervikalpolypen, an dessen Oberfläche eine Plattenepithelmetaplasie mit stark dysplastischen bis atypischen Epithelveränderungen beobachtet werden konnte (vgl. Tabelle 1).

Der Prozentsatz falsch-zweifelhafter oder positiver zytologischer Befunde mit 30% ist in unserem Untersuchungsgut relativ hoch. Aus Angaben der Literatur schwankt dieser Prozentsatz zwischen 16 und 50% (Hillemanns, 1980). Aufgrund eigener und in der Literatur mitgeteilter Untersuchungsergebnisse empfehlen wir für die Überwachung suspekter Portioveränderungen die Anwendung sowohl der Zytologie als auch der Kolposkopie. Wir gehen dabei nach folgendem Schema vor:

Eigenes Vorgehen zur Klärung zytologisch suspekter Portioveränderungen

Gruppe I	Keine weiteren Maßnahmen
Gruppe II	a) Kontrollbedürftig 1) Abstrichkontrolle 2) evtl. Kolposkopie b) Erneut kontrollbedürftig 1) Kolposkopie 2) Abstrichkontrolle, evtl. nach Behandlung und/oder in der Zyklusmitte 3) evtl. Gewebeentnahme
Gruppe III	a) *Kurzfristige* Kontrolle nach Behandlung und/oder in der Zyklusmitte 1) Kolposkopie 2) Kontrollabstrich b) Erneut Pap.[a] III und/oder abnormer kolposkopischer Befund → histologische Klärung c) Im Fall eines einmaligen Pap. III müssen nachfolgend 2 Abstrichkontrollen negativ sein, um die Patienten in die jährliche Krebsvorsorge entlassen zu können
Gruppe III_D	a) *Kontrolle in 3 Monaten* in der Zyklusmitte 1) Kolposkopie 2) Kontrollabstrich b) Erneut Pap. III D und/oder abnormer kolposkopischer Befund → histologische Klärung c) Im Fall eines einmaligen Pap. III D müssen nachfolgend 2 Abstrichkontrollen negativ sein, um die Patienten in die jährliche Krebsvorsorge entlassen zu können
Gruppe IV_A, VI_B, V	Histologische Klärung an einem therapeutischen präparierten Konus nach vorheriger Jodprobe
Gruppe 0	Sofortige Wiederholung des Abstrichs, evtl. weiterführende Maßnahmen

[a] Nach Papanicolaou-Schema

Etwa 10% unserer primär als Gruppe II eingestuften zytologischen Ausstriche müssen wiederholt werden. Die Ursache hierfür sind in $^2/_3$ der Fälle unzureichende Entnahme und bei $^1/_3$ eine stärkergradige Entzündung. Der relativ hohe Prozentsatz kontrollbedürftiger zytologischer Abstriche der Gruppe

II ist häufig dadurch begründet, daß wir in der poliklinischen Sprechstunde junge auszubildende Ärzte haben, die zunächst in die Entnahmetechnik für zytologische Abstriche eingeführt werden müssen.

Im Fall eines erneuten kontrollbedürftigen Abstrichs erfolgt zunächst eine gezielte Therapie. Es wird ferner darauf geachtet, daß die Patientin in der Geschlechtsreife den Abstrich in der Zyklusmitte vornehmen läßt. Zu diesem Zeitpunkt darf man ein ausgereiftes, gut zu beurteilendes Plattenepithel erwarten. In seltenen Fällen erfolgt eine gezielte Gewebeentnahme, evtl. in Form einer Knipsbiopsie oder einer Portioabschabung.

Abstriche der Gruppe III müssen kurzfristig nach Behandlung und/oder in der Zyklusmitte kontrolliert werden. Außerdem erhält der Zytologe einen detaillierten kolposkopischen Befund. Ergibt der Kontrollabstrich wiederum einen zweifelhaften zytologischen Befund oder liegen darüber hinaus abnorme kolposkopische Bilder vor, so empfehlen wir eine Gewebeentnahme in Form einer therapeutischen Konisation.

Liegt ein zytologischer Abstrich der Gruppe III D vor, so erfolgt eine Kontrolluntersuchung in 3 Monaten, und zwar unter der Vorstellung, daß bei der ersten Entnahme durch die Manipulation mit dem Entnahmeinstrument die dysplastischen Zellen abgewischt worden sind, so daß bei der 2., kurzfristig angesetzten Kontrolle ein falsch-negativer Befund erhoben wird. Auch im Fall eines Abstrichs der Gruppe III D führen wir obligat eine kolposkopische Untersuchung durch, um die zytologisch suspekte Portioveränderung weiter zu differenzieren. Sollte bei der 2. Abstrichkontrolle nach 3 Monaten wiederum ein zytologischer Abstrich der Gruppe III D auftreten, so raten wir der Patientin zur histologischen Klärung des Befundes. Die Mehrzahl der Patienten ist mit dieser Maßnahme einverstanden, da sie sie von der ständigen Sorge, es sei etwas nicht in Ordnung, befreit.

Wir vertreten die Auffassung, daß durch die kombiniert angewandte zytologisch-kolposkopische Untersuchung eine gezieltere Auswahl der Patienten für weitere notwendige diagnostische Maßnahmen möglich wird. Damit dürfte auch eine Senkung des relativ hohen Prozentsatzes von 30% negativer histologischer Befunde nach falsch-zweifelhaften und malignomverdächtigen Zellabstrichen erreichbar sein.

Ferner muß darauf hingewiesen werden, daß Zytologie und Kolposkopie konsequent vor der Anwendung lokal sanierender Maßnahmen an der Portio, z. B. bei der Verschorfung, der Kryochirurgie oder der Lasertherapie angewandt wird. In der Literatur wird über mehrere Fälle berichtet, wo z. B. nach Kryotherapie invasive Kollumkarzinome beschrieben worden sind. In diesen Fällen unterblieb eine ausreichende und gezielte prätherapeutische Diagnostik an der Portio (Hilgarth et al. 1979, Kranzfelder u. Mestwerdt 1978, Charles u. Savage 1980, Sevin et al. 1979).

Diagnostische oder therapeutische Konisation

Ergeben die Such- bzw. Hinweismethoden einen histologisch abklärungswürdigen Befund an der Portio, so verfolgen wir den Grundsatz, die suspekte

Portioveränderung durch eine Messerkonisation zu sanieren. Anstelle einer diagnostischen Konisation (Veränderung nicht im Gesunden entfernt) bevorzugen wir die therapeutische Konisation mit einer Zervixabrasio, da nach Angaben in der Literatur in 2–4% der Fälle das Karzinom oder seine Vorstufen in der Zervix lokalisiert sein kann (Burghardt, 1972, Egger et al., 1979, Holzer et al., 1979, vgl. Kindermann, 1980).

Wir benutzen einen Konisationshegar und schneiden über diesem Gerät außerhalb der jodnegativen Grenze den Konus aus. Dabei berücksichtigen wir außerdem die vom Lebensalter der Patientin vorgegebene Schnittführung für die Konisation. Wir sind auch deshalb bestrebt eine therapeutische Konisation durchzuführen, um das Präparieren im möglichen karzinomatösen Gewebe zu vermeiden.

Die Aufarbeitung des Gewebes geschieht durch Herstellung von 6–8 sagitalen Blöcken vom Konus mit Anfertigung von 15–20 Stufenschnitten je Block. Bei diskrepanten Befunden mit dem Ergebnis der Voruntersuchungen, bzw. bei der Frage nach einer beginnenden Invasion oder lymphogenen Streuung eines Karzinoms, werden Serienschnitte angefertigt.

Zusammenfassung

Für Diagnostik und Überwachung suspekter Portioveränderungen bieten sich im wesentlichen 3 einander ergänzende Untersuchungsverfahren an. Die zytologische und kolposkopische Untersuchung ergeben „Verdachtshinweise“, die durch die histologische Untersuchung einer Gewebeprobe weiter abgeklärt werden. Im Einzelfall ergeben sich dann aus der Summe der Befunde gezielte therapeutische Konsequenzen.

Als Such- bzw. Hinweismethode bei der Früherkennung des präklinischen Karzinoms hat insbesondere die Zellabstrichuntersuchung einen hohen Stellenwert.

Die Wiedergabe zytologischer Befunde erfolgt heute nach dem Münchner Schema, das inzwischen auch auf dem zytologischen Formblatt für die gynäkologische Krebsvorsorgeuntersuchung übernommen worden ist. Voraussetzung für eine korrekte Beurteilung zytologischer Befunde sind variable Faktoren, wie die exakte Materialgewinnung und -verarbeitung und die Beurteilung der Abstriche durch ein geschultes erfahrenes Personal.

Nach den Befunden eigener Untersuchungen sollte die Überwachung suspekter Portioveränderungen durch die kombinierte Anwendung von Zytologie und Kolposkopie erfolgen, um die Patienten für weitere diagnostische Maßnahmen, z. B. für eine Konisation gezielter auswählen zu können. Die alleinige zytologische Überwachung führte häufiger zu einem „Verdachtsfall“ mit nachfolgender histologischer Abklärung, in deren Folge das histologische Ergebnis negativ ausgefallen ist. Im eigenen Material fanden wir in 30% nach mehrfach zytologisch zweifelhaftem Ergebnis einen negativen histologischen Befund. Wir haben daraufhin in der Klinik unser Vorgehen geändert, das in einem Schema im Text erläutert wird (s. S. 218). Ergeben sich aus den Untersuchungen mit den Hinweismethoden weitere diagnostische Konsequenzen, so bevorzugen wir die therapeutische Messerkonisation, um nicht nur eine exakte Diagnose zu erhalten, sondern den Prozeß an der Portio vaginalis uteri gleichzeitig mit dieser Maßnahme zu sanieren.

Literatur

Bettendorf, U. und D. Heerklotz: Virusinfektion der Cervix uteri. Herpes simplex genitalis und Condylomata accuminata. Dt. Ärztebl. (1983), 6: 25–29

Burghardt, E.: Histologische Frühdiagnose des Cervixkrebses. Thieme Verlag, Stuttgart, 1972

Charles, E. H., E. W. Savage: Kryosurgical treatment of cervical intraepithelial neoplasia. Obstet. Gynec. Surv. (1980), 35: 539–542

Egger, H., G. Hommel, K. Michalzik: Portio-Abschabung und Cervix-Kürettage – eine Alternative zur Konisation bei positiver Zytologie. Arch. Gynäkol. (1979), 227: 249–265

Felman, Y. M., J. A. Nikitas: Genital herpes virus infections. N.Y.St.J. of Medicine (1979), 79: 1216–1218

Hilgarth, M., H. G. Hillemanns und H. Roll: Der besondere Fall: Plattenepithelkarzinom der Cervix uteri nach Kryosation bei einer 23jährigen Patientin. Fortschr. Med. (1979), 97: 2145–2149

Hillemanns, H. G., H. Ritzmann und M. Hilgarth: Stellung der Konisation im Management der CIN heute. Arch. Gynäkol. (1981), 232: 14–16

Holzer, E.: Die Behandlung des Carcinoma in situ. I. Krankengut. Primäre Behandlung. Behandlung nach Abklärung durch Ringbiopsie. Arch. Gynäkol. (1979), 227: 205–224

Holzer, E.: Die Behandlung des Carcinoma in situ. II. Abklärung durch Konisation. Behandlung nach unvollständiger Konisation. Behandlung durch vollständige Konisation als alleinige Therapie. Zusammenfassende Betrachtungen. Arch. Gynäkol. (1979), 227: 225–247

Kindermann, G.: Operatives Vorgehen bei zytologischen oder kolposkopischen Verdachtshinweisen. Arch. Gynäkol. (1981), 232: 102–107

Kranzfelder, D. und W. Mestwerdt: Kollumkarzinom 3 Jahre nach kryochirurgischer Behandlung der Portio vaginalis uteri. Geburtsh. Frauenheilk. (1978), 38: 289–291

Meisels, A., M. Roy, M. Fortier, C. Morin, M. Casas-Cordero, K. V. Shah und H. Turgeon: Human papilloma-virus infection of the cervix. Acta Cytologica (1981), 25: 7–16

Naujoks, H.: Der zytologische Verdachtsbefund: Einteilung, Stellenwert, Konsequenzen. 4. Internationales Münsteraner Gespräch über gegensätzliche Auffassungen in der Geburtshilfe und Gynäkologie (ed.: F. K. Beller und K. W. Schweppe). D. Braun-Verlag, Karslruhe, 1982

Rummel, H. H., R. Frick, D. Heberling und D. Schubert: Verlaufskontrolle bei Patientinnen mit suspekter Zytologie (Papanicolaou III D). Geburtsh. Frauenheilk. (1977), 37: 521–526

Sander, H., W. Kattner, H. J. Soost: Die zytologische Diagnose einer Dysplasie leichten und mittleren Grades. Geburtsh. Frauenheilk. (1978), 38: 726–734

Sevin, B. U., J. H. Ford, R. D. Girtanner, W. J. Hoskins, A. B. P. NG., St. R. B. Nordquist and H. E. Averette: Invasive cancer of the cervic after cryosurgery. Obstet. Gynec. (1979), 53: 465–471

Smolka, H. und H.-J. Soost: Grundriß und Atlas der gynäkologischen Zytodiagnostik. G. Thieme Verlag, Stuttgart, 1965

Soost, H.-J. und S. Baur: Gynäkologische Zytodiagnostik. G. Thieme Verlag, Stuttgart-New York, 1980

Konisation, Kryosation oder Lasertherapie bei suspekten Portiobefunden?

M. Hilgarth*

Definition

Die suspekten, bzw. prämalignen Portioveränderungen werden heute zusammengefaßt unter dem Überbegriff: „Zervikale intraepitheliale Neoplasie", im weiteren CIN genannt.

Was ist die CIN, wie entsteht sie? Die CIN beginnt in der Regel als Einzelzellveränderung an der Zylinderplattenepithelgrenze der Cervix uteri (s. Abb. 4, Beitrag Mußmann, S. 192). Ihre zytohistologische Erscheinungsform ist i. allg. die der leichten Dysplasie, da sie differenziert erscheint. Im Laufe der Zeit nimmt diese Veränderung in ihrer geographischen Ausdehnung an der Cervix uteri durch stetigen Ersatz des angrenzenden Epithels in der Transformationszone der exponierten Portio sowie u. U. der Endozervix zu. Mit zunehmender Ausdehnung und Größe der Läsion geht ein immer stärker werdender Verlust differenzierter Zellfunktionen einher, wie beispielsweise die Aufgabe der Glykogenproduktion bei Abnahme der Zelldesmosomen. Es entsteht damit eine Verringerung der Zelladhärenz untereinander. Parallel hierzu kann eine logarithmische Zunahme der ^{3}H-Thymidin-Einbaurate und der Mitoserate beobachtet werden. Die Mehrzahl der Fälle dieser frühesten echten prämalignen Läsionen läßt eine abnorme Chromosomenzahl erkennen und diese Stammlinien lassen sich durch das gesamte Spektrum der CIN nachweisen. Die CIN beinhaltet vom Anfang ihrer Entstehung an ein heterogenes genetisches Make-up. Die natürliche Selektion realisiert in diesem breiten Pool verschiedenartigster genetischer Ausstattung das Zustandekommen eines oder mehrerer Zellklone, die die Fähigkeit zur Penetration der Basalmembran beinhalten und dadurch zur Bildung invasiver Karzinome fähig sind.

Chromosomenanalysen zeigten, daß die Dysplasie, das Carcinoma in situ und das mikroinvasive Karzinom den gleichen neoplastischen Klon enthalten, der wahrscheinlich auf eine einzige Zelle zurückzuführen ist. Vor einigen Jahren wurde die elektrophoretische Variante des X-chromosomal gebundenen Enzyms Glukose-6-Phosphat-Dehydrogenase (G/6 PD) benutzt, um den monoklonalen oder den polyklonalen Ursprung des Zervixkarzinoms zu bestimmen. Aufgrund der Untersuchungen der G/6 PD deutet alles daraufhin, daß die meisten Fälle von CIN mit einem monoklonalen Ursprung vereinbar sind, so daß das initiale Tumorereignis eher eine einzelne Zelle betrifft als eine große Anzahl von Zellen gleichzeitig. Im Gegensatz hierzu sind die Condy-

* Literatur beim Verfasser

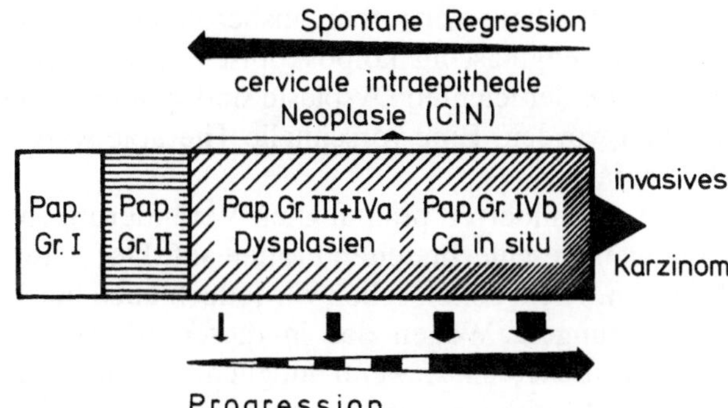

Abb. 1. Schema zum biologischen Verhalten präinvasiver Epithelatypen der Cervix uteri

lomata acuminata, die den heutigen Diskussionen nach als erster Übergang zwischen normalem Epithel und prämalignen Veränderungen gelten, nach Koss eher polyklonalen Ursprungs.

Die zwanglosen Folgerungen aus diesen Informationen, die sowohl auf Labormeßdaten als auch auf klinischen Verlaufsbeobachtungen beruhen, münden in der Erkenntnis, daß das Spektrum der malignen Epithelläsionen der Cervix uteri als ein Zellkontinuum angesehen werden muß. Die Trennung in Carcinoma in situ sowie in verschiedene Dysplasiegrade erscheint biologisch willkürlich und ist daher nicht ohne weiteres gerechtfertigt. Ebensowenig ist eine daraus resultierende unterschiedliche Therapie der einzelnen Stufen vertretbar, da leichte, mittelschwere und schwere Dysplasie sowie Carcinoma in situ der Zervix lediglich verschiedene Differenzierungsgrade *ein- und derselben Erkrankung* darstellen.

Innerhalb dieses Zellkontinuums nimmt das Handikap zur Entartung, d. h. zur Progression im Laufe der Zeit von links – Condylomata acuminata, leichte Dysplasie nach rechts – Carcinoma in situ zwar zu, eine Invasion in das darunter liegende Bindegewebe ist jedoch immer möglich, wenn auch zu Anfang der Veränderung wesentlich seltener (Abb. 1). Ebenso ist eine Regression im umgekehrten Sinne möglich. Wir verstehen nun, daß das einheitliche Ganzheitsbild der CIN ausnahmslos einer Therapie zugeführt werden muß.

Therapie

Die Notwendigkeit der therapeutischen Eingriffe beginnt klinisch streng genommen erst bei der *persistierenden* leichten Dysplasie. Definitionsgemäß ist die leichte Dysplasie ein diagnostisch sehr unscharfer Begriff. Es handelt sich hierbei um einen Sammeltopf, der sehr unterschiedliche Diagnosen beinhalten kann, wie schwere Entzündung, Atrophie, Metaplasie, Regeneration. Alles, was nicht mehr normales Epithel ist und noch nicht Carcinoma in situ, kann, laut Definiton, als Dysplasie bezeichnet werden. Es ist daher sowohl theoretisch als auch praktisch – wie klinische Verlaufsbeobachtungen ausreichend gezeigt haben – durchaus vertretbar, insbesondere bei jungen Frauen und bei ersten Befunden, engmaschig kolposkopisch-zytologisch zu kontrollieren und abzuwarten. Bei der leichten Dysplasie sind spontane Regressionsraten von 40–80% berichtet worden. Eine vorschnelle Therapie wäre hierbei häufig eine unnötige Übertherapie.

Die geschilderten prämalignen Veränderungen der Cervix uteri treten v. a. bei jungen, geschlechtsreifen Frauen auf. Der Altersgipfel liegt zwischen 20 und 29 Jahren. Nicht selten sehen wir jedoch auch bei Teenagern die beschriebenen Veränderungen. Wegen des in dieser Altersstufe häufig noch bestehenden Kinderwunsches sind, wenn möglich, organ- und funktionserhaltende therapeutische Verfahren mit ausreichend hoher Sicherheit zu fordern.

Nach kurzer Schilderung der herkömmlichen bewährten Methoden sollen die neueren Technologien dargestellt werden und ihre therapeutische Sicherheit, teils aus eigener Erfahrung, teils aus Literaturangaben analysiert werden.

Entschließt man sich zur Therapie der CIN, so muß nach unserer Ansicht die jeweils optimale individuelle Therapie des Einzelfalls, abhängig von der Indikation einerseits und den Vorbedingungen andererseits ausgewählt und mit der Patientin abgesprochen werden.

Die folgenden Ausführungen betreffen die Therapie der CIN, in der Regel von der mittelschweren Dysplasie bis einschließlich Carcinoma in situ. – Welche therapeutischen Verfahren bieten sich an?

Hysterektomie

Die Hysterektomie ist bei Frauen unter 35 Jahren mit prämalignen Veränderungen als therapeutisches Ausnahmeverfahren zu betrachten. Sie sollte nur durchgeführt werden, wenn eine oder mehrere Nebenindikationen die Uterusexstirpation begründen und wenn mit hoher Sicherheit ein invasives Karzinom ausgeschlossen ist.

Die Hysterektomie kann die Methode der Wahl sein bei unzuverlässigen Patientinnen oder bei Patientinnen, die nach ausführlicher Aufklärung einer absoluten Sicherheit den Vorzug geben wollen. Außerdem ist sie indiziert, wenn eine vorausgegangene Konisation diesen weitergehenden Eingriff erforderlich macht.

Konisation

Die Konisation steht nach wie vor, dies muß mit aller Deutlichkeit gesagt werden, im Mittelpunkt des diagnostischen und therapeutischen Bemühens um die CIN. Anwendung sollte nur noch die Messerkonisation nach Scott finden, da nur auf diese Weise die Ränder des Konus histopathologisch exakt zu beurteilen sind (Tabelle 1). Nach Behandlung mit Lugol-Lösung und Ornipressininfiltration (Por 8) wird im jodpositiven Bereich ein Konus ausgeschnitten, dessen Breite und Höhe sich nach dem Alter der Patientin, bzw. nach der Epithelgrenze

Tabelle 1. Therapie der CIN durch Konisation

Methode	Messerkonisation
Portioveränderungen	CIN
„Fehlerquote"	12–56%
Komplikationen	Postoperative Blutungen (3–12%) Infektionen (unterschiedliche Angaben) zervikale Stenosen (– 3%) Zervix- und Uterusperforationen (– 0,3%) Nothysterektomie
Fertilität	Beeinflussung möglich
Gravidität	Zervixinsuffizienz zervikale Dystokie
Narkose	Ja
Stationär	8–12 Tage
Arbeitsunfähig	
Histologische Dokumentation	Ja

Tabelle 2. Komplikationen nach Konisation und Hysterektomie bei CIN. (Nach Breinl et al. 1980)

Art des Eingriffs (GO-Nr.)	Ernste Komplikationen					Komplikationsrate
	Stenose Zervikalkanal	Nachblutung	Lungenembolie	Parametritis	Letalität	
Primäre Konisation (535)	31 (5,79%)	19 (3,55%)	1 (0,18%)	3 (0,56%)	0	54 (10,08%)
Primäre Hysterektomie (519)	Fistelbildung (Vesikovaginalfistel) 1 (0,19%)	2 (0,38%)	3 (0,57%)	Stumpfinfiltrat (Abszedierung) 2 (0,38%)	1 (Embolie) (0,19%)	9 (1,71%)

richtet. Die Verwendung eines sog. Konisationsstifts nach Wimhöfer und Jung hat sich dabei in vielen Fällen bewährt. Es wird allgemein empfohlen, gleichzeitig eine Zervixkürettage durchzuführen, v. a. wenn der Konus sehr flach geschnitten wird. Ein entscheidendes Kriterium für die Qualität des Konisationsverfahrens ist die subtile histologische Aufarbeitung, da nur auf diese Weise die Ausdehnung der CIN exakt angegeben werden kann. Ein gravierender Nachteil der Messerkonisation ist jedoch die relativ hohe Komplikationsrate (Tabelle 2). An 1. Stelle dürfte hierbei die postoperative Blutung zu nennen sein, die in 3–12% der Fälle bis zu 14 Tage nach dem Eingriff auftreten kann. An 2. Stelle steht die Infektion, deren Häufigkeit in der

Literatur sehr unterschiedlich angegeben wird. Parametritiden bis hin zu parametranen Abszessen, Salpingitiden und pelvine Infektionen werden beschrieben. Zervikale Stenosen dürften trotz Einlegen von Feling-Röhrchen o. ä. nicht ganz vermeidbar sein. Bei jungen Frauen mit Kinderwunsch kann dadurch die Fertilität nicht unerheblich beeinflußt werden. Es kann durch Narbenbildung zu Stenosierung und damit zu zervikaler Dystokie einerseits kommen, andererseits können Zervixinsuffizienzen und dadurch Aborte bzw. Frühgeburten drohen. Als weiterer Nachteil der Konisation ist die notwendige Narkose und die Hospitalisation von 8–12 Tagen anzusehen.

Die „Fehlerquote", d. h., die Entfernung nicht im Gesunden schwankt in der Literatur erheblich, ebenso wie die daraus resultierenden klinischen Konsequenzen. Wir haben in Freiburg eine Entfernung nicht im Gesunden von etwa 30–35%, wobei allerdings das Persistieren von atypischem Epithel nur in etwa 5% einen weitergehenden Eingriff, Zweitkonisation oder Hysterektomie notwendig macht. Andere Autoren entschließen sich jedoch bei „Konisation nicht im Gesunden" ausnahmslos zur anschließenden Hysterektomie.

Eine Möglichkeit, die Auswahl der diagnostischen Konisationen kritischer und nicht rein reflexhaft zu gestalten sowie ihre Zahl zu verringern, stellt das prätherapeutische Konsilium unter Verwendung der Differentialkolposkopie, der Differentialzytologie, der kolposkopisch gezielten Knipsbiopsie, verbunden mit der endozervikalen Kürettage dar. In den USA ist diese diagnostische Methode weit verbreitet. In Deutschland haben Hillemanns in Freiburg und Beller in Münster diese Methode empfohlen. Bei zytologisch verdächtigen Befunden werden mit Hilfe von Differentialkolposkopie und Schiller-Jodprobe Bezirke mit dem höchsten Malignitätsgrad lokalisiert und, je nach Ausdehnung, eine oder mehrere Knipsbiopsien für die histologische Diagnostik entnommen. Kolposkopisch gezielte Knipsbiopsien der Portio eignen sich natürlich nur als diagnostische Methoden vor dem eigentlich geplanten therapeutischen Eingriff.

Elektrokauterisation sowie die thermische und Infrarotkoagulation

Sie stellen unserer Ansicht und Erfahrung nach aufgrund der nicht gut steuerbaren Tiefenwirkung und der manchmal, insbesondere wenn man die notwendige Tiefe erreichen will, dann doch notwendigen Narkose keine guten

Tabelle 3. Therapie der CIN durch Elektrokauterisation

Methode	Elektrokauterisation
Portioveränderungen	CIN
„Fehlerquote"	0–50%
Komplikationen	Stenosierung des Zervikalkanals (3–8%) Infektionen (unterschiedliche Angaben)
Fertilität	Beeinflussung möglich
Gravidität	Beeinflussung nicht bekannt
Narkose	Bedingt ja
Histologische Dokumentation	Nein

Methoden für die Therapie der CIN dar (Tabelle 3). Wir verwenden die Infrarottherapie ambulant und ohne Narkose lediglich zur Sanierung behandlungsbedürftiger, jedoch gutartiger Befunde an der Cervix uteri.

Kryochirurgie der Cervix uteri

Als Kryochirurgie wird die Abtötung von Zellen und Gewebe durch Kälte bezeichnet. Kryosation ist beeinflußbar durch die Gefriergeschwindigkeit, die Endtemperatur, die Auftaugeschwindigkeit im Gewebetyp und durch das Milieu, in dem sich die Zellen befinden. Die Kälte wird heute in der Regel mittels Sondenkontakt auf die zu behandelnde Oberfläche aufgebracht. Auf dem Markt befinden sich kryochirurgische Geräte, in denen als Kühlmittel flüssiger Stickstoff (– 196° C) und Lachgas oder CO_2 (– 88° C) Verwendung finden. Die Zahlen stellen die Siedepunkte der genannten Gase dar. Die erreichbare Endtemperatur wird durch die Siedepunkte bestimmt. Anfangs standen nur größere Kryokauter mit relativ hohen Anschaffungskosten zur Verfügung, die der Verbreitung dieser Methode nicht zuträglich waren. Seit einigen Jahren gibt es jedoch kleine, handliche und preiswerte Geräte, die Eingang in zahlreiche gynäkologische Praxen gefunden haben. Diese werden in der Regel mit Lachgas oder CO_2 betrieben und erreichen eine Gefriertemperatur bis etwa – 80° C. Natürlich stellt sich bei der Kryosation die Frage nach der Dosierbarkeit der Tiefe des Gefriervorgangs (Tabelle 4). Für die Praxis mag die Faustregel gelten, daß die Tiefenwirkung in etwa der Breite des gefrorenen Hofs um die Sonde herum entspricht. Nach Kryosation wird das Gewebe um die Sonde weißlich blaß. Später entsteht eine braun-gelbliche Nekroseschicht, um sie herum bildet sich eine schmale Demarkierungszone. Das nekrotische Gewebe wird unter Bildung eines sehr starken wäßrigen und z. T. übelriechenden Fluors innerhalb von 2–3 Wochen abgestoßen. Ernste Komplikationen oder Nebenwirkungen sind bei der Kryosation nicht bekannt geworden. Was die Ergebnisse anbetrifft, bestehen auch hier erhebliche Unterschiede, die z. T. auf dem unterschiedlichen Patientengut und der unterschiedlichen Art der Therapieanwendung beruhen. Besorgniserregend ist jedoch, daß in der Literatur

Tabelle 4. Therapie der CIN durch Kryotherapie

Methode	Kryotherapie
Portioveränderungen	CIN
„Fehlerquote"	5–35%
Komplikationen	Starker und langandauernder Fluor Infektionen (0–5%) Zervikale Stenosen (0–2%)
Fertilität	Beeinflussung möglich
Gravidität	Beeinflussung nicht bekannt
Narkose	Nein
Ambulant	Ja
Arbeitsfähig	Ja
Histologische Dokumentation	Nein

Tabelle 5. Konservative fehlerhafte Therapie des invasiven Ca. Einzugsgebiet der Universitäts-Frauenklinik Freiburg/Br. (1979–1982)

	n	verstorben
Kryosation	1	1
Elektrokoagulation z. T. mehrfach	4	2
Ätzbehandlung z. T. mehrfach (Albothyl/Podophyllin)	2	1
Insgesamt	7	4
	(alle unter 35 Jahren)	

bisher über 150 Fälle von invasivem Zervixkarzinom nach fehlerhaft durchgeführter Kryotherapie bzw. nach unvollständiger Diagnostik beschrieben wurden. – Wie hoch mag die Dunkelziffer sein? (Fälle aus unserem Einzugsbereich s. Tabelle 5.) – Allerdings sind bei den veröffentlichten Fällen klare Fehler in der Indikationsstellung sowie bei der Beachtung der Vorbedingungen nachzuweisen. Es kann daher nicht nachdrücklich genug betont werden, daß die therapeutische Anwendung der Kryotherapie für CIN sich nur rechtfertigen läßt, wenn streng nach dem folgenden Schema vorgegangen wird, das wir

Prätherapeutisches Konsilium

Verdachtsfall:	Auffälliger Kolposkopiebefund und/oder positiver oder zweifelhafter PAP-Befund	
Fragestellung:	Wo an der Ekto- bzw. Endozervix liegt welche Läsion (Schweregrad) in welcher Ausdehnung vor?	
Methoden:	Differentialzytologie (Abstrichkontrollen!) Differentialkolposkopie Kolposkopisch gezielte Knipsbiopsie Endozervikale Kürettage	
1. Ziel:	Ausschluß eines invasiven Karzinoms Wenn kein invasives Karzinom vorliegt:	
2. Ziel:	Welches differenzierte individuelle therapeutische Vorgehen soll im Einzelfall gewählt werden? Welche Läsion liegt vor (CIN I–III = Dysplasie leichten, mittleren, schweren Grades/Carcinoma in situ)? Ist die Läsion an der Ektozervix völlig überschaubar? Wie groß ist die Ausdehnung der Läsion an der Ektozervix? Reicht die Läsion wirklich nicht in den Zervikalkanal hinein? Ist die Plattenepithel-Zylinderepithelgrenze an der Ektozervix gut überschaubar? Ist die Patientin absolut zuverlässig und für die Nachsorge geeignet?	
	Wenn ja:	Wenn nein:
	Lasertherapie Kryochirurgie Infrarottherapie?	Konisation Evtl. Hysterektomie

Prätherapeutisches Konsilium nennen. Ich wiederhole hier noch einmal bewußt: Bei einem zytologisch verdächtigen Befund wird eine kolposkopische Lokalisation vorgenommen und nach Jodprobe eine oder meist mehrere Knipsbiopsien aus den Orten mit kolposkopischem Hinweis auf höchsten Malignitätsgrad entnommen. Außerdem wird eine Zervixkürettage durchgeführt. Bei negativer Zervixkürettage sowie dem histologischen und zytologischen Befund einer CIN, die lediglich an der *Ektozervix* lokalisiert, gut überschaubar und nicht zu ausgedehnt ist, darf eine Kryosation oder ganz allgemein eine konservative organ- und funktionserhaltende Therapie durchgeführt werden. Die gewählte Sonde sollte guten Oberflächenkontakt zu dem verdächtigen Bezirk haben und diesen vollständig bedecken.

Wenn dies nicht der Fall ist, muß der Gefriervorgang an mehreren Stellen sich gegenseitig überlappend wiederholt werden. Es kann auch eine Doppelfriertechnik durchgeführt werden derart, daß nach dem 1. Gefriervorgang aufgetaut wird und sofort ein 2. Gefriervorgang von ebenfalls 3 min Dauer bis etwa −60° C angeschlossen wird, die therapeutische Sicherheit ist hierbei höher.

Auch die Kryosation ist nicht frei von Komplikationen. Störend wird von den Patientinnen der bereits angesprochene starke Fluor, der in der Regel 3 Wochen dauert, empfunden. Gelegentlich werden auch menstruationsähnliche Schmerzen beim Gefriervorgang oder danach angegeben. Infektionen sind möglich, aber selten. Gelegentlich wurde das Aufflackern von Salpingitiden beobachtet. Zervikale Stenosierungen scheinen extrem selten zu sein. Fertilität und Gravidität werden nach den bisher vorliegenden Beobachtungen wohl nicht beeinflußt.

Die *Ergebnisse* der Kryosation schwanken aus den gleichen Gründen wie vorher angegeben bei den verschiedenen Autoren von 0 bzw. 5–35%. Auch hier ist die Verschiedenartigkeit des Patientenguts und die Verschiedenartigkeit der angewandten Technik ein Handikap bei der Vergleichbarkeit. Richart hat bei über 30 000 Kryosationen bei strengem Einhalten des Protokolls keinen Versager erlebt.

Laser-Therapie

Die jüngste Methode zur Behandlung gutartiger und prämaligner Portioveränderungen stellt die Lasertechnik dar (Tabelle 6). Laserstrahlen in der Medizin sind seit etwa 1960 bekannt. Laser ist die Abkürzung für *L*ight *A*mplification by *s*timulated *e*mission of *r*adiation. Vereinfacht ausgedrückt besteht das Arbeitsprinzip des Lasers darin, daß monochromatisches, kohärentes Licht, d. h. Lichtstrahlen mit phasengleichen Schwingungen und paralleler Ausrichtung durch physikalische Maßnahmen so gebündelt werden können, daß die entstehende hohe Energie zum Schneiden und Verdampfen von Gewebe ausreicht. Die Wirkung eines Lasers am Gewebe besteht in einer Verkochung durch molekulare Vibration und damit in einer Dehydrierung, die in eine Eiweißkoagulation und in eine Thermolyse mit Karbonisierungseffekt und schließlicher Verdampfung des Gewebes übergeht. Das Ganze geschieht in

Tabelle 6. Therapie der CIN durch Laserstrahlen

Methode	Laserstrahlen
Portioveränderungen	CIN
„Fehlerquote“	1–44%
Komplikationen	Nicht bekannt
Fertilität	Keine Beeinflussung
Gravidität	Keine Beeinflussung
Narkose	Nein
Ambulant	Ja
Arbeitsfähig	Ja
Histologische Dokumentation	Nein

Sekundenbruchteilen. Für die Therapie von Zervixveränderungen geeignet, werden z. Z. in Deutschland 3 Geräte, die gekoppelt an Operationsmikroskope sind, angeboten. Die Anschaffungskosten liegen um ca. DM 80 000. Die Leistung dieser Geräte liegt bei 25 W, der Durchmesser des Laserstrahls bei 1,5–2,0 mm. Da dieser energiereiche Lichtstrahl im unsichtbaren Bereich liegt, ist er mit einem sichtbaren Pilotstrahl eines energiearmen Helium-Neonlasers mit gleichem Durchmesser gekoppelt. Der Arbeitsabstand des Operationsmikroskops beträgt 30–40 cm. Die Applikation des Laserstrahls kann durch Impulse mit einer Impulsrate von $^1/_{10}$–1 s oder kontinuierlich erfolgen. Dadurch wird die Eindringtiefe im Vergleich zu den anderen bisher besprochenen Methoden unter Sicht hervorragend steuerbar. Das ist der entscheidende Vorteil. Technisch wird so vorgegangen, daß der zu verdampfende Bezirk mit Einzelimpulseinstellung markiert wird und das Gewebe innerhalb der Markierung durch strichförmiges Lasern an der Oberfläche karbonisiert und explodiert. Durch die Dauer der Einwirkung an der Oberfläche und die Watteinstellung ist die Tiefeneinwirkung sehr gut steuerbar und meßbar. Verdampft werden sollte stets hin bis zum Stroma. Letzteres ist meistens erreicht, wenn kein Schleim mehr aus den Zervixdrüsen an der Portiooberfläche erscheint. Die Laseranwendung an der Portio ist in der Regel schmerzfrei. Einige Patientinnen geben Wärmeempfindungen oder leichtes Ziehen an. Lediglich bei sehr ängstlichen Patientinnen kann ausnahmsweise einmal eine Narkose notwendig werden. Innerhalb der ersten Tage nach dem Eingriff können menstruationsähnliche Beschwerden mit Ziehen im Unterleib auftreten sowie ein geringer Fluor. Blutungen sind außerordentlich selten. Als geeignetster Zeitpunkt für die Therapie haben sich die ersten 5 Tage nach abgeschlossener Menstruation herausgestellt. Die Heilung des Defekts erfolgt sehr rasch und ohne Narbenbildung. Die Epithelregeneration ist durchschnittlich nach 2–3 Wochen abgeschlossen. Die Plattenepithel-Zylinderepithelgrenze bleibt in der Regel an der Ektozervix gut überschaubar erhalten, das ist ein wichtiger Vorteil der Lasertherapie. Vorbedingungen für ihre Anwendung zeigen die folgenden Aufstellungen.

Vorbedingungen I
Prämaligne Veränderungen (Zur Therapie im Zentrum)
1) Kolposkopisch CIN I–II° (III°?)
2) Zytologisch III D–IVa
3) Histologisch CIN I–II° (III°?)
4) Zervikalkanal frei
5) Epithelgrenze an der Ektozervix voll überschaubar
6) Läsion an der Ektozervix nicht zu ausgedehnt
7) Patientin zuverlässig für Nachsorge

Vorbedingungen II
1) Ausreichendes diagnostisches Können
2) Ausreichende Erfahrung bei der Handhabung der Methode
3) Sorgfältige und kritische Analyse der Therapie über viele Jahre hinweg

Tabelle 7. Lasertherapie. Behandlungszeitraum: April 1979–Juli 1982, Universitäts-Frauenklinik Freiburg/Br. Gesamtzahl der behandelten Patienten: 122, Nachuntersuchung nach Ablauf von mindestens 3 Monaten: 85

Diagnosen	Anzahl	Nachuntersuchung	Weiterwachsen nach 1. Lasertherapie	Weiterwachsen nach 2. Lasertherapie
I. Benigne Veränderungen	54	42	3 (7,14%)	1 (1,1%)
Ektopie	17	11	1	1
Transformationszone	37	31	2	
II. Prämaligne Veränderungen	68	43	8 (18,6%)	2 (2,36%)
Condyloma acuminatim (Vulva, Vagina, Portio)	29	20	2	
Dysplasie der Portio				
– leicht	11	7	1	
– mittel	9	5	1	
– schwer	5	3	0	
Ca in situ der Portio	11	6	2	1
Dysplasie der Vagina	2	1	1	1
Präkanzerose der Vulva	1	1	1	

Weiterwachsen: Auftreten der atypischen Veränderungen innerhalb von 6 Monaten nach der Therapie
Rezidiv: Auftreten der atypischen Veränderungen frühestens 6 Monate nach der Therapie

Auch hier muß ich noch einmal wiederholen: Unabdingbare Voraussetzungen für die Anwendung des Lasers sind das prätherapeutische Konsilium mit Differentialkolposkopie, Differentialzytologie und Histologie mittels Knipsbiopsie und durchgeführte negative Zervixkürettage. Der zu behandelnde prämaligne Prozeß darf nur an der Ektozervix gut überschaubar und nicht zu ausgedehnt lokalisiert sein.

Unsere Ergebnisse sind in Tabelle 7 zusammengefaßt. Eine einigermaßen vertretbare Aussage zur therapeutischen Sicherheit der Methode anhand vorliegender Literatur ist sehr schwierig, da nur einzelne Veröffentlichungen mit relativ kleinen Patientenkollektiven und kurzen Beobachtungszeiträumen vorliegen. Herbeck gibt bei 24 Fällen 4 Versager an (= 10%). Heinzl hat eine Versagerquote von ebenfalls 4%. Insgesamt schwankt die Fehlerquote zwischen 0,2%, 4% und 44%. Bellina hat wohl die größte Erfahrung auf diesem Gebiet. Er sah zunächst Fehlerquoten von 16%, die im 2. Jahr auf 5%, im 3. Jahr auf 1% und ab dem 4. Jahr auf 0,2% vermindert werden konnten. Die hohen Fehlerquoten zu Anfang resultieren nach Bellina auf der zu geringen therapeutischen Eindringtiefe des anfänglich aus verständlichen Gründen vorsichtigen Therapeuten.

Diskussion der Therapieverfahren

Die neuen histopathologischen Vorstellungen der Entstehung der CIN haben einen Wandel in der Therapie dieser Veränderungen bewirkt. Da es sich v. a. um junge und jüngste Frauen in der Fertilitätsphase handelt, werden hierzu einerseits sichere, andererseits organschonende und funktionserhaltende Methoden benötigt.

Von den aufgeführten Methoden (Tabelle 8) eignet sich unseren Erfahrungen nach nur die Messerkonisation uneingeschränkt für Diagnostik und Therapie der CIN, vorausgesetzt, sie wird optimal entnommen und aufgearbeitet. Allerdings müssen relativ zahlreiche Nebenwirkungen dabei in Kauf genommen werden.

Elektrokauterisation, thermische Koagulation, Infrarotbehandlung erscheinen nicht geeignet zur Therapie der CIN. Sie sind jedoch ausgezeichnet zur Sanierung von benignen, behandlungsbedürftigen Portioveränderungen geeignet.

Kryo- und Lasertherapie sind beschränkt einsetzbar. Die Messerkonisation ist die Methode der Wahl bei ausgedehnten CIN sowie bei kolposkopisch nicht voll überschaubaren Prozessen und ebenfalls bei vorwiegend oder ausschließlich intrazervikal lokalisierten Veränderungen. Außerdem ist sie immer einzusetzen, wenn Diskrepanzen zwischen Zytologie, Kolposkopie und Histologie bestehen. Die Messerkonisation ist bei jedem, wie auch immer gearteten Zweifel, auch geringster Art sicherheitshalber anzuwenden. Allein durch diese Indikationsbreite erscheint sie im Vergleich mit anderen Methoden vielleicht schlechter abzuschneiden. Es darf jedoch nicht vergessen werden, daß in den meisten Fällen die konservativen Therapieformen nur bei kleinen, gut überschaubaren Veränderungen der Portio, nach qualitativ häufig viel besserer Vordiagnostik angewandt werden. Dagegen dürfte die Zahl der reflexartig durchgeführten Blindkonisationen ohne subtile, v. a. ohne kolposkopische Diagnostik beträchtlich sein.

Die für die Konisation angegebene Komplikationsrate ist allerdings hoch und schränkt den Einsatz bei jungen und jüngsten Frauen ein.

Tabelle 8. Vergleich der Eigenschaften von Elektrokoagulation, Kryosation und Lasertechnik bei der Therapie an der Cervix uteri

Eigenschaft	Elektrokoagulation	Kryosation	Lasertherapie
Steuerbarkeit des Eingriffs	Schlecht	Mäßig	Gut
Narkose	Erforderlich	Nicht erforderlich	Nicht erforderlich
Komplikationen	Sekundäre Blutungen, Narben, Stenosen	selten: Stenosen, Infektionen	Keine bekannt
Fluor nach Therapie	Stark, evtl. blutig	Stark, wäßrig, übelriechend, 4–6 Wochen	Gering
Plattenepithel-Zylinderepithel-Grenze	Mögliche verlagerung in den Zervikalkanal	Meist Verlagerung in den Zervikalkanal	Erhaltung an der Ektozervix

Aufgrund der besseren kosmetischen Langzeitergebnisse wird in den skandinavischen und angelsächsischen Ländern der Kryosation der Vorzug gegeben, obwohl der lange persistierende und z. T. stark übelriechende Fluor von den meisten Patientinnen als sehr lästig empfunden, jedoch in Kauf genommen wird.

Nach neueren Erkenntnissen scheint die Lasertherapie, dies ist auch unsere Meinung, unter den gegebenen Voraussetzungen die Methode der Wahl zu sein. Aufgrund der relativ kurzen Beobachtungszeit ist die Frage nach der endgültigen Versagerquote jedoch kaum zu beantworten. Intensive Kontrollen über viele Jahre sind daher unumgänglich. Hierzu besonders geeignet ist die Tatsache, daß nach Lasertherapie die Plattenepithel-Zylinderepithelgrenze an der Ektozervix erhalten bleibt, so daß ein optimales Follow-up mittels Kolposkopie und Zytologie möglich ist. Dieses Follow-up setzt jedoch eine hohe Zuverlässigkeit der Patientinnen voraus. Die Patientin muß bereit sein, sich engmaschigen Kontrollen im ersten Jahr von 3monatlichen Abständen zu unterziehen. Zeigt sie diese Bereitschaft nicht, so ist sie für die Anwendung konservativer Therapiemethoden nicht geeignet. Ferner ist vor der Durchführung einer solchen organschonenden funktionserhaltenden Methode, die kein histologisches Dokument des entfernten Gewebes erlaubt, eine subtile Aufklärung der Patientin, am besten in schriftlicher Form notwendig, in der ihr die Problematik des Verfahrens auseinandergesetzt wird und auch besonders auf ein mögliches Versagen der Methode hingewiesen wird. Wir lassen uns die Einwilligung der Patientin schriftlich bestätigen. Als Folge solcher intensiver Aufklärungsgespräche verzichten dann allerdings die besonders ängstlichen Patientinnen auf dieses Verfahren und wählen lieber die Konisation oder gar die Hysterektomie als Therapiemethode. Dies ist letztlich auch Sinn der Selektion im Rahmen der Aufklärungsgespräche, um unzuverlässige oder psychisch wenig belastbare Patientinnen (Streßsituation durch das Follow-up) auszusondern.

Elektro- und Thermokauterisation sowie Infrarottherapie sind hervorragend geeignete Verfahren für die Behandlung gutartiger behandlungsbedürftiger

Portioveränderungen. Wir geben hier der Infrarottherapie und der Kryosation den Vorzug. Allerdings ist noch einmal auf die absolute Sicherung des benignen Befundes durch Kolposkopie und wiederholte Zytologie nachdrücklich hinzuweisen.

Zusammenfassung

Nur bei vorhandener streng gestellter Indikation und erfüllten Vorbedingungen sowie bei ausreichender Beherrschung der Methode und ausreichender Erfahrung eignen sich Laser und Kryo in hervorragender Weise zur Therapie der CIN. Bei jeder Diskrepanz innerhalb der diagnostischen Methoden, bei jedem, auch nur geringsten Zweifel, ist die Konisation weiterhin die Methode der Wahl. Über die Konisation liegen seit vielen Jahren ausreichende Erfahrungen vor, sie bietet außerdem in Form der Histologie dem Arzt, der Patientin und dem Juristen einen jederzeit nachprüfbaren Beweis für die Richtigkeit der Diagnose und der Therapie. Andererseits sollte uns nicht die Angst vor dem Juristen in unseren ärztlichen Bemühungen einengen oder gar lähmen, derart, daß wir moderne Methoden ungenutzt lassen aus Angst vor möglichen Regreßansprüchen. Dies wäre das Ende jeglicher Weiterentwicklung und jeglichen Fortschritts zum Wohle unserer Patientinnen in der Medizin.

Therapie des Mikrokarzinoms

A. PFLEIDERER

Probleme der Definition

Stadium Ia – präklinisches Karzinom – frühe Stromainvasion – Mikrokarzinom

Für das Krebsregister Baden-Württemberg wurden 1972 14,5% und 1980 knapp 21% der invasiven Karzinome der Zervix als Stadium Ia gemeldet (Neumann 1982). In unserer Klinik lag dieser Prozentsatz wesentlich niedriger, 1972 bei knapp 3% und 1980 bei etwa 1%. Fragt man aber, wie das Stadium Ia definiert wird, so kennt kaum jemand die aktuelle Definition.

Dementsprechend werden diesem Stadium ganz verschiedene Fälle zugeordnet. Erstens sind es Fälle eines Carcinoma in situ, bei denen wegen fehlender Stufenschnitte nicht zu beweisen ist, daß ein solcher Zapfen mit dem Oberflächenepithel direkt in Verbindung steht (Abb. 1). Die 2. Gruppe bilden Fälle, die eine frühe Stromainvasion erkennen lassen (Abb. 2). Hier finden wir größere, wie rückdifferenzierte, eosinophilere Tumorzellkomplexe, die in das aufgelockerte, ödemasierte, entzündlich infiltrierte Stroma vordringen. Drittens werden dem Stadium Ia Fälle zugeordnet, die wie hier 4,5 mm tief invasiv gewachsen und bis knapp 10 mm ausgedehnt sind (Abb. 6).

Schuld an dieser Unsicherheit und Verwirrung ist in erster Linie die Tatsache, daß die FIGO in den vergangenen 20 Jahren 3mal die Definition des Stadium Ia geändert hat (Burghardt et al. 1973).

Grundlage jeder Besprechung dieses Problems sind genaue Definitionen. Überbegriff ist das präklinische Karzinom (s. folgende Übersicht). Ein präklinisches Karzinom ist entweder ein sog. okkultes Karzinom, das wegen seiner Lage oder der technisch ungenügenden klinischen Untersuchung nicht entdeckt wurde, also das ausgedehnte Karzinom im Konus oder im exstirpierten Uterus als Überraschungsbefund. Ein präklinisches Karzinom ist aber auch das mikroinvasive Karzinom. Hier sind „frühe Stromainvasion" und das eigentliche

Zervix

Präklinisches Karzinom
- → Okkultes Karzinom
- → Mikroinvasives Karzinom
  - – Frühe Stromainvasion
  - – Mikrokarzinom

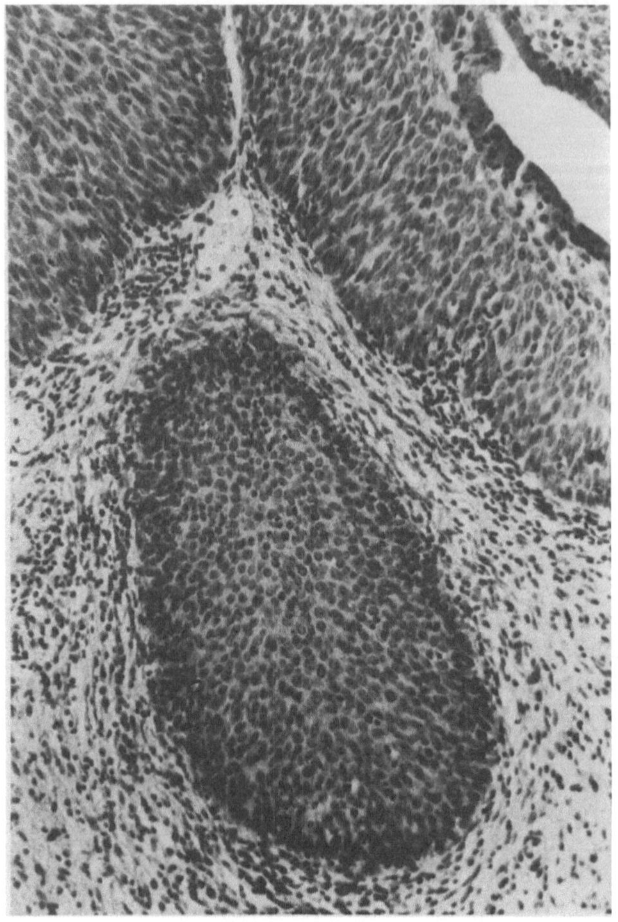

Abb. 1. Mikrophoto: Carcinoma in situ mit Vordringen gegen die Drüsen (*links oben*). In *Bildmitte* ein Zapfen, der auf diesem Schnitt als vom Epithel abgelöst erscheint. (Vergr. 150 ×)

„Mikrokarzinom" zu unterscheiden. Von einer frühen Stromainvasion sprechen wir i. allg., wenn die Invasionszapfen von der Oberfläche noch nicht abgelöst sind und höchstens 1 mm tief reichen. Der gefärbte histologische Schnitt läßt mit bloßem Auge die Veränderung nicht erkennen. Anders das Mikrokarzinom, das in der Regel auf dem Objektträger gut sichtbar ist. Der Begriff stammt von Mestwerdt (1947), der damit ein kleines Karzinom bezeichnete, das höchstens 5 mm tief invasiv gewachsen ist.

Diese Begriffe fanden bei der FIGO-Definition zunächst keinen Anklang, da es 1961 das Ziel war, die klinisch nicht erkennbaren Fälle aus dem Stadium I als Stadium Ia herauszunehmen, um das Stadium Ib einheitlicher zu gestalten. Im Jahr 1971 fiel sogar die Morphologie als übergeordnetes Kriterium weg, und das Stadium Ia wurde als „präklinisches Karzinom" definiert, okkulte und mikroinvasive Karzinome waren damit bis 1976 einschließlich ohne Unterschei-

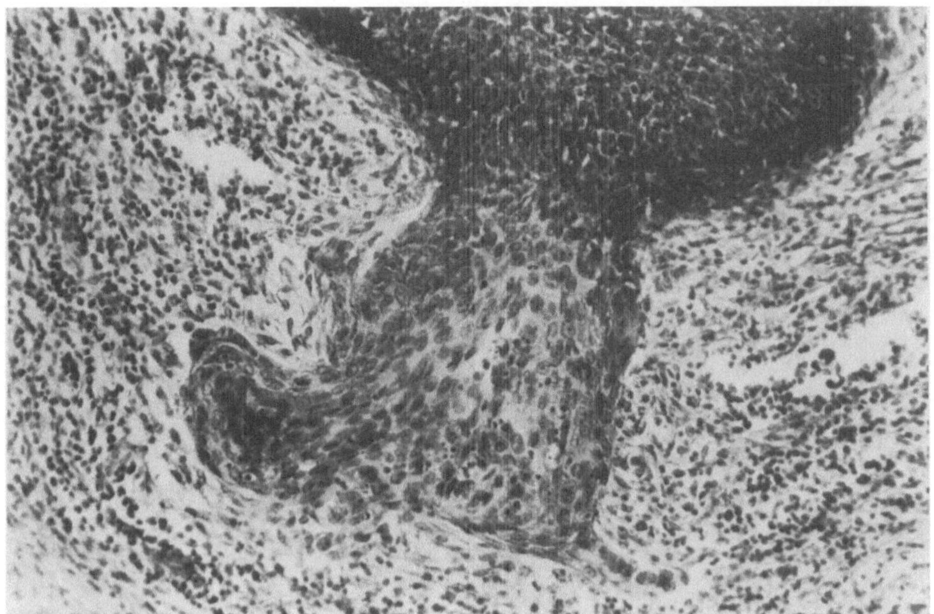

Abb. 2. Mikrophoto: Frühe Stromainvasion im Bereich eines kleinzelligen Carcinoma in situ (*oben*). In *Bildmitte* ein Tumorzapfen mit größeren eosinophil verfärbten, rückdifferenzierten Tumorzellen, die in das entzündlich infiltrierte Bindegewebe vorgedrungen sind. (Vergr. 150 ×)

dung eingeschlossen. Diese Definition wurde 1976 zugunsten der ausschließlich morphologischen Beurteilung geändert (Burghardt 1981, Burghardt et al. 1973, Coppleson 1981).

Seither wird das Stadium Ia ausschließlich morphologisch definiert. Das Stadium Ia beinhaltet aber nur Fälle mit einer frühen Stromainvasion. Das okkulte Karzinom wird nach seiner Größe, also in der Regel dem Stadium Ib zugeordnet (s. folgende Übersicht).

Die Diagnose muß sich auf die Untersuchung einer Biopsie, einer Konisation, einer Portioamputation oder des ganzen Uterus stützen. Alle über den Begriff „frühe Stromainvasion" hinausgehenden Fälle müssen zum Stadium

Definition des Stadiums Ia aus dem neuesten Annual Report 1982

Invasive carcinoma	
Stage I	Carcinoma strictly confined to the cervix (extension to the corpus should be disregarded)
Stage Ia	Microinvasive carcinoma (early stromal invasion)
Stage Ib	All other cases of Stage I. Occult cancer should be marked "occ"

Stage Ia (microinvasive carcinoma) represents those cases of epithelial abnormalities in which histologic evidence of early stromal invasion is unambiguous. The diagnosis is based on microscopic examination of tissue removed by biopsy, conization, portio amputation, or removal of the uterus. Cases of early stromal invasion should thus be allotted to Stage Ia

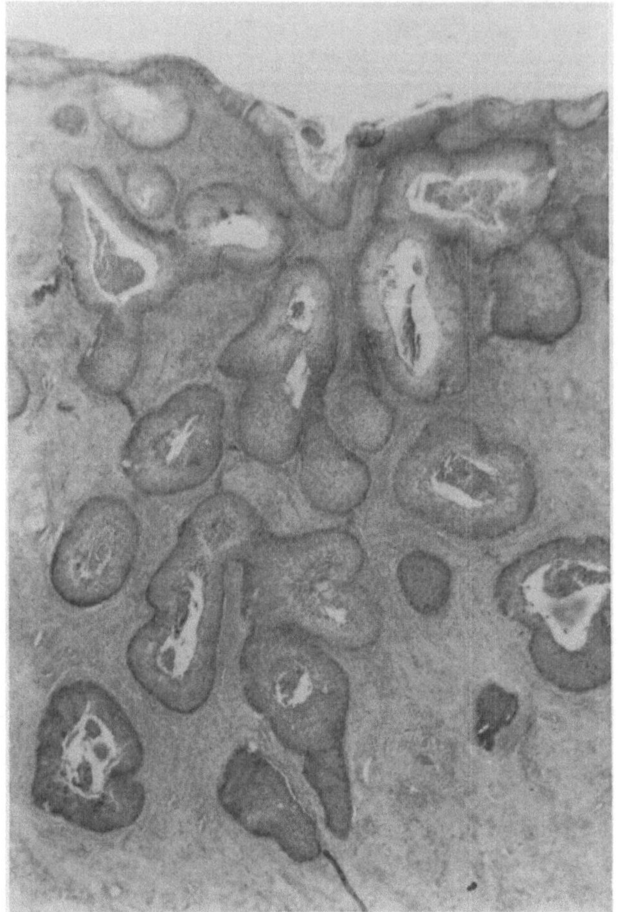

Abb. 3. Mikrophoto: Im Bereich der muttermundnahen Endozervix finden sich ausgedehnt plumpe Zapfen eines Carcinoma in situ mit scharfer Begrenzung ohne wesentliche Rundzellinfiltration. (Vergr. 15 ×)

Ib gerechnet werden (s. Übersicht). Diese Verwirrung hat es mit sich gebracht, daß Statistiken über das Stadium Ia heute kaum vergleichbar sind.

Das ist besonders bedauerlich, da durch die Arbeiten von Mestwerdt (1947), Hamperl (1959), Fettig (1964) und Hillemanns et al. (1968a u. b) die Grundlagen für eine klare morphologische Definition längst geschaffen waren.

Hamperl entwickelte 1959 die wohlbekannten Stadien der frühen Karzinomentwicklung: Das Wachstum des atypischen Epithels durch Ersatz, das plumpe Vorwuchern, die Frühinvasion des Stromas und schließlich die plumpe und die netzige Infiltration (Abb. 4).

Nach unserer heutigen Vorstellung, die weitgehend auf Fettig (1964) (Abb. 5) zurückgeht, werden atypischer Ersatz, plumpes Vorwuchern und das Vordringen gegen die Drüsen zum Carcinoma in situ und nicht zum invasiven

Abb. 4. Stadien der frühen Karzinomentwicklung. (Nach Hamperl 1959)

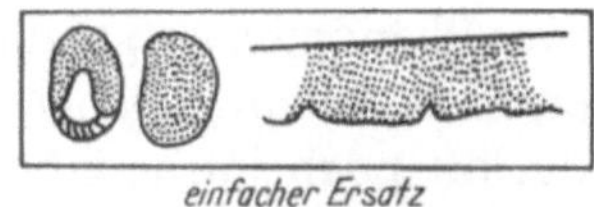

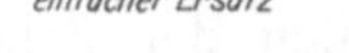

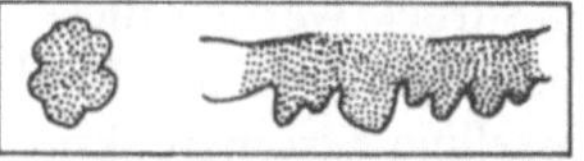

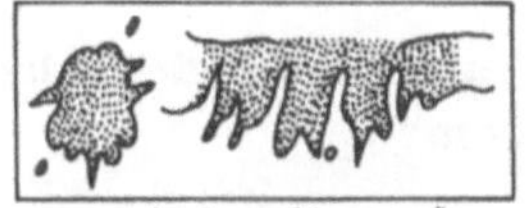

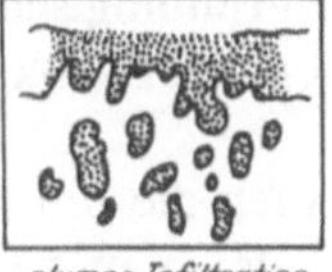

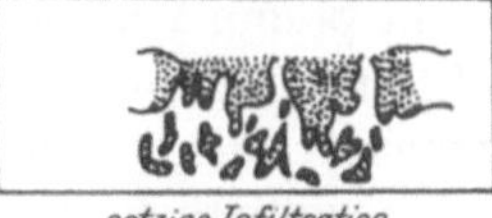

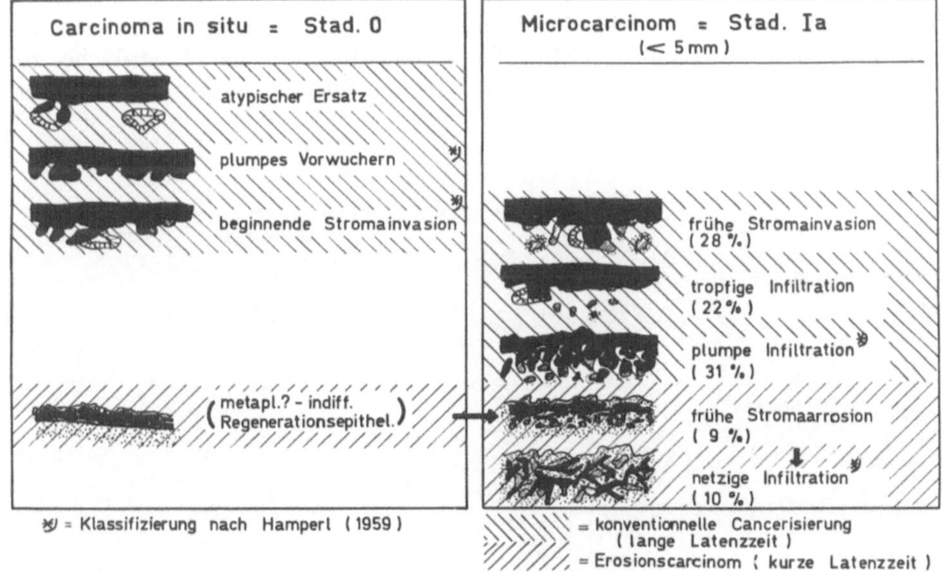

Abb. 5. Definition des Carcinoma in situ und des mikroinvasiven Karzinoms. (Nach Fettig 1964)

Karzinom gerechnet. Das mikroinvasive Karzinom beginnt mit der „frühen Stromainvasion", dann folgen die tropfige, die plumpe und die netzige Infiltration.

Hillemanns und andere haben zwischen 1960 und 1970 gezeigt (Hillemanns 1968a, b, Hillemanns 1970), daß die Entstehung des Zervixkarzinoms als quantitatives Phänomen aufgefaßt werden muß. Nach Erreichen einer kritischen maximalen Zellzahl zur Erlangung der Infiltrationspotenz bilden sich Ausreifungsherde, oft noch intraepithelial gelegen, nicht selten unter gleichzeitiger Desorganisation der Zellordnung (vgl. Abb. 2). Durch den steigenden Wachstumsdruck werden diese Zellkomplexe bei begrenzter Schichtungsmöglichkeit nach außen in das Bindegewebe vorgedrängt. Begünstigt durch Ödem und kleinzellige Stromareaktion erfolgt die Infiltration.

Morphologische Probleme bei der Abgrenzung „frühe Stromainvasion" gegen Mikrokarzinom"

Auch die morphologische Unterteilung hat erhebliche Probleme. Nicht selten findet man ausgedehnt plump vorwachsende Carcinoma in situ, die in ihrem Aufbau sehr an ein Mikrokarzinom erinnern (Abb. 3). Betrachtet man aber die einzelnen Zapfen genauer, so erweisen sie sich überall als scharf begrenzt, und im Bindegewebe fehlen wesentliche Rundzellinfiltrate. Bei sorgfältiger Analyse von Stufenschnitten kann sich jedoch an einzelnen Stellen um die In-situ-Zapfen herum eine Auflockerung des Stromas, eine Stromaarrosion und eine Rundzellinfiltration nachweisen lassen. Die vordringenden Tumorzellen sind heller und polymorpher (Abb. 7). Damit erhebt sich die Frage, ob es sich in einem solchen Fall um ein Mikrokarzinom, das von der Oberfläche zu vermessen ist oder nur um den Fall einer frühen Stromainvasion handelt. Wir

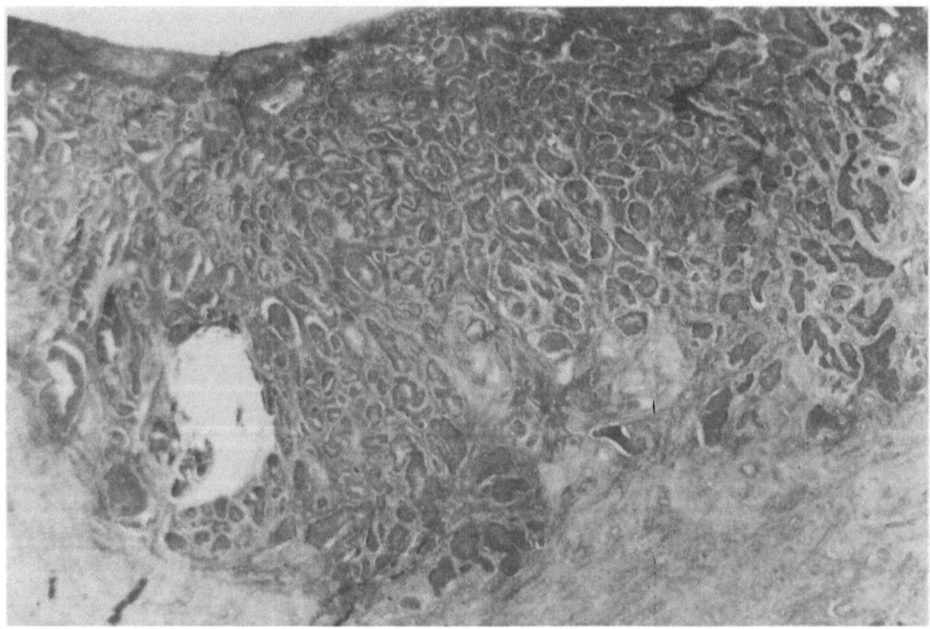

Abb. 6. Mikrophoto: 9 × 5 mm großes Mikrokarzinom. (Vergr. 15 ×)

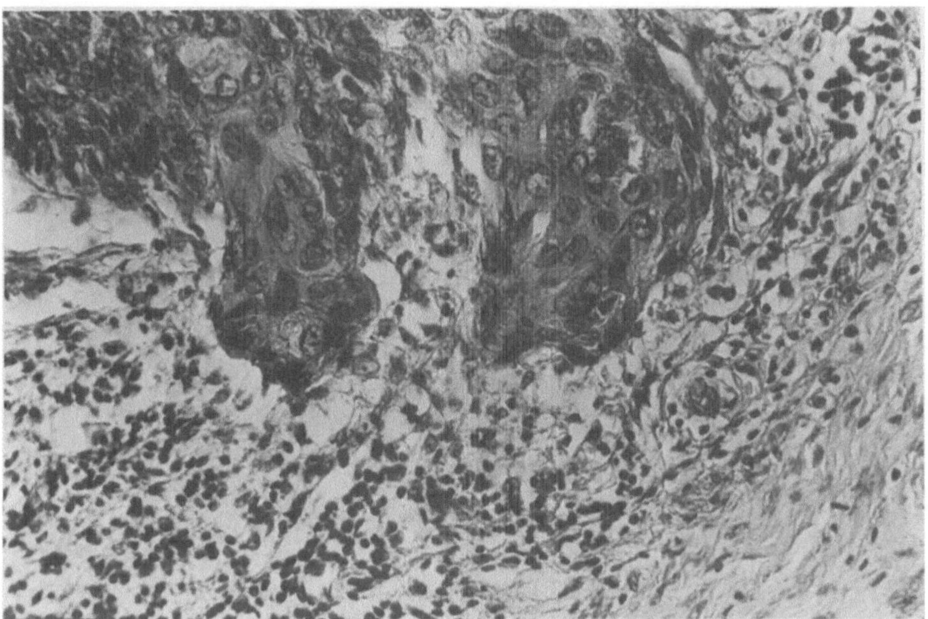

Abb. 7. Mikrophotodetail aus Abb. 3. An einzelnen Zapfen des Carcinoma in situ findet sich eine Auflockerung des Stromas, eine Stromaarrosion und Rundzellinfiltration. Die vordringenden Tumorzellzapfen sind heller und polymorpher. (Vergr. 240 ×)

rechnen solche Fälle nicht zu den Mikrokarzinomen, sondern zu den Fällen einer frühen Stromainvasion

Ein 2. Problem liegt darin, daß oft sehr viele Schnittebenen nötig sind, um den maximalen Prozeß zu finden.

Nicht nur die konsequente Aufarbeitung des gesamten exstirpierten Gewebes in engen Stufenschnitten, sondern auch vergleichbare morphometrische Methoden und Vorstellungen sind damit die Basis einer eindeutigen morphologischen Diagnostik.

Das Problem der Therapiewahl beim mikroinvasiven Karzinom der Zervix

Nicht nur durch die uneinheitliche Definition der präklinischen Karzinome und die Probleme ihrer morphologischen Diagnostik, sondern besonders durch unterschiedliche Einstellungen zur Notwendigkeit einer bestimmten Therapie besteht bis heute eine große Unsicherheit über die Wahl der richtigen Therapie. Als Beispiel dazu *Fallberichte:*

Ein an der Oberfläche 9 mm weit ausgedehntes, maximal 4,5 mm tief invasiv gewachsenes Karzinom (Abb. 6) wird man nach Mestwerdt zu den Mikrokarzinomen rechnen. Da der Prozeß aber von ausgedehnten Lymphgefäßeinbrüchen begleitet war, wurde diese Patientin 1974 nach Wertheim-Meigs mit pelviner Lymphonodektomie operiert und der Fall zum Stadium Ib gerechnet.

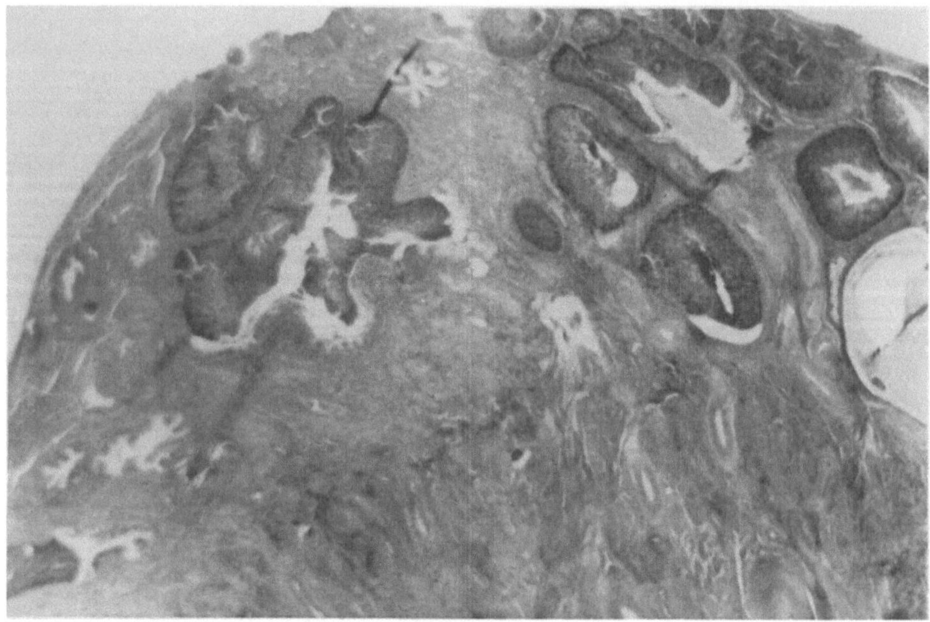

Abb. 8. Übersichtsbild über ein ausgedehntes Carcinoma in situ mit plumpem Vordringen gegen die Unterlage. (Vergr. 15 ×)

Bei der Aufarbeitung der Lymphknoten fanden sich keine Metastasen. Die Patientin lebt und ist heute beschwerdefrei.

Bei der 2. Patientin wurde 1970 bei einem Descensus vaginae mit einem Papanicolaou V nach kolposkopischem Ausschluß eines invasiven Karzinoms eine vaginale Hysterektomie durchgeführt und die Portio in 60 Stufen aufgeschnitten. Dabei fand sich an der Oberfläche ein ausgedehntes Carcinoma in situ (Abb. 8), das weit im Gesunden entfernt war. An einer Stelle sah man, ohne ausgedehntere Rundzellinfiltrationen in der Umgebung, einen Gefäßeinbruch (Abb. 9). Es wurde deshalb eine Radiumeinlage angeschlossen und eine Telekobaltbestrahlung durchgeführt. Nach 9 Jahren trat ein Karzinom im Scheidenstumpf (Zweitkarzinom?) auf. Dieses wurde großzügig exzidiert und eine Nachbestrahlung angeschlossen. Die Patientin ist ein halbes Jahr später unter den Zeichen einer Urämie verstorben.

Leider setzt sich heute mehr und mehr als unkritisch übernommene Lehrmeinung durch, daß bei einem Mikrokarzinom im Gegensatz zu einem „Makro"-Karzinom keine radikale Therapie nötig sei. Dabei ist in der Regel nicht bekannt, daß bis heute keine einheitliche Meinung darüber besteht, wo das Mikrokarzinom aufhört und das Makrokarzinom beginnt (Tabelle 1). Diskutiert werden 5 verschiedene Versionen: Während z. B. Averette et al. (1976), Nelson et al. (1975), Boyes u. Worth (1981) fordern, daß eine Invasion, die über 1 mm hinausgehe, d. h., jede echte Invasion des Stromas, wie ein echtes Karzinom behandelt und zum Stadium Ib gezählt werden müsse, haben sich viele andere, darunter ein Untersuchungsausschuß der japanischen Gesellschaft für Gynä-

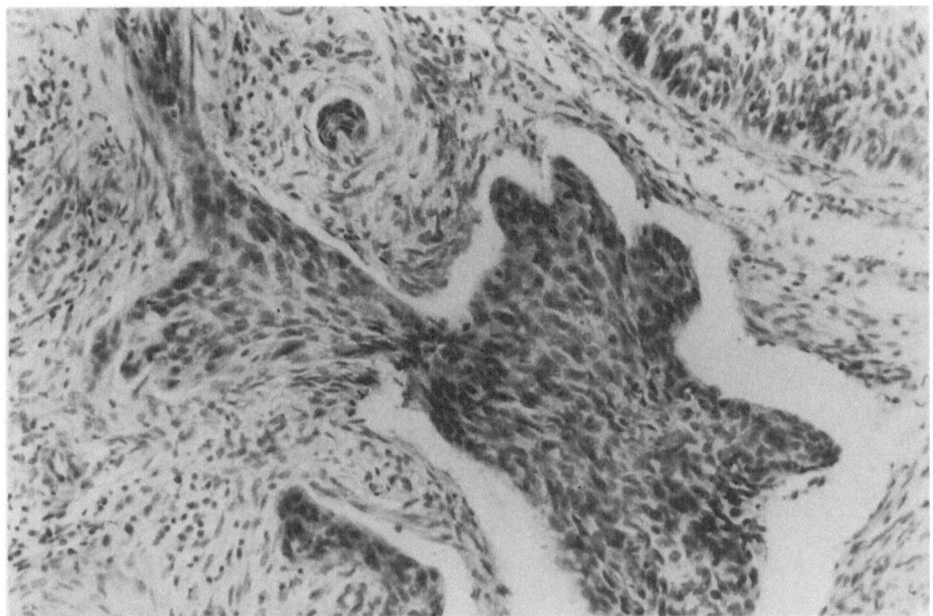

Abb. 9. Mikrophotodetail aus Abb. 8. *Rechts oben* Teile des Carcinoma in situ. Invasiv gewachsener Tumorteil mit dringendem Verdacht auf Gefäßeinbruch. Die Rundzellinfiltration fehlt. (Vergr. 240 ×)

Tabelle 1. Abgrenzung Mikrokarzinom/Makrokarzinom nach Angaben in der Literatur

Abgrenzung nach Invasionstiefe	
Invasionstiefe	Autoren
> 1 mm	Averette 1976 Boyes u. Worth 1981
> 3 mm	Ullery u. Boutselis 1965 Yokoyama 1971 Japan (Iwai 1979) Boyce et al. 1981
> 5 mm	Mestwerdt 1947 Frick 1963 Morton 1964 Margulis 1967 Hillemanns 1970 Boutselis 1971
Abgrenzung nach Volumen	
Volumen	Autoren
> 500 mm^3	Burghardt 1973 Lohe 1978
Abgrenzung bei jedem Gefäßeinbruch	
	Hillemanns 1970, Boutselis et al. 1971, Seski et al. 1977, Barber 1978, Frick 1978, Boyce et al. 1981, Japan (Iwai 1979), Boyes u. Worth 1981

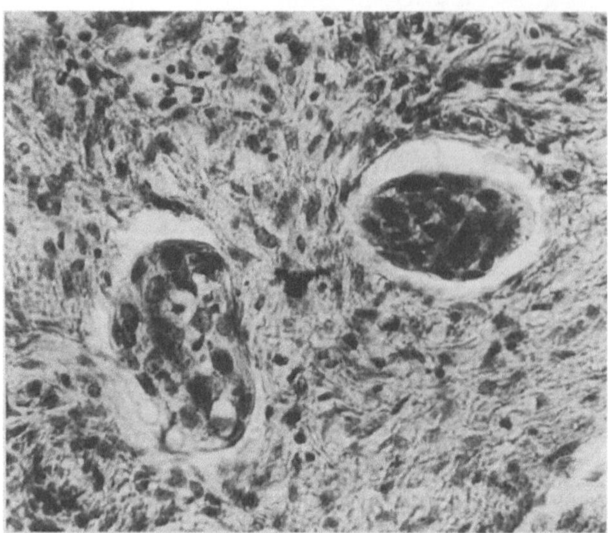

Abb. 10. Mikrophoto: Lymphbahneinbruch im Bereich eines Mikrokarzinoms. (Vergr. 240 ×)

kologie, für einen Grenzwert von 3 mm ausgesprochen. Bei uns wird dagegen überwiegend die Ansicht vertreten, daß auch bei einer Infiltrationstiefe von bis zu 5 mm von einem Mikrokarzinom gesprochen werden sollte. Soll man aber die Infiltrationstiefe von der Oberfläche oder von der Basis des gesunden Epithels oder von der Drüse, von der die Invasion ausgegangen ist, messen? Da alle solche Messungen auch relativ ungenau sind, haben besonders Burghardt et al. (1973), Burghardt u. Holzer (1977) und in seiner Folge Lohe (1979) die Vorstellung vertreten, daß die Volumenmessung die sicherste Aussage erlaube.

Eine gewisse Einigkeit scheint darüber zu herrschen, daß dann, wenn eine sichere Gefäßinvasion erfolgt ist, der Fall nicht mehr als Mikrokarzinom gewertet werden darf. Der Einbruch in Gefäße läßt sich jedoch nicht immer leicht erkennen. Besondere Probleme macht es oft, einen Lymphgefäßeinbruch zu beweisen. Die Voraussetzung dazu sollte der Nachweis des Endothels der Lymphgefäße sein (Abb. 10). Leichter ist der Einbruch in Blutgefäße zu erkennen (Abb. 11). Als Beispiel dient ein intravasal liegendes Tumorzellpaket im Bereich eines 4 mm tief infiltrierenden „sogenannten" Mikrokarzinoms. Wir haben eine Wertheim-Operation durchgeführt. Die Patientin ist bisher 5 Jahre rezidivfrei.

Die Beziehung Gefäßeinbruch, Lymphknotenmetastase und Karzinomrezidiv

Die Häufigkeit eines Gefäßeinbruchs ist von der Ausdehnung des Tumors abhängig. So fand Burghardt (1981) nur bei knapp 5% einen Gefäßeinbruch bei der frühen Stromainvasion und schloß, da keine der 225 Patientinnen ein

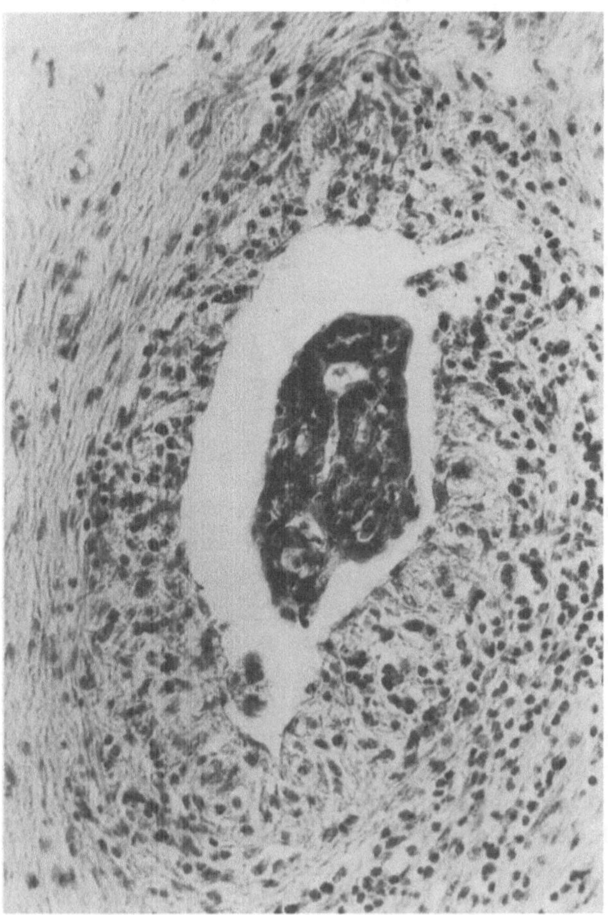

Abb. 11. Mikrophoto: Gefäßeinbruch im Bereich eines Mikrokarzinoms. (Vergr. 240 ×)

Rezidiv bekam, daß dieser hier ohne prognostische Bedeutung sei. Von 112 Mikrokarzinomen hatten aber 29,5% einen Gefäßeinbruch. 10% dieser Frauen sind in der Folge an ihrem Karzinom gestorben.

Coppleson (1981) stellte alle Untersuchungen bei mikroinvasiven Karzinomen zusammen, bei denen über Gefäßeinbruch und Rezidivquote berichtet worden war. Beim Vergleich der Arbeiten zeigte sich, daß die Angaben über die Häufigkeit eines Gefäßeinbruchs zwischen 3,5% und 57% schwanken. Diese großen Unterschiede erklären sich durch die Schwierigkeit der Definition „Gefäßeinbruch", die Sorgfalt der Untersuchung und die sicher sehr unterschiedlichen Fälle, die als Mikrokarzinom gewertet werden. Genauso unterschiedlich sind Therapie und Nachbeobachtungszeit. Es ist damit, wie Coppleson (1981) und andere ausführen, unsinnig, alle Publikationen zu addieren und daraus den Schluß zu ziehen, daß nur in knapp 14% ein Gefäßeinbruch vorkomme und ein Rezidiv gar nur in 0,45% eintrete.

Tabelle 2. Lymphknotenbefall und Rezidivrate beim Zervixkarzinom im Stadium Ia. Sammelstatistiken, zusammengestellt von Coppleson 1981

Zahl der Veröffentlichungen	Jahr	Fallzahlen	Befallene Lymphknoten
1) Lymphadenektomie und Lymphknotenbefall			
26	1959–1979	1234 (7–160)	14 = 1,13% (0–7%)
2) Rezidivrate			Rezidivfälle
26	1956–1979	2306 (20–419)	26 = 1,13% (0–7,7%)

Etwas aufschlußreicher ist es jedoch, wenn nur Statistiken berücksichtigt werden, die sich auf Stadium-Ia-Fälle mit Lymphadenektomien beziehen. In einer Sammelstatistik aus 26 Veröffentlichungen errechnete Coppleson (1981) bei 1234 Fällen eines Zervixkarzinoms im Stadium Ia mit pelviner Lymphonodektomie eine Gesamtrate von 1,13% Lymphknotenmetastasen (Tabelle 2). Natürlich bleibt unbekannt, bei wie vielen dieser Fälle eine echte Invasion bestand und wie viele höchstens in die Gruppe „frühe Stromainvasion" gehören. Zweitens ist zu berücksichtigen, daß es unterschiedlich radikale Lymphonodektomien gibt, und daß die Zahl der erfaßten Metastasen außerdem stark von der Intensität der histologischen Aufarbeitung abhängt. Trotzdem überrascht es, daß auch die Rezidivrate bei 2306 Fällen nur 1,13% beträgt (Tabelle 2). Auch diese Zahl verdient insofern eine erhebliche Einschränkung, als die Mehrzahl der Patientinnen alles andere als „konservativ" behandelt worden war. Allermeist wurden die Lymphknoten entfernt, sehr oft eine Wertheim-Operation und nicht selten eine Bestrahlung durchgeführt.

Therapie des mikroinvasiven Zervixkarzinoms

Empfehlungen in der Literatur

Wie die Ansichten über die Beurteilung des mikroinvasiven Zervixkarzinoms voneinander abweichen, so sind es folgerichtig auch die Therapieempfehlungen (Tabelle 3).

Einigkeit besteht allein darüber, daß ein Carcinoma in situ mit fraglicher früher Stromainvasion konservativ behandelt werden sollte; d. h. bei Kinderwunsch Konisation, sonst die „einfache" Hysterektomie auch dann, wenn die Konisation nicht eindeutig im Gesunden erfolgt ist.

Besteht eine sichere frühe Stromainvasion, so vertreten Morris (1973) und Frick (1978) unabhängig voneinander die Ansicht, daß eine volle Karzinomtherapie erforderlich sei.

Morrow und Townsend (1981) sowie Boyce et al. (1981), besonders aber die japanische Gesellschaft (Iwai et al. 1979) haben empfohlen, ab einer

Tabelle 3. Therapieempfehlungen bei mikroinvasivem Zervikalkarzinom nach Literaturangaben

Diagnose	Empfohlene Therapie			
	Hysterektomie bei Kinderwunsch evtl. Konus im Gesunden	„Kleiner“ Wertheim	Hysterektomie mit pelviner Lymphonodektomie	Volle Karzinomtherapie
Ca in situ mit fraglicher Invasion	alle Autoren einig			
Frühe Stromainvasion (bis 1 mm)		Beecham 1975		Morris 1973 Frick 1978
Invasion bis 3 mm (ohne Gefäßeinbruch)			Seski et al. 1977	Beecham 1975 Nelson et al. 1975 Averette 1976 Barber 1978 Sedlis et al. 1979 Boyes u. Worth 1981
Invasion bis 5 mm (ohne Gefäßeinbruch)	Boutselis et al. 1971 (Käser et al. 1982)	Hillemanns 1973		Japan 1979 Boyce et al. 1981 Morrow u. Townsend 1981
Tumorvolumen $< 500\ mm^3$	Lohe et al. 1978 Burghardt 1981 (Käser et al. 1982)			
Invasion < 5 mm (mit Gefäßeinbruch)	Christopherson et al. 1976		Lohe et al. 1978 Burghardt 1981 Käser et al. 1982	

Invasionstiefe von 3 mm radikal zu therapieren. Boutselis et al. (1971), Hillemanns et al. (1973), Christopherson et al. (1976), Lohe (1973), Lohe et al. (1978), Burghardt (1981) und Käser et al. (1982) führen eine einfache Hysterektomie sogar noch bei einer Invasionstiefe bis zu 5 mm durch, wenn ein Lymphgefäßeinbruch sicher ausgeschlossen werden kann.

Besteht dagegen ein Gefäßeinbruch, so genüge bei einem Mikrokarzinom die einfache Hysterektomie nicht mehr. Nach Burghardt (1981), Lohe et al. (1978) und Käser et al. (1982) sollte zumindest eine pelvine Lymphadenektomie angeschlossen werden. Das genüge, da das Parametrium bei solch kleinen Karzinomen nicht befallen sei. Alle anderen Autoren empfehlen in diesen Fällen dagegen die volle Karzinomtherapie.

Zu den Problemen der Stadieneinteilung und der morphologischen Diagnostik tritt damit die ganz unterschiedlichen Richtlinien folgende Behandlung. Dauert dieser Zustand an, so werden wir auch in Zukunft keinen Schritt weiter kommen in der Beantwortung der Frage, wie lange konservativ behandelt werden darf und ab wann eine volle Karzinomtherapie unumgänglich notwendig ist. So drängt sich der Gedanke auf, daß seit etwa 10 Jahren die in Deutschland früher so aktive Entwicklung auf diesem Gebiet zum Stillstand gekommen ist. Die überall zurückgehenden Zahlen an Zervixkarzinomen, die weltweite Dezentralisierung, besonders bei der Behandlung von Frühfällen, schränkt die Möglichkeit, dieses Problem zu lösen, immer mehr ein. So wird eben der Ängstliche und der, der gerne operiert, nach Wertheim operieren, der andere den Wünschen der Patientin folgen und auch bei einem ausgedehnten Mikrokarzinom konservativ vorgehen. Erst in Jahren wird uns dann die Rechnung präsentiert werden.

Voraussetzungen zu einer vergleichbaren Diagnostik

Wenn wir auf Dauer zu vergleich- und verwertbaren Daten kommen wollen, so ist dazu eine sorgfältige Diagnostik (s. folgende Übersicht) die entscheidende

Voraussetzungen zur Diagnose „mikroinvasives Zervixkarzinom"

1) Diagnose nur am Konus oder an der exstirpierten Zervix
2) Die Veränderung muß allseits im Gesunden entfernt sein
3) Konus oder Zervix müssen in gleichmäßigen Stufen im Abstand von 100–200 μm vollständig aufgearbeitet sein
4) Das Volumen darf 500 mm^3 nicht überschreiten (die Invasionstiefe, gemessen von der Basalmembran des gesunden Epithels, darf (3) 5 mm nicht überschreiten)
5) Kein sicherer Einbruch in Blut- oder Lymphgefäße
6) Stellen fraglicher Invasion sollten in engeren Stufen aufgearbeitet werden. Fragliche Fälle werden zum CIN gerechnet

Voraussetzung. Die Diagnose darf nur am Konus oder an der exstirpierten Zervix gestellt werden. Die Veränderung muß allseits im Gesunden entfernt sein. Das gesamte Gewebe muß in gleichmäßigen Stufen im Abstand von 100–200 μm zu übersehen sein und jeder atypische Prozeß muß sorgfältig vermessen werden. Die Messung sollte dabei von der Basis des gesunden Epithels ausgehen. Es darf kein sicherer Einbruch in Blut- oder Lymphgefäße nachgewiesen werden. Stellen mit fraglicher Invasion sollten, wenn möglich, in engeren Stufen aufgearbeitet werden. Alle fraglichen Fälle müssen ausgeschlossen und als CIN, als zervikale, intraepitheliale Neoplasie, klassifiziert werden.

Empfehlungen zur Therapie des mikroinvasiven Zervixkarzinoms

Besteht unter solchen Voraussetzungen eine *frühe Stromainvasion,* sicher ohne Gefäßeinbruch, so sind bei einer jungen Frau mit Kinderwunsch die Konisation im Gesunden, später die einfache Hysterektomie als Therapie ausreichend. Auch wenn es sich um ein *Mikrokarzinom ohne Gefäßeinbruch* handelt, genügt wahrscheinlich die Hysterektomie. Trotzdem wird man in diesen Fällen, wenn es der Allgemeinzustand und das operative Risiko zulassen, die pelvinen Lymphknoten ausräumen, sie sorgfältig histologisch aufarbeiten und nach Metastasen suchen. So sollte es auf Dauer möglich sein, ein größeres Material zu gewinnen, das Auskunft über die Prognose dieser Fälle gestattet.

Besteht bei einem Tumor unter 500 mm^3 ein Gefäßeinbruch, so sollte man in einer streng alternierenden Reihe entweder eine Hysterektomie mit pelviner Lymphonodektomie oder eine volle Karzinomtherapie durchführen. Ich glaube, daß letztlich beide Maßnahmen gerechtfertigt sind.

Literatur

Averette, H. E., Nelson, J. H., Ng., A., Hoskins, W. J., Boyce, J. G., Ford jr., J. H.: Diagnosis and management of microinvasive (stage IA) carcinoma of the uterine cervix. Cancer (Philad.) 38: 414–425 (1976)

Barber, H. R. K.: Cervical Cancer. p. 202–216. in: Gynecologic Oncology McGowan, L. ed. Appleton-Century-Crofts New York 1978

Barber, H. R. K., Sommers, S. C., Rotterdam, H., Kwon, T.: Vascular invasion as a prognostic factor in stage Ib cancer of the cervix. Obstet. and Gynec. 52: 343–348 (1978)

Beecham, C. T.: The Management of microcarcinoma (stage Ia) of the cervix. p. 599–605 in: Progress in Gynecology Vol. VI Taymor a. Green eds. Grune u. Stratton New York 1975

Boutselis, J. G., Ullery, J. C., Charme, L.: Diagnosis and management of stage Ia (microinvasive) carcinoma of the cervix. Am. J. Obstet. Gynecol. 110: 984–989 (1971)

Boyce, I., Fruchter, R. G., Nicastri, A. D., Ambiavagar, P. C., Reinis, M. S., Nelson, J. H.: Prognostic factors in stage I carcinoma of the cervix. Gynecol. Oncol. 12: 154–165 (1981)

Boyes, D. A., Worth, A. J.: Treatment of early cervical neoplasia: Definition and management of preclinical invasive carcinoma. Gynecol. Oncol. 12: 317–330 (1981)

Burghardt, E., Mestwerdt, G., Ober, K. G.: Der Unterschied zwischen der Einstufung Zervixkrebs des Stadium Ia und dem Begriff Mikrokarzinom. Geburtsh. u. Frauenheilk. 33: 168–172 (1973)

Burghardt, E., Holzer, E.: Diagnosis and treatment of microinvasive carcinoma of the cervix uteri. Obstet. Gynecol. 49: 641–653 (1977)

Burghardt, E.: Pathology of preclinical invasive carcinoma of cervix (Microinvasive and occult invasive carcinoma). Vol. I, p. 434–450 in: Gynecologic Oncology M. Coppleson ed. Churchill Livingstone, Edinburgh, 1981

Christopherson, W. M., Gray, L. A., Parker, J. E.: Microinvasive carcinoma of the uterine cervix: A long-term follow-up study of eighty cases. Cancer (Philad.) 38: 629–632 (1976)

Coppleson, M.: Preclinical invasive carcinoma of cervix (microinvasive and occult invasive carcinoma): clinical features and management. Vol. I, p. 451–464 in: Gynecologic oncology. M. Coppleson ed. Churchill Livingstone, Edinburgh 1981

Fettig, O.: Zur morphologischen und klinischen Problematik des Mikrokarzinoms. Arch. Gynäk. 199: 571–608 (1964)

Frick, H. C., II, Janovski, N. A., Gusberg, S. B., Taylor, H. C., jr.: Early invasive cancer of the cervix. Amer. J. Obstet. Gynec. 85: 926–939 (1963)

Frick, H. C., II: Cancer of the cervix: treatment. p. 176–264 in: Corscadens's Gynecologic cancer. Gusberg u. Frick eds., 5th ed. Williams u. Wilkins Co., Baltimore 1978

Hamperl, H.: Definition and classification of the socalled carcinoma in situ. Sympos. Ciba Foundation study group No 3: 2 London: Churchill 1959

Hamperl, H.: Über das infiltrierende (invasive) Tumorwachstum (Untersuchungen am Carcinom und am sog. Carcinoma in situ). Virchows Arch. Path. Anat. 340: 185–205 (1965)

Hillemanns, H. G., Sixtus-Klug, B., Prestel, E.: Cytoplasma-Kernrelationen der Malignitätsstufen des Cervix-Epithels, gemessen mit dem Integrationsocular (zum Carcinoma in situ und Mikrocarcinom der Cervix). Arch. Gynäkol. 206: 82–97 (1968)

Hillemanns, H. G., Fröhlich, D., Prestel, E.: Zellzahl und Mitosefrequenz bei Entstehung des Cervixcarcinoms (zum Carcinoma in situ und Mikrocarcinom der Cervix). Arch. Gynäkol. 206: 292–319 (1968)

Hillemanns, H. G.: Mikrocarcinom, Stadium Ia, Analyse, Histologie, Definition und Therapie. Geburtsh. u. Frauenheilk. 30: 1053–1064 (1970)

Iwai, S., Japan Joint Study Committee on stage Ia cancer in the uterine cervix: A new proposal regarding criteria for stage Ia cancer in the uterine cervix. Gynecol. Oncol. 8: 353–369 (1979)

Käser, O., Iklé, F. A., Hirsch, H. A.: Atlas der gynäkologischen Operationen. G. Thieme Verlag Sttgt., New York 4. Aufl. 1982

Lohe, K. J.: Das Problem der Behandlung des Mikrokarzinoms der Cervix uteri. Arch. Gynäkol. 214: 112–113 (1973)

Lohe, K. J.: Early squamous cell carcinoma of the uterine cervix. I. Definition and histology. Gynecol. Oncol. 6: 10–30 (1978)

Lohe, K. J., Burghardt, E., Hillemanns, H. G., Kaufmann, C., Ober, K. G., Zander, J.: Early squamous cell carcinoma of the uterine cervix. II. Clinical results of a cooperative study in the management of 419 patients with early stromal invasion and microcarcinoma. Gynecol. Oncol. 6: 31–50 (1978)

Mestwerdt, G.: Probeexcision und Kolposkopie in der Frühdiagnose des Kollumkarzinoms. Zbl. Gynäkol. 69: 326–332 (1947)

Morris, W. I. C.: The choice management. in: Cancer of the uterine cervix. E. C. Easson ed., p. 31–32 W. B. Saunders & Co., London 1973

Morrow, C. P., Townsend, D. E.: Synopsis of gynecologic oncology, 2nd. ed. J. Wiley & Sons New York 1981

Nelson, J. H., Averette, H. E., Richart, R. M.: Dysplasia and early cervical cancer. Profess. Educat. Public. Amer. Cancer Soc. New York 1975

Pfleiderer, A., Hilgarth, H., Eberl, M., Bösch, W.: Das Schicksal des atypischen Epithels an der Portio und im Corpus uteri. Praxis 70: 595–605 (1981)

Sedlis, A., Sall, S., Tsukada, Y., Park, R., Mangan, C., Shingleton, N., Blessing, J. A.: Microinvasive carcinoma of the uterine cervix: A clinico-pathologic study. Amer. J. Obstet. and Gynec. 133: 64–74 (1979)

Seski, J. C., Abell, M. R., Morlex, G. W.: Microinvasive squamous carcinoma of the cervix. Definition, histologic analysis, late results of treatment. Obstet. Gynecol. 50: 410 (1977)

Sachverzeichnis

S. Koller

Risikofaktoren der Schwangerschaft

Auswertung von 7870 Schwangerschaften der prospektiven Untersuchungsreihe „Schwangerschaftsverlauf und Kindesentwicklung" der Deutschen Forschungsgemeinschaft

Unter Mitarbeit von K. H. Degenhardt, H. Michaelis, J. Michaelis, P. Netter

1983. 34 Abbildungen, 292 Tabellen. 355 Seiten
Gebunden DM 280,-
ISBN 3-540-12379-2

Inhaltsübersicht: Einleitung. - Methodische Grundprobleme der Auswertung. - Statistische Übersichten. - Untersuchung von Zusammenhängen, gegliedert nach Einflußgrößen und Indikatoren für Einflußgrößen. - Untersuchung von Zusammenhängen, gegliedert nach Zielgrößen. - Zusammenfassung. - Schrifttum. - Begriffe und Abkürzungen. - Sachverzeichnis.

Dieses Buch enthält die detaillierte Auswertung von 7870 Schwangerschaften der prospektiven Untersuchungsreihe „Schwangerschaftsverlauf und Kindesentwicklung" der Deutschen Forschungsgemeinschaft. Als mögliche Risikofaktoren der Schwangerschaft werden alle persönlichen, häuslichen, sozialen und gesundheitlichen Merkmale der Schwangeren auf Zusammenhänge mit dem Schwangerschaftsverlauf, mit Fehl- und Frühgeburten, mit der Reife, mit Mißbildungen und sonstigen Anomalien des Kindes in übersichtlich dargestellten Statistiken untersucht.
Die wissenschaftliche Analyse der Zusammenhangstabellen, die explorativ nach auffallenden Zahlenhäufungen durchsucht wurden, ergab eine Fülle von Basisinformationen über bemerkenswerte, günstige, aber auch ungünstige Zusammenhangs-Vermutungen verschiedener Art, deren endgültige Deutung zwar noch offen ist, die aber viele Anregungen für neue Forschungen zur weiteren Klärung bieten. Dieses Buch ist deshalb als Nachschlagewerk unerläßlich für Gynäkologen, Pharmakologen und für alle im öffentlichen Gesundheitswesen tätigen Ärzte.

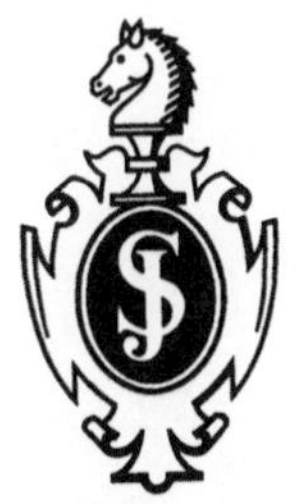

Springer-Verlag
Berlin
Heidelberg
New York
Tokyo